Inhaltsverzeichnis

Inhaltsverzeichnis

„Aus einer Traube entsteht noch kein Wein“

(Armenisches Sprichwort)

Die Geschichte dieses Buches

Der Anfang der Entstehungsgeschichte liegt einige Jahre zurück. Der Verlag an der Ruhr fragte bei mir an, ob ich ein sexualpädagogisches Buch für Migrantenjugendliche schreiben möchte. Dort hatte man einen *Zeit*-Artikel gelesen, in dem u.a. auf das Fehlen von sexualpädagogischen Materialien in der Sexualerziehung von Migrantenjugendlichen aufmerksam gemacht wurde. Durch die Anfrage wurde mein Interesse geweckt, und ich überlegte, ob ich nicht – statt mich über die Defizite zu beschweren – tätig werden sollte.
Die ersten konzeptionellen Überlegungen waren schnell gemacht. Die weitere Entwicklung ähnelte eher einer langen Karawanenreise durch die Wüste. Ich bin beruflich und familiär sehr angespannt und strebte dazu noch gute Ergebnisse an. Hinzu kamen einige Hindernisse, die durch das notwendige Runterbrechen vieler Gedanken und Überlegungen entstanden waren, was zeitlich relativ viel Raum einnahm. Interkulturalität braucht eben intensive Auseinandersetzung und sehr viel Zeit. So wie „aus einer einzelnen Traube noch kein Wein“ (oder Traubensaft) entsteht, brauchte auch dieses Projekt viele nette und hilfsbereite Menschen. Besonders bedanken möchte ich mich bei Beate Martin, die mich in der Anfangsphase mit ihren qualifizierten Beiträgen unterstützt und bei den auf den Seiten 24, 25, 26, 28, 29, 38, 45, 49, 64, 117 und 162 abgedruckten Übungen mitgewirkt hat. Des Weiteren danke ich meiner Kollegin Andrea Vogt, die die gesamten Materialien gegengelesen und gute Anregungen gegeben hat. Zur sprachlichen Vielfalt haben beigetragen: Kirsten Fenner, Rachid Asrih, Natalie Kusmin, Sima Bilgili, Farideh Minai, Ruzica Tadic-Ruzic und Lucyna Wronska. Lucyna Wronska hat darüber hinaus an der Übung „Andere Länder, andere Sitten“ mitgewirkt. Cemal Demir lieferte die Vorlagen für die Zeichnungen der Sexualorgane. Mein größter Dank gilt meiner Familie. Hasan hat mir oft den Rücken frei gehalten, Edis unterstützte mich computertechnisch bei Tabellen- und Bildbearbeitungen. Ayla fertigte sehr gekonnt einige Zeichnungen und Piktogramme an, und unserem siebenjährigen Yunus habe ich versprochen, dass er einen Tag lang mein „Chef“ sein und sagen darf, womit ich sein Leben verschönern kann, wenn das Buch fertig ist.

Meral Renz, Essen 2007

Interkulturelle Sexualpädagogik

In der Bundesrepublik gibt es rund 9,6 Millionen Jugendliche. Davon hat etwa eine Million einen ausländischen Pass[1], d.h. circa jeder zehnte Jugendliche hat eine nicht-deutsche Staatsangehörigkeit. Wenn man weitere Jugendliche mit Migrationshintergrund (Eingebürgerte, Spätaussiedlerfamilien) dazuzählt, beträgt der Anteil ein Drittel aller Jugendlichen. Je nach Ballungszentrum, Stadtteil oder Schultyp beträgt der Anteil der nicht-deutschen Jugendlichen bis zu über 70 %. Die ethnische Zusammensetzung dieser Migrantenjugendlichen ist je nach geografischer Lage sehr verschieden. Allein schon diese Heterogenität macht deutlich, dass es hier keine allgemeingültige Herangehensweise geben kann. Eine interkulturelle Gesellschaft braucht verschiedene interkulturelle Konzepte, Bücher, Materialien etc. – und das Bemühen um eine Interkulturelle Sexualpädagogik.
Der Schwerpunkt sollte hier auf die Gruppe der Migranten aus muslimischen Ländern gelegt werden. Sie stellen nicht nur den größten Teil der Migranten dar; vielmehr ist hier auch die Herausforderung am größten. Insbesondere muslimische Jugendliche haben auf Grund ihres religiös-kulturellen Hintergrundes Berührungsängste, wenn es um das Thema Aufkärung geht. Diese Vorbehalte müssen ernst genommen und in die Interkulturelle Sexualpädagogik integriert werden.

Was ist „interkulturell"?

„Interkulturell" ist ein beliebter Begriff, der sehr unterschiedlich verstanden wird. Vor allem in der Erziehungswissenschaft und in der pädagogischen Praxis wird seit den 1990er-Jahren über „interkulturelle Kompetenz" diskutiert. Die ganze Diskussion an dieser Stelle zu erläutern, würde den Rahmen dieser Einführung sprengen. Deshalb möchte ich mich darauf beschränken, Ihnen einige Folgerungen aufzuzeigen, die ich für meine Arbeit als Sexualpädagogin und Sexualberaterin als sehr wichtig erachte. Die unten stehende **Tabelle**[2] habe ich von Prof. Dr. Georg Auernheimer übernommen. Es ist ihm mit der Tabelle gelungen, ein sehr kompaktes und vielschichtiges Thema – interkulturelle Kompetenz – in seiner Dynamik und Ganzheit wiederzugeben. In den **vier Tabellenzeilen** werden vier Dimensionen, die bei interkulturellen Kontakten relevant sind, aufgelistet

	Wissen	Haltungen	Fähigkeiten
Kulturdifferenz	Wissen über fremde Scripts, Rollen, Normen etc.	Offenheit für mögliche Differenzen, Anerkennung anderer Wertsysteme etc.	Fähigkeit, die Bedeutung differenter Kulturmuster kooperativ zu erschließen
Fremdbilder	Wissen über Psychologie des Vorurteils, Mediendiskurse	Reflexion eigener Stereotype, Wachsamkeit gegenüber Fremdheitsdiskursen etc.	Fähigkeit, Fremdbilder interaktiv zu korrigieren etc.
Macht-asymmetrie	Einblick in Lebenslage von MigrantInnen, Abhängigkeiten der Dritten Welt etc.	Sensibilität für Asymmetrien	Fähigkeit zur Perspektiven-übernahme
Kollektiv-erfahrungen	z.B. Wissen über den Holocaust, aktuelle Diskriminierungserfahrungen	Rücksichtnahme auf negative Kollektiverfahrungen	Empathiefähigkeit

[1] Vgl. Statistisches Bundesamt; www.destatis.de

[2] Tabelle von Georg Auernheimer in: Inter- und Transkulturelle Studien. Theoretische Grundlagen und interdisziplinäre Praxis. Heidelberg 2006, Universitätsverlag Winter, S. 156.

– Kulturdifferenz, Fremdbilder, Machtasymmetrie und Kollektiv-Erfahrungen. In den **drei Spalten Tabellenspalten** wird ein Schema für Kompetenz verdeutlicht – Wissen, Haltungen und Fähigkeiten. Die **Schnittstellen der Spalten** zeigen ein zweidimensionales Raster: Was man als Pädagogin bzw. Pädagoge in der Kommunikation an Wissen, Haltung und Fähigkeiten entwickeln muss, wenn man interkulturell kompetent arbeiten will. Mit anderen Worten: Eine interkulturell kompetente Pädagogin bzw. ein interkulturell kompetenter Pädagoge sollte wissen, dass unterschiedliche oder ihr/ihm fremde Scripts, Rollen und Normen etc. eine wichtige Rolle in der Kommunikation spielen können. Fremde Scripts bedeuten, dass es in jeder Gesellschaft, Kulturgruppe, Institution bestimmte Verhaltensregeln und Normalitätserwartungen gibt (wie ungeschriebene Gesetze), deren Nichterfüllung zu Irritationen und Kommunikationsstörungen führen können. Für MigrantInnen ist es schwierig, diese Scripts zu verstehen, zu kennen und mit dem nötigen Gespür für Feinheiten in die Kommunikation einzubauen, da sie sehr situationsspezifisch sind. In der Umkehr gilt dies genauso. Ohne sich mit den Scripts der MigrantInnen auseinanderzusetzen, bleibt die Kommunikation in der Beziehungsebene stecken. Die Inhaltsebene, also alles, was man durch Kommunikation erreichen könnte oder wollte, wird nicht zum Gegenstand. (Siehe dazu die Übung: „Drehbücher des Lebens", S. 63.)

An dieser Stelle ist es wichtig, über **„Machtasymmetrie"** zu sprechen. In der interkulturellen Kommunikation spielt die kulturelle Differenz vor allem im Zusammenhang mit der Machtasymmetrie eine wichtige Rolle. Die Definitionsgewalt über die Inhalte und die Bewertung der Themen hat viel mit Machtungleichheit zwischen den Gruppen und Schichten zu tun. So existiert eine Machtasymmetrie zwischen den ArbeitsmigrantInnen und vielen Deutschen. Einige Politiker üben eine Definitionsmacht über Themen wie Integration, Anpassung etc. aus. Machtasymmetrien schaffen negative Vorurteile, Stereotypen, Rollenzuschreibungen und haben eine kontaktstörende oder -verhindernde Wirkung auf Gruppen. Daraus resultieren bestimmte Kollektiverfahrungen. Zum Teil fühlen sich Migrantenjugendliche subjektiv auf Grund von Unrechts- und Diskriminierungserfahrungen zur „deutschen" Gesellschaft nicht zugehörig und geben schnell auf, da sie denken, dass sie keine Aufstiegsmöglichkeiten haben, auch wenn sie, objektiv gesehen, durchaus Chancen auf einen Ausbildungsplatz, Erfolg und Aufstieg haben. Es existiert eine institutionelle Machtasymmetrie – ein als ungleich empfundener rechtlicher und sozialer Status zwischen Deutschen und MigrantInnen. Die Behörden, z.B. die Ausländerbehörde, das Sozialamt, das Arbeitsamt etc., haben Entscheidungsbefugnisse über das Leben von MigrantInnen, ob und wie lange sie z.B. hier leben können, ob sie arbeiten dürfen, ob sie einen Arbeitsplatz bekommen (da für freie Arbeitsplätze erst Deutsche, dann EU-Ausländer und dann andere MigrantInnen in Frage kommen) etc. Auf der Basis dieses Hintergrundwissens wurden die zweite und dritte Spalte der Tabelle erarbeitet, die angeben, welche Haltungen und Fähigkeiten die PädagogInnen entwickeln müssen, um letztlich zum interkulturellen Handeln befähigt zu werden.

Was ist „Interkulturelle Sexualpädagogik"?

Sexualpädagogik nimmt in der Bundesrepublik im schulischen Bereich inzwischen eine selbstverständliche Rolle ein. Aber Sexualpädagogik als fester Bestandteil des Schulunterrichts ist innerhalb der Europäischen Gemeinschaft nicht verbreitet. Viele der EU-Länder haben keine Richtlinien und damit keine Konzepte oder eine Umsetzungspflicht zur Sexualpädagogik. In den Herkunftsländern vieler MigrantInnen ist Sexualpädagogik kein Schulfach. Sexualerziehung wird oft den Eltern überlassen. Unter Berücksichtigung der oben eingeführten Regeln zur interkulturellen Kommunikation müsste MigrantInnen die Sinnhaftigkeit und der Nutzen dieses Faches zugänglich gemacht werden. Aus diesem Grund wird der Elternarbeit im Folgenden besondere Aufmerksamkeit gewidmet. Im Kontakt mit MigrantInnen ist zu berücksichtigen, dass Sie sich als Pädagogin bzw. Pädagoge an

einem deutschen Institut in einer asymmetrischen Beziehung befinden. Damit dieser Kontakt nicht auf der Beziehungsebene stagniert, ist es erforderlich, Themen der Sexualpädagogik mit einem kultursensiblen Wissen und Gespür zu behandeln (siehe dazu auch die Spalte der erforderlichen Fähigkeiten).
Themen der Sexualpädagogik sprechen Jugendliche in den Bereichen Identität (geschlechtlich, kulturell, religiös und familiär) und Rolle (Mädchen/Junge, Tochter/Sohn, Frau/Mann, Mutter/Vater etc.) sowie psychisch (sexuelle Unwissenheit, Schamthemen, Angst vor Unattraktivität, sexuell erlebte Übergriffe etc.) an. Auf Grund dieser Vielschichtigkeit reagieren Jugendliche bei der Vermittlung von sexualpädagogischen Inhalten teilweise mit Widerstand. Dieser Widerstand kann sich durch „Ausklinken", lautes Stören, inhaltlichen Widerspruch, lautes Protestieren etc. äußern. In dieser Situation ist Geschick und Erfahrung seitens der PädagogInnen gefordert, um die Situation rasch zu analysieren, Gründe des „Widerstandes" zu erfassen und adäquat darauf zu reagieren. Nicht immer ist dies einfach oder gelingt sofort.
Es geht in der Sexualpädagogik in erster Linie um Akzeptanz der einzelnen Personen mit allen ihren Einstellungen. Auch wenn diese Einstellungen völlig anders sind als die so genannte Norm.
Um ihre Gefühle und Gedanken erreichen zu können, muss man die Menschen in ihrem persönlichen Kontext, mit ihren eigenen Moralvorstellungen, Ängsten, Sorgen und Bedürfnissen und vor allem mit ihren Ressourcen wahrnehmen.
Interkulturelle Sexualpädagogik kann unterschiedliche Wege in der Sexualität aufzeigen, die gleichberechtigt nebeneinanderstehen. Erst dann haben Kinder und Jugendliche eine Chance, zu entscheiden, welchen Weg sie gehen möchten.
Viele der interkulturellen Inhalte dieser Pädagogik müssen noch entwickelt und erprobt werden, aber je mehr Sie sich mit den vorhandenen Konzepten interkultureller Arbeit beschäftigen, umso deutlicher werden Sie erkennen, dass die Zielgruppe nur erreicht werden kann, wenn die Zielvorstellungen der PädagogInnen mit den Zielvorstellungen der MigrantInnen in Übereinstimmung gebracht werden können. „Die Menschen dort abzuholen, wo sie stehen", bleibt nach wie vor ein wichtiger Leitsatz.

Zusammenfassung

Interkulturelle Sexualpädagogik ermöglicht:

- Einblick in die Migrationsgeschichte und die rechtliche und soziale Lebenssituation der MigrantInnen
- eine Auseinandersetzung mit Machtasymmetrien und deren Wirkung auf die Kommunikation mit MigrantInnen
- eine Auseinandersetzung mit Unrechts- und Diskriminierungserfahrungen der MigrantInnen
- die Wahrnehmung von Kollektiverfahrungen, das Wissen um Formen alltäglichen und strukturellen Rassismus
- die Wahrnehmung eigener Wertsysteme und Kulturverbundenheit
- Selbsterfahrung im Hinblick auf eigene Vorurteile, Flucht- und Migrationserfahrungen in der eigenen Familie (als Folge von Kriegen, Ängste gegenüber Fremden, Vergewaltigung, Arbeitsmigration, Religionsunterschiede ...)
- Reflexion über eigene Vorurteile, Stereobilder und Eurozentrismus
- Normalität nicht mit Nicht-Normativität zu verwechseln
- die Fähigkeit zum Perspektivwechsel
- die Fähigkeit, eine „einfache Sprache" zu entwickeln und zu benutzen
- Offenheit und Interesse gegenüber anderen Wertsystemen
- die Kenntnis fremder Scripts und dahinterliegender Norm- und Wertvorstellungen
- Respekt, Wertschätzung, Empathiebildung und Anstreben eines interkulturellen Dialogs auf „Augenhöhe"
- ständige Selbstreflexion des eigenen Handelns und Erlebens, eine Haltung der Wertschätzung der Andersartigkeit, Ganzheitlichkeit und Einzigartigkeit
- Hintergrundwissen über die jeweilige Kultur, Herkunft, Religion und Sprache der Migrantenfamilien zu erwerben

- ein Gefühl für die Einzigartigkeit der jeweiligen zu beratenden Personen oder Familien zu entwickeln
- ein kultursensibles Vorgehen, ohne die Unterschiede zu übergehen (wir sind alle Menschen ...) oder alles auf kulturelle Unterschiede zu reduzieren (bei Arabern ist es so ...)

Zu den sexualpädagogischen Materialien

Dieses Buch gibt Ihnen einen theoretischen Überblick und praktische Hilfestellungen, um im Unterricht und in der außerschulischen Jugendarbeit sexualpädagogisch und interkulturell arbeiten zu können. Es enthält Übungen und Arbeitsblätter. Diese sind jeweils mit einem Symbol gekennzeichnet:

Übung

Arbeitsblatt

Die Übungen ermöglichen der Pädagogin bzw. dem Pädagogen, sexualpädagogisches und interkulturelles Arbeiten adäquat vorzubereiten. Sie enthalten Anmerkungen zu den Intentionen und Zielen der jeweiligen Übung, geben konkrete Hinweise auf den Unterrichtsverlauf und benennen das benötigte Material. Bei einigen Übungen werden darüber hinaus alternative Übungsteile vorgestellt, Nachbereitungs- und Einsatzmöglichkeiten genannt sowie Hinweise und Praxistipps für Lehrende gegeben. Viele Übungen werden ergänzt durch Arbeitsblätter. Diese enthalten das für die jeweilige Übung benötigte spezifische interkulturelle sexualpädagogische Material.

Übungen und Arbeitsblätter sind 4 Hauptkapiteln zugeordnet:

- Sexualität, Sprache und Kommunikation
- Begegnung mit dem Fremden/Anderssein
- Körper- und Sexualaufkärung
- Sexualität und Lebensplanung

Jedes Kapitel beginnt mit einer Einführung. Diese beinhaltet einen thematischen Überblick und führt zu einem entsprechenden Hintergrundwissen. Einige der sich anschließenden Übungen sind so konzipiert, dass sie auch als Hintergrundwissen oder zur Wissenserweiterung der Jugendlichen eingesetzt werden können. Die Beispielübungen sind als Anregungen zu verstehen, die je nach Gruppenzusammensetzung ergänzt oder verändert werden können. Aus ganzheitlicher Sicht ist Sexualerziehung besonders wirksam, wenn sie fachübergreifend gelehrt und vermittelt wird.
So können sexualpädagogische Themen auch im Deutschunterricht (z.B. Entstehung und Bedeutung sexueller Begriffe, Aufsatz zur Lebensplanung etc.), in Biologie (z.B. Sexualorgane und deren Funktionen etc.), Gesellschaftslehre (z.B. sexuell übertragbare Krankheiten, Familien heute etc.), Geschichte (Geschichte der Einwanderung in die BRD, Geschichte der Schwangerschaftsverhütung oder Prostitution etc.), Kunst, Philosophie etc. behandelt werden. In der Praxis hat sich gezeigt, dass Projektarbeit in den Klassen, an der ganzen Schule und in der außerschulischen Jugendarbeit besonders geeignet ist, um sexualpädagogische Fragen zu thematisieren.
Die Übungen sollten so gestaltet werden, dass aktive Kommunikation durch die Sitzordnung, z.B. Kreis, Hufeisenform etc., ermöglicht wird.
Die Rahmenbedingungen spielen bei der Gestaltung und Vermittlung des sexualpädagogischen Unterrichts eine große Rolle. So kann eine angenehme, entspannte Atmosphäre ohne Leistungsdruck und ohne Noten zum besseren Gelingen beitragen. Auch ein Wechsel des Ortes, also z.B. der Gang in ein Jugendzentrum oder die Unterstützung von SexualpädagogInnen, kann die Aufmerksamkeit der Jugendlichen erhöhen und neue Zugänge schaffen.
In der Pubertät durchlaufen Mädchen und Jungen eine sehr unterschiedliche Entwicklung, sowohl im körperlichen als auch im psychischen Bereich. Ebenso unterscheiden sich die Interessen, Bedürfnisse und Fragen. Da bei muslimischen Jugendlichen die Schamgrenzen innerhalb einer gemischt-

geschlechtlichen Gruppe verletzt werden können, empfiehlt sich die Geschlechtertrennung. Nur bei Themen, die die Sprache, die Kommunikation und die Lebensplanung behandeln, kann mit gemischtgeschlechtlichen Gruppen gearbeitet werden, da dieses Dynamik in die Diskussion bringt und somit zum besseren Dialog zwischen den Geschlechtern führen kann.

Im ersten Kapitel werden die Themen **Sexualität, Sprache und Kommunikation** bearbeitet. Nach einer kurzen Darstellung der Kommunikationsfunktion der Sexualität wird in der Einführung beispielhaft für einige Migrantengruppen das Thema „Sexualität und Sprache bei türkischen MigrantInnen" dargestellt.
Die „Gruppenübung zum Kennenlernen" kann in den interkulturellen Gruppen als „interkultureller Einstieg" dienen. Die anderen Übungen sind zur verbalen und nonverbalen Kommunikation geeignet und erweitern den Sprachschatz. Dabei wird auf die Mehrsprachigkeit der Migrantenjugendlichen zurückgegriffen, und ihre sprachlichen Ressourcen werden aktiviert. Unterschiedliche Zugänge, wie Witze, Sprichwörter, Lieder, erleichtern den Jugendlichen den Einstieg in das Thema.

Das zweite Kapitel unter dem Titel **„Begegnung mit dem Fremden/Anderssein"** beginnt mit Übungen, die dazu dienen, Identität und Eigenreflexion zu stärken. Anschließend folgen Übungen, die über Vorurteile, Diskriminierung und Missverständnisse informieren, da es sich gezeigt hat, dass man durch Information Vorurteile abbauen kann. Übungen, wie z.B. „Sexualität und Religion" oder „Andere Länder, andere Sitten", haben das Ziel, sich mit eigenen und anderen Normen und Werten auseinanderzusetzen.

In der Einführung des dritten Kapitels **„Körper- und Sexualaufklärung"** wird ausführlich das Thema Sexualaufklärung innerhalb der Familie behandelt. Neben vielen Übungen, deren Schwerpunkt auf der Wissensvermittlung über Geschlechtsorgane und deren Funktion liegt, gibt es Übungen, die sich mit Themen beschäftigen, für die sich viele Migrantenjugendliche interessieren, wie z.B. Hymen, Beschneidung etc. Einige Quiz-Übungen ermöglichen spielerisches Lernen.

Das letzte Kapitel **„Sexualität und Lebensplanung"** beginnt mit einer ausführlichen Einführung zu den Themen Heirat, Familialismus, Partnerschaft und Geschlechterrollen. Es folgen Übungen zur Partnerwahl, Partnerschaft, Heirat, Lebensentwürfe etc. Diese sind methodisch mit Liedern, Geschichten, Zeitungsartikeln oder Quizfragen aufgearbeitet.

Die Arbeit mit den Materialien wird leichter und interessanter, wenn der „interkulturelle" Dialog zwischen den Jugendlichen unterschiedlicher Herkunft gesucht und gefördert wird. Das Verständnis füreinander wird durch das Wissen über kulturelle Hintergründe, aber auch durch die Wahrnehmung der individuellen Besonderheiten jedes Einzelnen geschult. Das gilt gleichermaßen für Jugendliche mit und ohne Migrationshintergrund. Die folgenden Materialien richten sich an Jugendliche aller Nationalitäten. Ein inhaltlicher Schwerpunkt liegt indessen auf der Arbeit mit muslimischen Jugendlichen. Hier besteht ein spezifischer Informations- und Aufklärungsbedarf, dem mit diesem Buch Rechnung getragen wird.

Die Übungen werden mit dem gesamten Plenum oder in kleinen Gruppen durchgeführt. Dabei empfiehlt es sich, folgende Tipps zu beachten:

Kleingruppen:

mind. 3 Personen
Bei Themen, die z.B. zum Meinungsbildungsprozess dienen und nicht auf intensive, persönliche Auseinandersetzung angelegt sind, kann die Gruppenteilung nach einem Zufallsprinzip erfolgen, z.B. durch Auszählen, indem Sie bei 1 beginnen und je nach Gruppengröße bis 3 oder 4 durchzählen lassen. Alle Jugendlichen mit der gleichen Zahl bilden eine gemeinsame Gruppe.

Bei schambesetzten Themen empfehlen wir, Wahlfreiheit zu lassen, sodass sich die Jugendlichen entscheiden können, mit wem sie dieses Thema besprechen möchten. Solche Themen können ebenfalls in geschlechtsgetrennten Gruppen bearbeitet werden. Das könnte es einigen Mädchen und Jungen erleichtern, sich zu öffnen und die eigenen Vorstellungen und Gefühle einzubringen. Eine weitere geeignete Methode ist, dass Mädchen und Jungen getrennt zu bestimmten Themen in geschlechterhomogenen Gruppen arbeiten und die Diskussion in geschlechtergemischten Gruppen fortsetzen.

Murmelgruppen:

Bei größeren Gruppen entsteht häufig eine durch das Thema bedingte Unruhe, die sich vor allem in Form von Zwischengesprächen bemerkbar macht. Um diese Situation pädagogisch zu nutzen und den entstandenen Gefühlen einen Platz zu geben, kann das Plenum zur Bildung so genannter „Murmelgruppen" ermuntert werden. Dazu ist es nötig, den Unterricht für etwa 5 Minuten zu unterbrechen, um den Jugendlichen Gelegenheit zu geben, sich mit den Sitznachbarn über das Gesagte auszutauschen. Wenn Sie es lieber strukturierter bevorzugen, empfehlen wir Ihnen, den Gruppen zusätzlich eine am Thema orientierte Leitfrage zu geben, die dann in der Gruppe besprochen werden kann.

Gruppenregeln:

Bei der Behandlung des Themas „Sexualität" erweist es sich als hilfreich, wenn sie für die Übungen Regeln mit den Jugendlichen besprechen und festlegen. Diese sollten im Raum aufgehängt werden, damit sie für alle sichtbar bleiben.

Diese Regeln sind ein Minimalkonsens!

- Lachen erlaubt!
- Auslachen verboten!
- Nicht mitmachen erlaubt!
- Einander zuhören!
- Nicht unterbrechen!
- Das Gesagte stehen lassen, nicht sofort kommentieren!
- Nichts über andere außerhalb der jeweiligen Gruppen (z.B. Plenum oder Kleingruppe) weitererzählen!

Arbeit mit Migranteneltern

In der Bundesrepublik Deutschland ist seit 1992 Sexualaufklärung ein gesetzlich verankerter Auftrag. Mit seiner Umsetzung ist die Bundeszentrale für gesundheitliche Aufklärung (BZgA) betraut. Die schulische Erziehung ist in der Bundesrepublik Ländersache. Deshalb unterscheiden sich die Richtlinien und Lehrpläne von Land zu Land[1]. Die neuen Richtlinien für die Sexualerziehung in Nordrhein-Westfalen, auf die sich die Materialien beziehen, berücksichtigen die Multikulturalität, indem sie z.B. die Mitarbeit von Eltern hervorheben.

MigrantInnen in der Bundesrepublik, auch wenn sie aus demselben Herkunftsland stammen oder derselben Religion angehören, sind sehr unterschiedlich. Dabei spielen viele Faktoren, wie z.B. Bildungsstand, Schichtzugehörigkeit, Offenheit gegenüber der Aufnahmegesellschaft (BRD), soziale und finanzielle Ressourcen der Familie etc., eine Rolle.

Es gibt einige grundlegende Missverständnisse zwischen der Institution Schule und den Migranteneltern, die auch im Zusammenhang der PISA-Studie diskutiert wurden. In diesem Rahmen kann man das Problem kurz dahingehend zusammenfassen, dass die Schule Engagement und Mitarbeit von Eltern erwartet, während ein Teil der Migranteneltern die Bildung allein als Aufgabe der Schule sieht.

---

[1] Vgl. Bundeszentrale für gesundheitliche Aufklärung: Band 04/2006. Richtlinien und Lehrpläne zur Sexualerziehung, Köln 2006.

In Bezug auf die Sexualpädagogik gibt es teilweise Vorbehalte seitens der Migranteneltern. Sie befürchten, dass ihren Kindern in der Schule Normen und Werte vermittelt werden, die mit ihren Werten in Widerspruch stehen. Sie befürchten, dass ihnen ihre Kinder entfremdet oder zur Sexualität animiert werden könnten. Diese Befürchtungen, die teilweise von den Eltern nicht klar wahrgenommen oder ausgesprochen werden, verhindern eine offene und konstruktive Auseinandersetzung. Die LehrerInnen machen oft die Erfahrung, dass die Schule von einigen Eltern als ein Instrument der Staatsmacht gesehen und die lehrenden Personen deshalb nicht als wohlwollend Handelnde betrachtet werden. Auch die Inhalte werden oft als fremd empfunden.

Bei MigrantInnen kommt auf Grund ihrer gesamtgesellschaftlichen Situation noch ein anderer Aspekt hinzu. Als Minderheit werden sie sehr oft durch Gesetze und Bestimmungen (Ausländergesetze, Zugang zum Arbeitsmarkt etc.) benachteiligt. Darüber hinaus macht die Mehrheit diskriminierende Erfahrungen. Viele Eltern, die zur zweiten Migrantengeneration gehören, haben teilweise schlechte Erfahrungen mit deutschen Schulen gemacht. Die Aufzählung dieser möglichen kommunikationsstörenden Ursachen dient dazu, dass Sie als LehrerIn eine mögliche Ablehnung oder vorsichtige Haltung nicht persönlich nehmen und eine andere Ebene der Kommunikation suchen, in dem Sie z.B. die Eltern nach ihren Schulerlebnissen fragen.

LehrerInnen sollten versuchen, Migranteneltern verständlich zu machen, dass sie weder im Sinne der Mehrheit missionieren noch den Kindern dem Elternhaus widersprechende Werte vermitteln wollen. Es muss den Eltern deutlich werden, dass es um das Wohl der Kinder geht und die Mitarbeit der Eltern dabei unumgänglich ist. Deshalb ist zu empfehlen, dass Sie in der Kommunikation mit Migranteneltern statt des Begriffs „Sexualerziehung" Überschriften wählen, die den Nutzen für das Elternhaus zum Ausdruck bringen.

Gute Erfahrungen haben wir in der sexualpädagogischen Arbeit gemacht, wenn wir bereits in der Einladung auf das verzerrte Bild der Sexualität und die teilweise nicht wünschenswerten Einflüsse auf die Kinder durch Werbung, Fernsehen etc. aufmerksam gemacht haben. Wir fordern die Eltern auf, die Kinder gemeinsam zu erziehen, statt sie mit negativen oder unrealistischen Bildern über Sexualität und Partnerschaft alleine zu lassen. Mit dem Motto „nicht aufgeklärte Kinder sind gefährdete Kinder", versuchen wir, zu Themen wie Schutz vor sexuellem Missbrauch, sexuell übertragbaren Krankheiten, ungewollten Schwangerschaften etc., Hilfestellungen zu geben. Da diese Themen Eltern durchaus beschäftigen, sie aber oft nicht wissen, wie sie sie ihren Kindern vermitteln können, erleben wir SexualpädagogInnen in der Praxis sehr häufig, dass Eltern diese Angebote dankbar wahrnehmen.

Eine sehr kritische und bewegende Zeit für Migranteneltern und Jugendliche ist die Pubertät. Jugendliche versuchen in dieser Phase, eigenständig zu werden und sich zu behaupten. Für sie beginnt die Auseinandersetzung mit ihren Eltern, deren Einstellungen und Erwartungen.
In dieser Zeit haben Migranteneltern Angst vor Entfremdung und dem schulischen Misserfolg ihrer Kinder. Da ihnen stellenweise die Aufnahmegesellschaft fremd ist oder negative Vorurteile sie verunsichern, haben sie Angst, dass ihre Kinder „auf die falsche Bahn geraten" könnten.

Dabei ist es für LehrerInnen wichtig, Eltern mit diesen Sorgen zu verstehen und sich von dem Bild „der patriarchalischen und autoritären ausländischen Eltern" zu verabschieden Auch die These, dass die Beziehung zwischen den Migrantenjugendlichen und deren Eltern auf Grund der aufeinanderprallenden Werte und Normen in der Regel konfliktreich sei, erweist sich in der Praxis als nicht richtig. In der Untersuchung „Viele Welten leben" wird festgestellt, dass bei 80 % der befragten Mädchen mit Migrationshintergrund die Eltern eine hervorgehobene Bedeutung haben.

„Die meisten Mädchen fühlen sich von ihren Eltern verstanden und angenommen.“[1]

Bei Jugendlichen ist es sinnvoll, das Thema Sexualerziehung umfassender zu behandeln. Gute Erfahrungen mit Migranteneltern haben wir gemacht, wenn wir Elternabende nicht unter dem Titel „Sexualerziehung“, sondern beispielsweise unter dem Titel: „Körperliche, psychische und soziale Entwicklung der Mädchen und Jungen in der Pubertät und Verhaltensvorschläge für die Eltern im Umgang mit Jugendlichen“ angeboten haben.

Elternabend

Bei einem Elternabend, wie Sie ihn üblicherweise gestalten, waren bestimmt schon einmal Migranteneltern trotz Ihrer allgemein ausgesprochenen Einladung abwesend. Sicherlich haben Sie sich oft gefragt, wie Sie diese Eltern, die den Elternabenden fernblieben, motivieren können, zu kommen, und wie Sie das Thema – Sexualerziehung –, das auch einige Tabus und Berührungsängste aktivieren kann, angehen können. Viele Eltern reagieren auf Einladungen für einen Elternabend nicht so, wie es sich LehrerInnen wünschen. Erfahrungen zeigen, dass persönliche Einladungen mehr Resonanz zeigen. Wenn die Gruppe der Migranteneltern groß ist, könnte die Einladung in einige Sprachen übersetzt und die Wichtigkeit des Elternabends betont werden. Zur Steigerung der Motivation können Sie MultiplikatorInnen einsetzen. Vielleicht arbeiten muttersprachliche LehrerInnen an Ihrer Schule, die meistens einen intensiven Kontakt zu den Migranteneltern haben. Diese LehrerInnen könnten mit Ihnen gemeinsam übersetzte Einladungen verfassen, die die Zielgruppe besser erreichen. Vielleicht finden sich in Ihrer Klasse darüber hinaus engagierte Eltern, die gleichsam als Brücke dienen und andere Eltern persönlich ansprechen könnten. Diese Aufgabe könnten aber auch Elternvereine, Institutionen wie die RAA (Regionale Arbeitsstelle für Migrantenkinder und -jugendliche) oder ein Geistlicher der benachbarten Moschee übernehmen. Berührungsängste gegenüber den Muslimen brauchen Sie nicht zu haben, da man Ihrem Anliegen in der Moschee in der Regel aufgeschlossen begegnen wird. Mittel- und langfristig ist es empfehlenswert, die Migrantenstrukturen und Netzwerke in dem Stadtteil, in der sich die Schule befindet, oder in der gesamten Kommune zu kennen, um sie als Ressourcen in die Arbeit einzubinden. Es könnte (je nach Stimmung) zwischen Deutschen- und Migranteneltern manchmal sinnvoll sein, das Thema, das zu Polarisierungen führen kann oder tabuisiert ist, mit Migranteneltern getrennt zu erarbeiten.

[1] Boos-Nünning, Ursula/Karakaşoğlu, Yasemin: Viele Welten leben. Lebenslage von Mädchen und jungen Frauen mit griechischem, italienischem, jugoslawischem und türkischem Aussiedlerhintergrund. Hg. vom Bundesministerium für Familie, Senioren, Frauen und Jugend. Berlin 2004, S. 11.

1

Sexualität, Sprache und Kommunikation

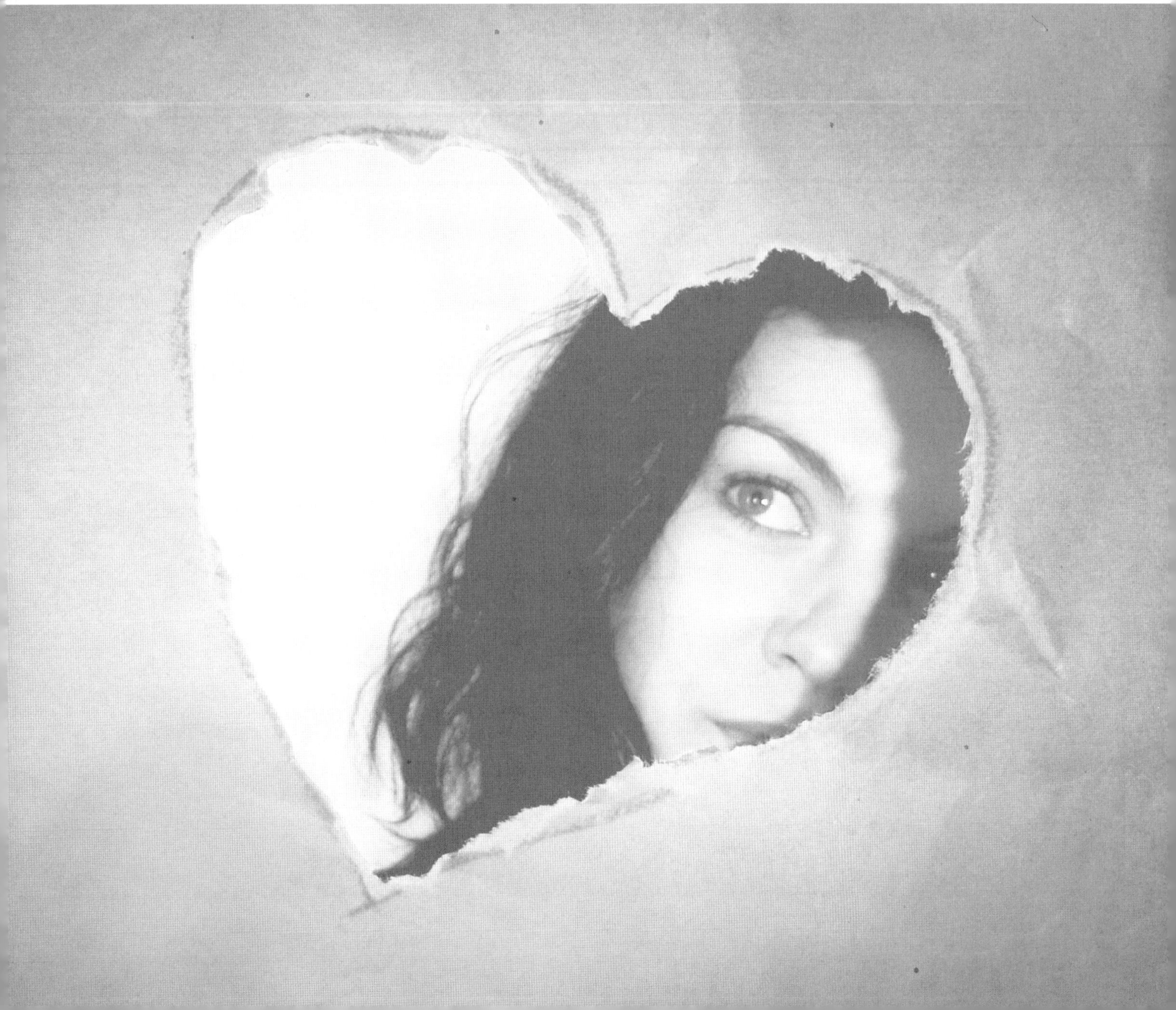

„Heimat sind die Menschen, die wir verstehen und die uns verstehen."

Max Frisch

An der Sprache liegt es nicht

Sexualität hat beim Menschen sehr unterschiedliche Funktionen. Neben der Fortpflanzung zur Arterhaltung und der Befriedigung verschiedener Bedürfnisse ist eine der wichtigsten Funktionen die Kommunikation. Das wichtigste Kommunikationsmittel ist die Sprache, wobei Menschen über Wortsprache, d.h. die gesprochene Sprache, und über Zeichensprache, d.h. die Körpersprache, verfügen. Sprache zeigt, wie wir über einen Sachverhalt denken. Sprache ist das Fenster, durch das wir Sexualität sehen. Die Wortsprache und die Körpersprache repräsentieren sehr unterschiedlichen Ebenen der Kommunikation bei der Sexualität. Die Wortsprache wird dabei in der Regel bewusster wahrgenommen als die Körpersprache.

Durch die Medien, vor allem seitdem das Internet weit verbreitet genutzt wird, sind die Bilder und Informationen zur Sexualität allgegenwärtig. Häufig wird die Sexualität hierbei in aufreißerischer Art und Weise behandelt. Menschen geben ihre Intimitäten preis, erzählen über Sado-Masovorlieben, über ihre Lieblingsstellungen oder Piercings an Geschlechtsorganen etc. Jugendliche werden mit unrealistischen und falschen Vorstellungen zur Sexualität geradezu überflutet. Sie entwickeln eine Erwartungshaltung an sich als Mädchen oder Jungen (bin ich sexy, komme ich an ...) und zu ihrem Körper, die sie teilweise überfordert und unglücklich macht. Entgegen der Überpräsenz der Sexualität in der Öffentlichkeit ist die Sexualität im privaten Raum immer noch tabubesetzt, und das Sprechen über Sexualität fällt den meisten Menschen schwer. Viele deutsche Eltern und ein Teil der Migranteneltern gehen davon aus, dass ihre Kinder gut aufgeklärt sind, und vermeiden das (intime) Gespräch innerhalb der Familie.

Einige deutsche und Migranteneltern sind erleichtert über die schulische Sexualaufklärung, da sie denken, dass ihre Kinder alle notwendigen Inhalte in der Schule vermittelt bekommen. Die Erleichterung beruht auf der Tatsache, dass sie zum Teil selbst nicht von ihren Eltern sexuell aufgeklärt worden sind und „nicht wissen", wie sie adäquat ihre Kinder aufklären können. Vor allem haben Mütter (auf Grund der eigenen Schamgrenze) häufig Vorbehalte, die Söhne, Väter die Töchter aufzuklären. Vielen Erwachsenen fällt es nicht leicht, über Sexualität zu sprechen. Es sind teilweise traditionelle und kulturelle Barrieren, die sie daran hindern. Wenn das Sprechen über die sexuelle und körperliche Entwicklung innerhalb der Familie nicht selbstverständlich und natürlich ist, wird es in der Pubertät noch schwieriger, mit der Sexualaufklärung einzusteigen. Die meisten Jugendlichen befinden sich in der Pubertät in einer Phase der Autonomieentwicklung und sind bemüht, Abstand zu ihren Eltern aufzubauen.
Hier kommt den Lehrpersonen eine wichtige Bedeutung zu. Besonders in frühen Jahren (Grundschulalter) und für Kinder sind LehrerInnen wichtige AnsprechpartnerInnen in Bezug auf Aufklärung und vertrauliche Fragen. 75 % der deutschen und 55 % der ausländischen Mädchen, 67 % der deutschen und 51 % der ausländischen Jungen geben an, dass sie das Wissen über Sexualität in der Schule erworben haben.[1] Anders als für deutsche 14- bis 17-jährige Mädchen, von denen lediglich 4 % meinen, dass LehrerInnen bei sexuellen Fragen als Vertrauensperson eine Rolle gespielt haben[2], spielen die LehrerInnen zumindest für Mädchen und junge Frauen mit Migrationshintergrund eine wichtige Rolle: ca. ein Drittel der Mädchen mit italienischem, ehemals

jugoslawischem und türkischem Hintergrund geben an, sehr viel oder viel von ihnen erfahren zu haben.[3]
Nach wie vor spielen für Jugendliche in sexuellen Fragen die Freundinnen und Freunde eine große Rolle. Die neueren Untersuchungen bestätigen die Tatsache, dass für Migrantenjugendliche den Peers eine besondere Bedeutung zukommt.[4]
Diese Ergebnisse bestätigen, dass es sinnvoll ist, Übungen vorzubereiten, die den Dialog, die Auseinandersetzung und das Verständnis zwischen Mädchen und Jungen sowie zwischen unterschiedlichen Gruppen fördern. Die Übungen haben das Ziel, sich in der Auseinandersetzung mit Anderen über eigene Gefühle, Standpunkte, persönliche und gesellschaftliche Grenzen klar und sich der eigenen Ressourcen und Stärken bewusst zu werden.
Förderung der sprachlichen Kompetenz bedeutet, dass Jugendliche sowohl mit ihrer Muttersprache als auch in der Zweitsprache wahrgenommen und gefördert werden. Die Muttersprache ist als eine Ressource zu sehen, die einen anderen Zugang zu Gefühlen und Gedanken der Jugendlichen schafft und eine identitätsstärkende Funktion hat. Wenn die muttersprachliche Förderung auf Grund der vorhandenen Materialien nicht umfassend möglich ist, hat die Wahrnehmung und Thematisierung der Mehrsprachigkeit eine positive Signalwirkung für die Akzeptanz der Jugendlichen. Anhand der Übungen wird der Aspekt der Vielsprachigkeit oder Zweisprachigkeit so thematisiert, dass „das Springen" zwischen zwei Sprachen auch Nähe oder Distanz zu eigenen Gefühlen schafft. Sprechen oder schimpfen in der zweiten Sprache ist teilweise einfacher, da sie nicht durch Schamgefühle, die viel mit der eigenen Familie zu tun haben, vorbelastet ist.
Zur sprachlichen Kompetenz können Sie beitragen, indem Sie in Betracht ziehen, dass MigrantInnen viele hiesige Verhaltens- und Sprachregeln, vor allem solche, die einen Tabubereich berühren, nicht kennen oder diese mit Vorurteilen vorbelastet sind. Sie übernehmen dabei die Aufgabe „des Übersetzers", erklären, wie sich einige Wörter etabliert haben, bilden Eselsbrücken oder arbeiten bildlich, indem Sie Wortspiele einführen, z.B. zum Mutter-Kuchen, Geschlechts-Verkehr etc. Achten Sie auf die Benutzung einer „einfachen und klaren" Sprache, und gehen Sie mit den Jugendlichen die unterschiedlichen Scripts und Sprachgebräuche in den verschiedenen Situationen (beispielsweise: beim Arzt, unter Freunden, in der Familie etc.) durch.
Es ist wichtig, sich bei der Thematisierung über gesellschaftliche Asymmetrien Gedanken zu machen. Sprache stellt auch Macht dar. Diese Macht zeigt sich in der Förderung, dem Ignorieren und sogar dem Verbieten der einen oder anderen Sprache. Wichtig ist die Wertigkeit und die Akzeptanz dieser unterschiedlichen Sprachen. Viele Jugendliche aus der Unterschicht oder mit Migrationshintergrund haben teilweise negative Erfahrungen mit der Herkunftssprache gemacht. Ein unüberlegter oder überlegter Ausspruch, den sich die einzelnen Jugendlichen zurufen, wie z.B.: „Du bist hier geboren und kannst immer noch nicht richtig deutsch?", oder „Lern du erst mal richtig deutsch", wären völlig deplatziert.
Es ist sinnvoll, immer zu betonen, dass es nicht um eine Beurteilung der sprachlichen Fertigkeiten geht.

Zusammenfassung:

- Sexualität hat unterschiedliche Funktionen: Fortpflanzung, Befriedigung der Bedürfnisse und Kommunikation.

---

[1] Bundeszentrale für gesundheitliche Aufklärung (BZgA): Wissenschaftliche Grundlagen, Band 13, Teil 1, Kinder. Köln 2004, S. 83.

[2] BZgA (Hg.): Jugendsexualität: Wiederholungsbefragung von 14- bis 17-jährigen und ihren Eltern: Ergebnisse der Repräsentativbefragung aus 2005. Köln 2006, Tabelle Abb. 4, S. 13.

[3] Boos-Nünning, Ursula/Karakaşoğlu, Yasemin: Körperbewusstsein und Sexualität bei Mädchen und jungen Frauen mit Migrationshintergrund. In: Merkens, Hans/Zinnecker, Jürgen (Hrsg.): Jahrbuch Jugendforschung, 4. Ausgabe 2004, S. 72.

[4] Ebenda S. 72.

- Sprache ist das wichtigste Kommunikationsmittel. Sie wird in Wortsprache (gesprochene Sprache) und in Zeichensprache (Körpersprache) unterteilt.
- In den Medien (vor allem im Internet) wird eine unrealistische und verfälschte Vorstellung über Sexualität verbreitet. Unter Einflussnahme dieser Bilder entwickeln die Jugendlichen eine hohe Erwartungshaltung zu sich und ihrem Körper, die sie überfordert und unglücklich macht.
- Entgegen der Überpräsenz der Sexualität in der Öffentlichkeit ist die Sexualität im privaten Raum immer noch mit Tabus besetzt, und das Sprechen über Sexualität fällt den meisten Eltern aus unterschiedlichen Gründen schwer.
- Den LehrerInnen kommt bei der Aufklärung eine wichtige Bedeutung zu. Insbesondere spielen sie bei Mädchen mit Migrationshintergrund als Vertrauenspersonen bei sexuellen Fragen eine große Rolle.
- Nach wie vor sind für Jugendliche in sexuellen Fragen die Freundinnen und Freunde wichtig.
- Im Unterricht sollten Jugendliche sowohl mit ihrer Muttersprache als auch in der Zweitsprache wahrgenommen und gefördert werden. Der ressourcenorientierte Ansatz dient der Kompetenzerweiterung.
- Wahrnehmung der Viel- oder Zweisprachigkeit, Thematisierung und Bedeutung „des Springens“ zwischen zwei Sprachen.
- Übung der sprachlichen Scripts in der Sexualität können zur sprachlichen Kompetenz beitragen.
- PädagogInnen übernehmen dabei die Aufgabe „des Übersetzers“ und achten auf die Benutzung eines „einfachen und klaren“ Sprachgebrauchs.
- Es ist wichtig, sich bei der Thematisierung über gesellschaftliche Asymmetrien und Konsequenzen für die Kommunikation klar zu werden.
- Ohne sprachliche Ver- und Beurteilung arbeiten.

Sexualität und Sprache bei türkischen MigrantInnen[1]

Sexualität hat beim Menschen nicht nur die Funktion der Fortpflanzung, sondern auch der Kommunikation. Sprache ist Kommunikationsmittel, wobei Menschen als einziges Wesen Wort- und Zeichensprache besitzen. Sprache zeigt, wie wir über einen Sachverhalt denken. Sprache ist das Fenster, durch das wir Sexualität sehen.
Es lassen sich vier Bereiche der Sprache in der Sexualität unterscheiden:

Die medizinische Fachsprache:
Fremdsprachig, wissenschaftlich, meist Latein oder Griechisch (Beispiele: Coitus, Vagina, Infertilität).

Bürokratensprache:
Sprache der öffentlichen Kommunikation, gehobene Umgangsprache, Fremdwörter mit hohem Bekanntheitsgrad, deutsche Termini (Beispiele: Geschlechtsakt, Glied, Geschlechtsverkehr).

Alltagssprache:
In der zwischenmenschlichen Kommunikation, Allgemeingut (Beispiele: Binden, Pille, Scheide, „da unten“).

Kindersprache:
Begriffe, die Erwachsene für Kinder gefunden haben (Beispiele: Schwänzchen, Pillermann, Muschi).
Blumige Sprache: Sie ist pathetisch, feierlich, mystisch und sprachlich überhöht (Beispiele: Liebesakt, Perle – für Klitoris).

Vulgärsprache:
Dient der Geheimhaltung, Abschließung, hoher Bekanntheitsgrad, Möglichkeiten der aktiven Benutzung sehr begrenzt (Beispiele: vögeln, eine Latte kriegen).

---

[1] In geänderter Form ist dieser Beitrag erschienen im profamilia Magazin 02/2001, Seite 24 f.
Auch wenn der Artikel sich hauptsächlich mit dem Thema Sexualität und Sprache bei türkischen MigrantInnen befasst, gilt die Bedeutung der Muttersprache in der Migration bei Tabuthemen auch für viele andere Migrantengruppen.

Zur Verdeutlichung: Das deutsche Wort für Geschlechtsverkehr heißt im Türkischen „cinsel birleşme". Im Deutschen wie im Türkischen ist es weder emotional gefärbt noch abwertend, sondern sachlich, technisch.
Das deutsche Wort für Pimmel heißt im Türkischen „pipi" oder „kuku" (für Mädchen), in beiden Sprachen ist es emotional gefärbt, verniedlichend, kindersprachlich.
Das deutsche Wort bumsen heißt im Türkischen „sikmek", es ist in beiden Sprachen abwertend und derb.

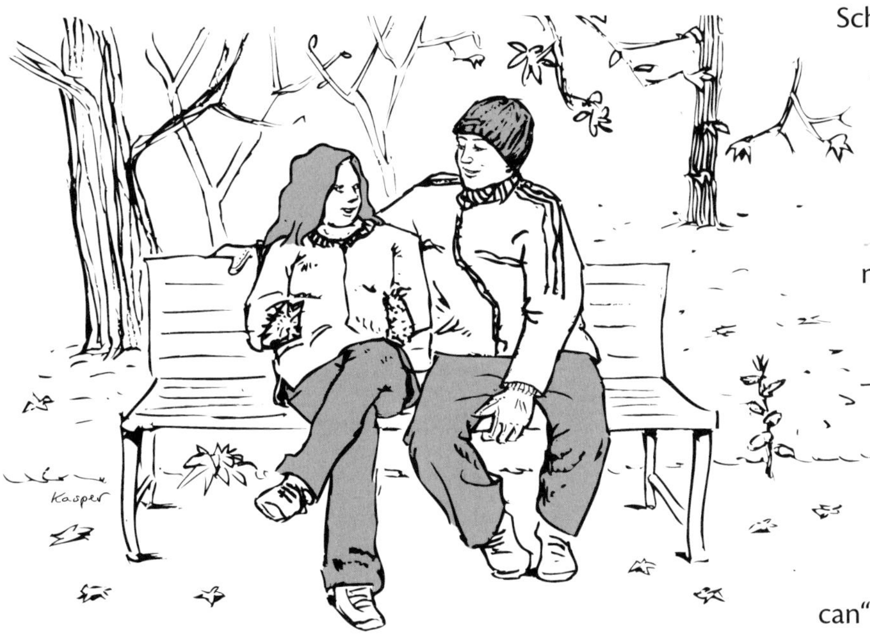

Das deutsche Wort für Schwanz heißt im Türkischen „kamış – Strohhalm", es ist in beiden Sprachen abwertend, vulgär und derb, aber im Deutschen eher Tierisches bezeichnend, im Türkischen eher Pflanzliches, während das türkische Wort für Scheide ebenso wie das deutsche sachlich-distanziert, aber nicht emotional oder abwertend ist. Aber „am", das türkische Wort für Fotze, ist genau so vulgär, derb und abwertend wie im Deutschen.

In der türkischen Sprache sind die meisten Wörter für Geschlechtsorgane und deren Funktion lateinischen oder griechischen Ursprungs. Sie sind jedoch wenig bekannt, denn im Bereich der sexuellen Begegnungen herrscht die Alltagssprache vor. Sie kann romantisch oder blumig gefärbt sein, mit vagen Andeutungen für das, was man wirklich meint. Genaue Bezeichnungen gibt es nicht. Man sagt, „seins, ihres, vorne, hinten".
Die Vulgärsprache wird am meisten gebraucht. Denn in der Türkei wird gern und viel, vor allem in der Öffentlichkeit, geschimpft.
Da werden die Mutter oder die Schwester verbal „gefickt" oder jemandem wird Homosexualität vorgeworfen, um ihn zu erniedrigen. Meistens beschimpfen sich die Männer untereinander. Im Beisein einer Frau gilt das als unschicklich.
In türkischer Vulgärsprache gibt es viele Wörter, die mit Sexualität zu tun haben, was man aber auf den ersten Blick nicht erkennt. So wird z.B. „incir" (Feige) für Scheide gebraucht, „patlıcan" (Aubergine) für den Penis, „31 çekmek" (31-mal ziehen) heißt masturbieren. Diese Verwendung vulgärsprachlicher Ausdrücke versucht, Peinlichkeiten zu erzeugen. Der obszöne Witz ist ein Ventil, um überhaupt über Sexualität reden zu können.

Zusammenfassung:

Die Kindersprache bleibt auch noch in der zweiten und dritten Generation türkisch, Alltags- und Vulgärsprache ebenfalls. Andere Bereiche werden immer mehr deutsch besetzt, vor allem auch, weil man sich damit in einem schwierigen emotionalen Bereich distanzierter ausdrücken kann.

Gruppenübungen zum Kennenlernen

Intention:

Diese Übungen eignen sich zum Einstieg für Gruppen, die neu zusammengesetzt sind, oder für Gruppen, die wenig voneinander wissen. Interkulturelle Sicht kann Kindern und Jugendlichen mit Migrationshintergrund das Gefühl vermitteln, dass sie auch mit ihrer Herkunft gesehen und akzeptiert werden. Kinder und Jugendliche mit deutschem Hintergrund könnten bei sich oder ihren Familien eine Migrationsgeschichte entdecken.

Ziele:

Kennenlernen unter Berücksichtigung der Herkunft und des Migrationshintergrundes.

Verlauf und Instruktionen:

Der Einstieg kann je nach Zeit, Gruppengröße oder Bekanntheitsgrad unterschiedlich sein. Daher werden bei dieser Übung zunächst die jeweilige Alternative und erst dann das benötigte Material benannt.

Alternative 1:
„Hallo in anderen Sprachen". Sie schreiben an die Tafel/an den Flipchart „Hallo" und fordern die Jugendlichen dazu auf, in anderen Sprachen „hallo" (z.B. „Merhaba" Türkisch, „Hola" Spanisch etc.) an die Tafel/an den Flipchart zu schreiben. Für Sprachen, die ein anderes Alphabet haben, wie Russisch, Arabisch etc., gilt die „Lautsprache", damit alle das Geschriebene lesen können. Einige nichtdeutsche Jugendliche genieren sich, Begriffe in der Muttersprache zu schreiben, da sie teilweise schriftlich ihre Muttersprache nicht so gut beherrschen. Ermuntern Sie sie dazu, oder lassen Sie die Begriffe diktieren.

Material: Tafel/Flipchart

Alternative 2:
„Bedeutung des Namens". In der Vorstellungsrunde mit den Jugendlichen können Sie u.a. nachfragen, welche Bedeutung die jeweiligen Vornamen haben. Anders als in Deutschland haben Namen in verschiedenen Ländern teilweise eine wichtige Bedeutung für die Person, die den Namen trägt. Beispielsweise sind türkische Jungennamen wie Savaş (Krieg), Bariş (Frieden), Devrim (Revolution) oder Mädchennamen wie Songül (die letzte Rose), Eylem (revolutionäre Bewegung) keine Seltenheit. Diejenigen, die die Bedeutung ihres Namens nicht kennen, können erzählen, wer ihnen den Namen gegeben hat oder wen sie mit dem gleichen Vornamen besonders gut finden.

Material: kein zusätzliches Material nötig

Alternative 3:
„Name und Eigenschaft". Die Jugendlichen denken sich kurz und spontan eine Eigenschaft aus, die mit dem Anfangsbuchstaben des Namens beginnt. Beispielsweise „lustige Lisa" oder „sexy Sinan" etc. So ist die Runde etwas persönlicher, da sie durch die spontane Suche etwas „von sich" finden. Etwas dynamischer lässt sich die Runde gestalten, indem eine Person die Eigenschaft und den Namen der Person nennt, der sie den Ball zuwirft.

Material: ein kleiner Ball

Alternative 4:
„Migrationshintergrund". Die Jugendlichen stellen sich mit ihrem Migrationshintergrund vor. Es können unterschiedliche Migrationserfahrungen sein: eigene oder die von Eltern/Großeltern/Urgroßeltern/Vorfahren etc. Zur Migration könnten geführt haben: die wirtschaftliche Situation, Kriege, Verfolgung, Religionszugehörigkeit, ethnische Konflikte, persönliche Gründe etc. Bei dieser Übung fällt es deutschen Jugendlichen nicht spontan ein, ob sie einen familiären Migrations-

Gruppenübungen zum Kennenlernen

hintergrund haben. Dieser Übung könnte deshalb eine Familienbefragung vorgeschaltet werden. Beispiele: Migration während des Zweiten Weltkrieges oder „Mischehen" etc.

Material: kein zusätzliches Material nötig

Alternative 5:
„Alle, die ... sollen aufstehen". In Großgruppen ist manchmal die Vorstellung Einzelner nicht möglich. Dafür eignet sich folgende Methode: Der Großgruppe werden Fragen, die auf sie zugeschnitten sind, gestellt. Wenn sich Personen mit der Frage angesprochen fühlen, stehen sie auf (alle müssen natürlich vorher sitzen). So ergibt sich mit den aufgestandenen Personen immer ein anderes Bild, was über die Gruppe viel aussagt. Die Fragen sollten humorvoll oder einfach unsinnig, aber auf jeden Fall auch interkulturell sein:

- Alle, die zwischen 14–16 sind, stehen auf ...
- Alle, die verliebt sind, stehen auf ...
- Alle, die zweisprachig aufgewachsen sind, stehen auf (Aufgestandene sagen einzeln, welche Sprachen) ...
- Alle, die keinen „Döner" mögen, stehen auf ...

Material: auf die Gruppe zugeschnittene Fragen

Alternative 6 (Anhang, S. 160)**:**
„Tamam". Eine andere Methode, die sich in Großgruppen zum näheren Kennenlernen eignet, ist die Informationssammlung über die Jugendlichen. Das Arbeitsblatt „Tamam" ist eine Möglichkeit. Sie können die Fragen passend für die Gruppe oder die Situation zusammenstellen.

Material: Fotokopien (Anhang „Tamam", S. 160)

Nachbearbeitungs- und Einsatzmöglichkeiten:

Im Anschluss an die Übungen können die Jugendlichen mitteilen, ob sie etwas ganz Neues über sich, die Familien oder andere Jugendliche erfahren haben oder ob sie etwas überrascht oder neugierig gemacht hat.

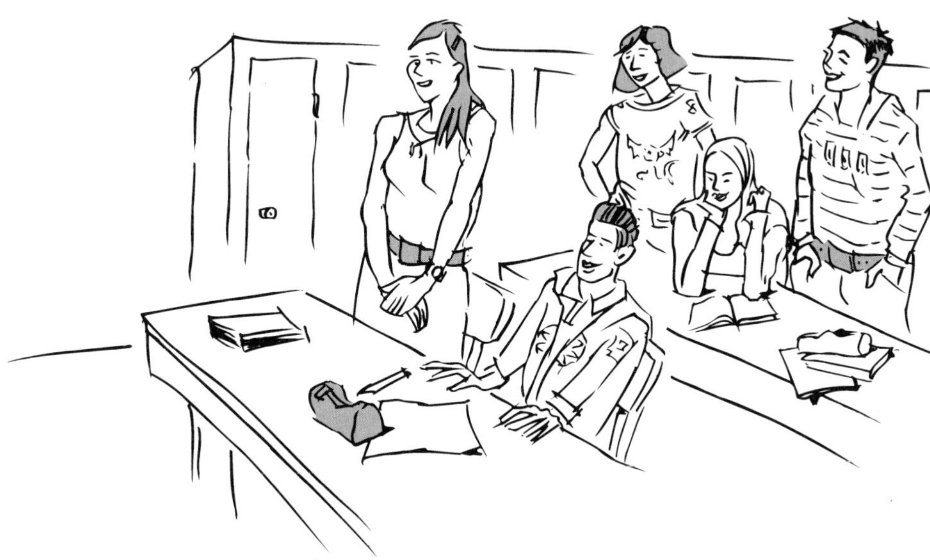

Zur Liebe gehört …?

Intention:

Begriffe wie Liebe, Freundschaft, Sexualität etc. werden von jedem Menschen unterschiedlich interpretiert. Diese Begriffe lösen verschiedene Gefühle und Assoziationen aus.

Ziele:

Förderung der Sprach- und Kommunikationsfähigkeit; Verstehen und Kennenlernen verschiedener Ansichten, sich mit dem abstrakten Begriff „Liebe" auseinandersetzen.

Verlauf und Instruktionen:

1. Bei dieser Übung darf nicht gesprochen werden.
2. Anweisung: „Sammelt in Kleingruppen alle Begriffe und Assoziationen, die euch zu dem Begriff ‚Liebe' einfallen."
3. Anweisung: „Schreibt diese auf das Papier, das in der Mitte der Kleingruppe liegt."
4. Nach etwa 20 Minuten werden die beschriebenen Papiere von allen Gruppen aufgehängt.
5. Für Einzelne unbekannte Wörter erörtern.
6. Anweisung: „Jetzt schreibt jede/jeder für sich in Einzelarbeit fünf Begriffe auf ein DIN-A4-Blatt, die für euch zur Liebe unbedingt dazugehören und auf die ihr keinesfalls verzichten möchtet."
7. Anweisung: „Tauscht euch in bereits bestehenden Kleingruppen aus."

Material:

Flipchartpapier oder Papierrollen (ein Blatt pro Gruppe), dicke Filzstifte, DIN-A4-Papier (für jeden Jugendlichen ein Blatt).

Nachbearbeitungs- und Einsatzmöglichkeiten:

Im Anschluss daran können die Diskussionsergebnisse im Plenum besprochen und diskutiert werden. Es kann herausgearbeitet werden, wo es Unterschiede und/oder Gemeinsamkeiten gibt. Es können sowohl kulturspezifische als auch geschlechtsspezifische Aspekte berücksichtigt werden.

Alternative:
Die Übung kann in geschlechtshomogenen Gruppen durchgeführt werden. Anhand der Gruppenergebnisse können geschlechtsspezifische Aspekte leichter erkannt und thematisiert werden.

Hinweis:

Diese Übung können Sie für andere Themen einsetzen, z.B. bei:
„Zur Sexualität gehört …",
„Zu einer guten Freundschaft gehört …",
„Zum Verliebtsein gehört …",
„Zu einer guten Familie gehört …",
„Zu einer guten Partnerschaft gehört …".

Praxistipp für Lehrende:

Bitte machen Sie darauf aufmerksam, dass die Gespräche aus den Kleingruppen im Anschluss nicht veröffentlicht und die Aussagen der Einzelnen nicht kommentiert oder bewertet werden.

„Fühlsack"

Intention:

„Liebe, Freundschaft und Sexualität" sind für viele Menschen sehr gefühlsbeladene Themen, über die zu sprechen nicht leicht fällt. Beim „Darübersprechen" merkt man, dass die Begriffe durch Gedanken und Gefühle erst Form annehmen und sie von Mensch zu Mensch sehr unterschiedlich sein können. Sie werden durch kulturelle und gesellschaftliche Einflüsse, Vorbilder, eigene Biografien etc. geprägt.

Ziele:

Förderung der Sprach- und Kommunikationskompetenz, Feststellung des Wissenstandes in der Übungsgruppe, über Sexualität ins Gespräch kommen, Vielfalt kennenlernen, Informationsvermittlung.

Verlauf und Instruktionen:

1. Die Jugendlichen sitzen im Stuhlkreis.
2. Lassen Sie nun den vorbereiteten „Fühlsack" herumgehen.
3. Anweisung: „Bitte schaut nicht in den Sack, sondern sucht durch Fühlen einen Gegenstand aus und zeigt ihn den anderen."
4. Anweisung: „Beschreibe den Gegenstand, den du gezogen hast, und sage uns, was dir dazu einfällt. Vielleicht hast du bestimmte Bilder und Assoziationen, oder du kannst uns eine Geschichte erzählen. Wenn du den Gegenstand nicht kennst oder dir nichts einfällt, kannst du die anderen fragen, ob sie dir helfen können."
5. Im Anschluss können Sie oder die Großgruppe ergänzen.
6. Der gezogene Gegenstand wird in die Mitte gelegt und der Sack an den Nächsten weitergegeben.

Material:

Ein vorbereiteter „Fühlsack". In diesem „Sack" befinden sich je nach Altersgruppe bzw. Themenschwerpunkt einige der folgenden Gegenstände: Lippenstift, Massageball, Bürste, BH, Boxershorts, Seife, Liebesbrief, Bravo, Aufklärungsbroschüre, Kolonya (türkische Version des kölnischen Wassers, das beim Besucherempfang eingesetzt wird), Enthaarungscreme, Kondom, Pillenpackung, Tampon, Kreuzkette, Binde, Menstruationskalender, Gleitcreme, Nikah şekeri (in Tüll eingepackte, mit Zucker übergezogene Mandelbonbons, die bei türkischen Hochzeiten verteilt werden), rotes Band (wird bei der Hochzeit der Braut als Zeichen der Jungfräulichkeit um die Taille gebunden), Ehering etc.

Nachbearbeitungs- und Einsatzmöglichkeiten:

Wenn alle Gegenstände in der Mitte liegen, können bestimmte Zusammenhänge genauer erläutert und offene sowie weiterführende Fragen besprochen werden.

Alternative 1:
Nachdem alle Gegenstände in der Mitte liegen, sollen sich die Jugendlichen für einen Gegenstand entscheiden, den sie besonders positiv bewerten. Anhand des Gegenstandes sollen sie erläutern, was ihnen in der Freundschaft, Beziehung oder in der Sexualität besonders wichtig und wertvoll ist.

Alternative 2:
Bevor die Gegenstände aus dem Sack genommen werden, dürfen die Jugendlichen versuchen, möglichst viele Gegenstände durch Fühlen zu erraten.

Begriffssammlung zu sexuellen Wörtern

Intention:

Die Jugendlichen benutzen für Sexualorgane und -praktiken teilweise Begriffe, die eine ganz andere Bedeutung haben, z.B. Gebärmutter für Scheide oder blasen für (oralen) Geschlechtsverkehr. Durch diese Übung können falsche Bezeichnungen korrigiert und aufgegriffen werden, um sachliche Erklärungen zu geben. Sie erhalten die Möglichkeit, den vorhandenen Wissensstand und den Sprachschatz im Plenum festzustellen, um im weiteren Verlauf daran anknüpfen zu können.

Ziele:

Ins Gespräch kommen; auf spielerische Art die Sprachkompetenz erweitern.

Verlauf und Instruktionen:

1. Anweisung: „Schreibt in Kleingruppen alle Begriffe, die ihr für die weiblichen und die männlichen Geschlechtsorgane sowie für den Geschlechtsverkehr kennt, auf das vor euch liegende Papier auf."
2. Anweisung: „Erweitert die Sammlung um Wörter, die ihr nicht aussprechen mögt. Alles ist erlaubt. Das können auch Begriffe aus der so genannten Umgangs- oder Vulgärsprache sein. Ihr habt insgesamt 20 Minuten Zeit."
3. Anweisung: „Nun hängt die Plakate auf."
4. Gemeinsam werden die Begriffe auf ihre Richtigkeit spielerisch überprüft und ggf. herausgestrichen, wenn sie von den anderen Gruppen als nicht akzeptabel gewertet werden.

Material:

Flipchartpapier oder Papierrollen (1 Blatt pro Gruppe), dicke Filzstifte, Klebeband, ggf. Zettel.

Hochzeit Eifersucht Kondome
Angst Liebe Bumsen

Nachbereitungs- und Einsatzmöglichkeiten:

Als Nachbereitung können Sie einen Austausch über den Zusammenhang von Sexualität und Sprache anregen (siehe Einleitung S. 8 ff.).
Bei Bedarf oder je nach Zielvorstellung kann auch noch zusätzlich nach einer Bewertung durch Jungen bzw. Mädchen unterschieden werden. Die Unterschiede und Gemeinsamkeiten können dann im Plenum herausgearbeitet, thematisiert und geschlechts- oder kulturell bedingte Unterschiede im Sprachgebrauch verdeutlich werden.

Alternative 1:
Anleitung als Wettspiel zwischen den jeweiligen Kleingruppen. Dann werden zusätzlich die Anzahl der gefundenen Begriffe gezählt und ggf. eine Belohnung oder ein Trostpreis verteilt.

Alternative 2:
Vor der Veröffentlichung im Plenum bitten Sie darum, dass sich jede/jeder für einen positiven und einen negativen Begriff aus seiner Gruppenarbeit entscheidet, der dann auf einem Zettel aufgeschrieben wird. Auf Zuruf werden alle Begriffe auf einem Plakat zusammengefasst und markiert. Für positiv und negativ jeweils verschiedene Farben oder Symbole verwenden! Diese Variante erleichtert die Besprechung in der Großgruppe, weil die persönlichen Vorlieben und Unterscheidungen leichter deutlich werden.

Praxistipp für Lehrende:

Bitte regen Sie die Jugendlichen dazu an, auch die Begriffe aus ihrer jeweiligen Muttersprachen aufzulisten.

Begriffskette zur Sexualität

Intention:

Jugendliche benutzen sehr unterschiedliche Begriffe zur Sexualität. Durch die Übung kann diese Vielfalt sichtbar und der Sprachschatz der Übungsgruppe festgestellt und erweitert werden.

Ziele:

Auf spielerische Art Begriffe zur Sexualität finden, Hemmungen abbauen.

Verlauf und Instruktionen:

1. Eine Jugendliche bzw. ein Jugendlicher, deren/dessen Name mit „A" anfängt, nennt einen sexuellen Begriff. Der Begriff kann aus allen Bereichen der Sexualität stammen (Liebe, Gefühle, Geschlechtsorgane, Geschlechtsverkehr etc.).
2. Der Begriff wird auf ein Blatt geschrieben und entweder an der Wand oder auf dem Boden mit einem Klebeband fixiert.
3. Anschließend nennt die nächste Person, deren Anfangsbuchstabe mit dem Buchstaben des vorher genannten Begriffs anfängt, einen anderen Begriff.
4. Alternativ kann der/die Jugendliche einen Begriff nennen, dessen letzter Buchstabe der Anfangsbuchstabe des vorher genannten Begriffs ist.

Beispiel: EIFERSUCHTITTENABELSCHNUR

Material:

DIN-A4-Blätter, Filzstifte, Klebeband.

Nachbereitungs- und Einsatzmöglichkeiten:

Alternative:
Wettspiel zwischen den jeweiligen Kleingruppen. Die Anzahl der gefundenen Begriffe wird gezählt, und eine Belohnung oder ein Trostpreis wird verteilt.

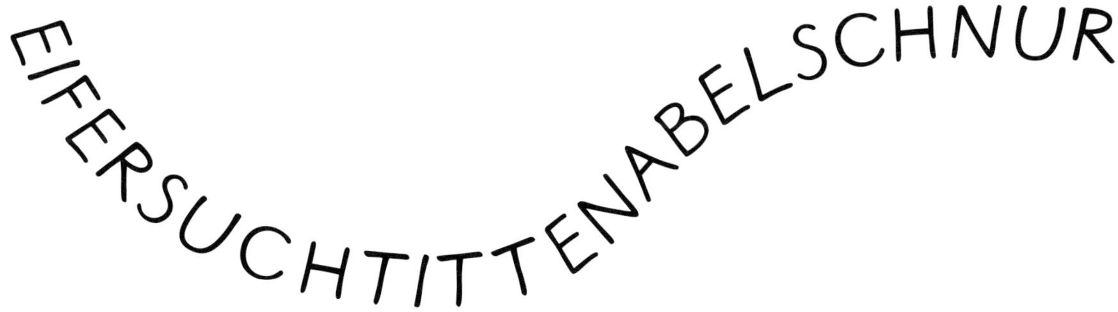

Begriffe raten oder erklären

Intention:

Jugendliche haben Spaß an Ratespielen zu interessanten Themen. Durch das Spiel werden sie aktiviert und zum Mitmachen angeregt.

Ziele:

Begriffe und deren Bedeutung kennen- und verstehen lernen; passende Erklärungen und Worte finden, die Kommunikations- und Sprachkompetenz fördern.

Verlauf und Instruktionen:

1. In die Mitte des Raumes werden Karten mit verschiedenen Begriffen gelegt.
2. Wer mag, darf nun eine Karte vom Stapel ziehen und den Begriff pantomimisch darstellen oder mit Worten erklären (wortverwandte Begriffe oder die dazugehörigen Verben dürfen nicht benutzt werden!).
3. Die anderen Jugendlichen müssen den Begriff erraten.
4. Wer richtig geraten hat, darf die nächste Karte ziehen.

Material:

Bereits auf Karton fotokopierte Begriffskarten (Anhang „Begriffskarten", S. 161 – 163).

Nachbereitungs- und Einsatzmöglichkeiten:

Im Anschluss können Sie bestimmte Begriffe aufgreifen und näher erläutern, oder Sie benutzen die Übung als Einstieg in das Thema Sexualität.

Alternative 1:
Die Person, die den Begriff erraten hat, darf sich aussuchen, wer den nächsten Begriff erklären oder darstellen soll.

Alternative 2:
Die Übung wird als Wettspiel in zwei Gruppen gespielt. Jede Gruppe bekommt abwechselnd fünf Minuten Zeit. In diesem Zeitraum sollten möglichst viele Begriffe erraten werden. Pro Karte gibt es dann am Schluss einen Punkt.

Praxistipp für Lehrende:

Bitte machen Sie vor Spielbeginn darauf aufmerksam, dass eine Karte auch weitergegeben werden darf, wenn man den Begriff nicht kennt oder nicht spielen möchte.

Babylon sortiert

Intention:

Wenn Menschen mit unterschiedlichen Herkunftssprachen aufeinandertreffen, kommt es nicht selten zu Irritationen. So wird z.B. häufig gelacht, wenn die auf dem Schulhof gesprochene Migrantensprache nicht verstanden oder man gar in einer Fremdsprache beschimpft wird. Mit dieser Übung werden sprachliche Ressourcen herausgearbeitet und der Umgang mit Mehrsprachigkeit geübt.

Ziele:

Positives Einbinden der Migrantenkinder und -jugendlichen mit ihren Sprachkompetenzen; den Sprachgebrauch von der Ebene der Zugehörigkeit zu einer Gruppe auf eine persönliche Ebene bringen.

Verlauf und Instruktionen:

1. Bitte verteilen Sie an die Jugendlichen die vorbereiteten Arbeitsblätter „Rate mal, was wozu gehört!" (S. 30 f.).
2. Anweisung: „Finde heraus, zu welcher Sprache der Begriff gehört und was er bedeutet. Vielleicht kennst du einige Begriffe, oder rate einfach!"
3. „Ordne die ausgeschnittenen Wörter den deutschen Begriffen zu."

Material:

Arbeitsblätter „Rate mal, was wozu gehört!" (S. 30 f.); Scheren für alle Jugendlichen; Lösungen auf S. 178 und S. 179.

Nachbearbeitungs- und Einsatzmöglichkeiten:

Sie können das Arbeitsblatt von S. 32 als thematischen Einstieg verwenden. Mit Hilfe der Arbeitsblätter können Sie zur Einzelarbeit anregen, kleine Sprachgruppen bilden oder als Wettspiel in Kleingruppen arbeiten lassen. Die vollständig richtig ausgefüllte Tabelle finden Sie auf Seite 179. Sie wird Ihnen die Nachbereitung erleichtern. Sie kann kopiert und an die Jugendlichen zum Vergleichen verteilt werden.

Alternative 1:
Die Übung kann auch als Wettspiel angeleitet werden, indem das Arbeitsblatt von S. 31 innerhalb einer Kleingruppe erarbeitet wird.

Alternative 2:
Die Kleingruppen benutzen die Arbeitsblätter als Vorlage und erstellen eine Wandzeitung, in der sie nur die Begriffe mit den entsprechenden Sprachen eintragen, die sie vollständig ausfüllen konnten. Im Anschluss daran werden diese im Raum aufgehängt und verglichen. So kann z.B. festgestellt werden, welche Sprachen bekannter oder fremder sind, ob es eine Vielfalt oder mehr Ähnlichkeiten gibt.

Hinweis:

Damit sich Jugendliche mit deutsch als Muttersprache und Migrantenjugendliche gleichermaßen aktiv an der Übung beteiligen können, wurden die Wörter in Umschrift mit lateinischen Buchstaben geschrieben. Bitte ermutigen Sie aber die Jugendlichen, die „Originalschreibweise" handschriftlich zu ergänzen. Die Übung „Körpersprache" eignet sich als Ergänzung, weil sie einen Schwerpunkt auf nonverbale Kommunikation (im Gegensatz zu dieser Übung) legt.

Praxistipp für Lehrende:

Wir empfehlen mehrsprachige Kleingruppen, um den interkulturellen Dialog zu fördern.

„Rate mal, was wozu gehört!"

Du findest hier verschiedene Wörter aus verschiedenen Sprachen, die für männliche und weibliche Geschlechtsorgane und für den Geschlechtsverkehr stehen. Schneide sie aus, und ordne sie auf dem Arbeitsblatt von S. 31 entsprechend zu.

grudi	polovje snoschenija	jaitschko	polowoj tschlen	seksualni odnos
göğüs	rahim yolu	coito	vajan	cinsel birleşme
pechos	pochwa	woreczki mosznowy	członek	stosunek płiciowy
penis	vagina	moschnice	członek	piersi
breast	nezdiki	testicle	penis	sexual intercourse
nuhud	farj	khissya	beyze	itissal jinssie
dakar	vagina	testiculos	vagina	dojke
sine	pene	er bezi	aladi tenasoli	vlagalischtsche

„Rate mal, was wozu gehört!"

Entscheide anhand der Begriffe, was wozu gehört, und ordne die ausgeschnittenen Wörter den deutschen Begriffen zu. Kennzeichne sie zum Schluss am Rand mit der entsprechenden Sprache.

Brüste	Scheide	Hoden	Penis	Geschlechtsverkehr	**Deutsch**

„Welche Begriffe kennst du?“

Unten stehen einige Begriffe. Wenn du magst, kannst du sie links in die Tabelle zeichnen. Rechts schreibst du auf, welche Begriffe dir noch für die Körperteile und den Geschlechtsverkehr einfallen. Sie können auch umgangsprachlich oder in einer anderen Sprache sein.

Brüste	
Scheide	
Penis	
Hintern	
Geschlechtsverkehr	

Körpersprache

Intention:

Die Wahrnehmung des Körpers und die Körpersprache nimmt in der Sexualität einen wichtigen Raum ein. In Tabubereichen, wie beispielsweise der Sexualität, sagen wir viel durch Körpersignale. Sie können kulturell unterschiedlich sein und missverstanden werden.

Ziele:

Verstehen der Bedeutung der Körpersprache und Bewusstwerdung der Körpersignale.

Verlauf und Instruktionen:

1. Anmoderation: „Durch die Körpersprache drücken wir mit oder ohne Absicht viel aus. Sie sagt allgemein etwas über uns (aufrecht oder gebückt gehen, offen oder verschlossen sein etc.) oder über unsere Gefühle (schüchtern, gespannt etc.) aus. Körpersprache kann kulturell unterschiedlich sein."
2. Einstieg: „Stell dir vor, du stehst an einer Haltestelle und wartest auf einen Bus, der Verspätung hat." Die Situation spielen lassen.
3. „Stell dir vor, du sitzt in einer Arztpraxis und wartest darauf, dass du aufgerufen wirst." (Stühle ziemlich eng nebeneinander stellen). Die Situation spielen lassen.
4. Jetzt versuchen wir, unsere Gefühle durch die Körpersprache auszudrücken:
   - „Es ist Sonntag, ein sehr verregneter Tag, und dir ist **langweilig.**"
   - „Auf der Straße triffst du einen dir vom Fernsehen bekannten Star. Sei **überrascht** und **interessiert**."
   - „Ein Freund oder eine Freundin, den/die du seit Langem nicht gesehen hast, besucht dich. Du freust dich sehr. Begrüßt euch, zeigt eure **Freude**."

Mit unserem Verhalten und unserer Körpersprache senden wir eine Botschaft (Nähe/Distanz, Intensität etc.) aus. Diese hat Einfluss auf das Gegenüber, das wiederum auf die gesendete Botschaft reagiert.

Die Gruppe wird in zwei Gruppen geteilt. Eine Gruppe bekommt Zettel, auf denen Begriffe stehen. Diese sollen sie pantomimisch vorspielen. Die anderen versuchen, die Begriffe zu erraten.

Mögliche Begriffe:
Herzklopfen, Liebeskummer, Anbaggern, Liebesnacht, Hochzeitsreise, Schwiegereltern, Zusammenziehen, Flirten, Orgasmus, Beziehungskiste, Eisprung, Gebärmutter …

Material:

Genügend Raum und Stühle, Kärtchen mit Begriffen, die pantomimisch dargestellt werden können.

Nachbearbeitungs- und Einsatzmöglichkeiten:

Im Anschluss können die Diskussionsergebnisse zur Körpersprache im Plenum besprochen und diskutiert werden. Dabei kann man herausarbeiten, wo es Unterschiede und/oder Gemeinsamkeiten zwischen Jungen und Mädchen gibt. Kulturspezifische sowie geschlechtsspezifische Aspekte sollten berücksichtigt werden.

Körperhaltung und Gefühle

Intention:

Gefühle drücken sich bewusst und unbewusst auch durch die Körperhaltung aus. Durch Sensibilität und Feingefühl erhalten die Jugendlichen die Möglichkeit, sich selbst und andere besser verstehen zu können.

Ziele:

Kennenlernen und Auseinandersetzen mit den körperlichen Ausdrucksformen von Gefühlen; Verbesserung der Selbst- und Fremdwahrnehmung.

Verlauf und Instruktionen:

1. Diskutieren Sie im Plenum darüber, wie Menschen durch Körpersprache bewusst oder unbewusst Gefühle ausdrücken.
2. Die Jugendlichen versuchen, in Einzel- oder Kleingruppenarbeit die Körperhaltungen zu den Adjektiven mit Nummern zuzuordnen.

Material:

Fotokopien der Arbeitsblätter „Körpersprache“ (Anhang, S. 164 ff.), ausgeschnittene „Gefühlskarten“ (Anhang, S. 166–169), ein Gong.

Nachbearbeitungs- und Einsatzmöglichkeiten:

Im Anschluss können die Diskussionsergebnisse im Plenum ausgewertet (z.B. welche Empfindungen einfacher oder schwieriger zu zeigen waren) und herausgearbeitet werden, wo und ob es geschlechtsspezifische Unterschiede und/oder Gemeinsamkeiten gibt. Ebenso können kulturspezifische Aspekte in den Blickwinkel der Betrachtung und Nachbesprechung genommen werden.

Lösungen zu Körperhaltungen und Gefühlen:

Bild 1: nachspionierend, bespitzelnd
Bild 2: triumphierend, jubelnd
Bild 3: ratlos, durcheinander
Bild 4: interessiert, neugierig
Bild 5: traurig, niedergedrückt
Bild 6: arrogant, überheblich
Bild 7: unentschieden, nachdenklich
Bild 8: wütend, zornig
Bild 9: ablehnend, abweisend
Bild 10: hilflos, unsicher
Bild 11: cool, lässig
Bild 12: einladend, offen
Bild 13: gehemmt, schüchtern
Bild 14: niedergeschlagen, niedergedrückt
Bild 15: entspannt, gelassen
Bild 16: träumend, fantasierend
Bild 17: ermattet, müde
Bild 18: wartend, Ausschau haltend
Bild 19: selbstsicher, arrogant

Alternative:

Das Plenum wird in zwei Gruppen (oder in Kleingruppen) eingeteilt. Die Gruppenaufgabe lautet dann, die verschiedenen Körperhaltungen den entsprechenden Adjektiven zuzuordnen. Die Kärtchen mit Gefühlen werden zugedeckt. Eine Gruppe zieht eine Karte, auf der der zu ratende Begriff steht. Das Gefühl wird von der Gruppe als „Standbild“ dargestellt (alternativ als Gruppenskulptur). Die andere Gruppe versucht, in einer vorgegebenen Zeit den Begriff zu erraten.

Hinweis:

Als Ergänzungsübung bietet sich die Übung „Körpersprache“ (S. 33) an.

„Komm, stopp, geh"

Intention:

Die Jugendlichen können ihre Wahrnehmung in Bezug auf eigene Grenzen und die Grenzen anderer Personen schärfen. Grenzverletzungen sind nicht immer offensichtlich. Man braucht manchmal Raum und Zeit, um die Grenzen wahrzunehmen.

Ziele:

Sensibilisierung auf eigene Grenzen und auf die Grenzen von anderen, Übung zur Grenzsetzung.

Verlauf und Instruktionen:

1. Diese Übung verlangt viel Ruhe. Wenn die Gruppe zu groß ist, teilen Sie sie. Während die eine Hälfte die Übung durchführt, kann die andere Hälfte beobachten.
2. Sie fordern die Jugendlichen auf, während der Übung möglichst nicht zu sprechen und sich nicht zu berühren.
3. Es werden Paare gebildet, A und B.
4. Alle Paare stellen sich in einem Abstand von etwa 4 m gegenüber auf (alle As und Bs).
5. Die Person, die auf der A-Seite steht, winkt seinen B-Partner mit einem Handzeichen ganz langsam zu sich. Zwischendurch kann sie ihn auch mit einem Handzeichen stoppen oder wiederum mit einem Handzeichen zurückschicken.
6. B befolgt die Anweisungen von A ganz genau.
7. A winkt B so weit zu sich, wie es ihm angenehm ist.
8. Jetzt werden die Rollen getauscht. B winkt A zu sich.
9. Anschließend werden neue Paare gebildet.
10. Auswertung mit Fragen.

Fragen:

a. Welche Rolle ist mir leichter gefallen, „die zuwinkende oder die kommende Person"?
b. Was war einfacher: „zuwinken", „Stopp sagen" oder „zurückschicken"?
c. Ist mir der erwünschte Abstand gelungen?
d. Gab es Unterschiede im Nähe- bzw. Distanzempfinden, je nachdem, mit wem du die Übung gemacht hast?

Material:

Ausreichender Raum.

Nachbearbeitungs- und Einsatzmöglichkeiten:

Achten Sie aufmerksam darauf, dass in einer entspannten Atmosphäre die Übungen langsam und mit vielen „Stopps" ausgeführt werden.

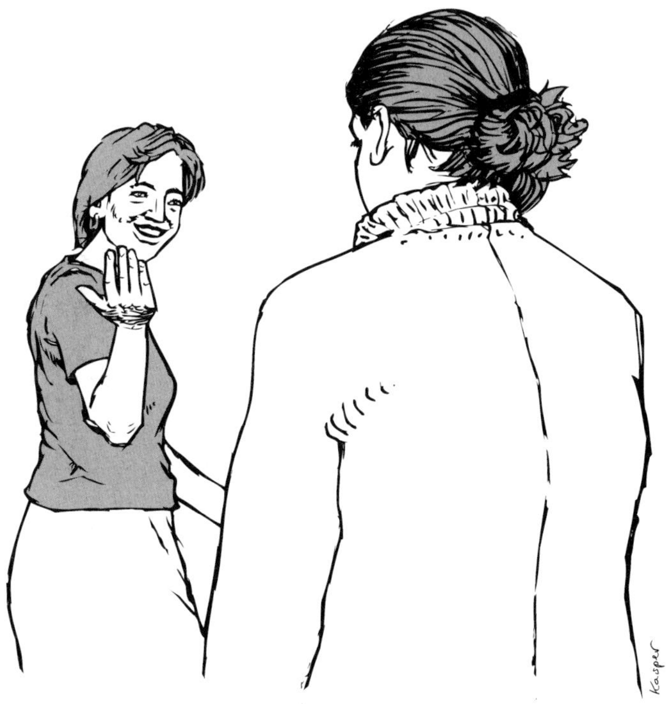

Sprichwörter

Intention:

Sprichwörter bzw. Redensarten haben einen hohen Bekanntheitsgrad, sind leicht zu merken, spiegeln Lebenserfahrungen, Lebensweisheiten wider und enthalten generalisierende Aussagen. Sie vermitteln nicht nur bewährte Volksweisheiten, sondern können dazu beitragen, Vorurteile und Stereotypen jeglicher Art zu festigen. Des Weiteren beinhalten Sprichwörter eine kulturgebundene Komponente. Man greift auf Sprichwörter beispielsweise zurück, um eine bestimmte Situation zu beschreiben, einzuordnen und zu beurteilen oder eine ethisch-moralische Einstellung zu bekräftigen.

Ziele:

Auseinandersetzung mit eigenen und fremden Vorstellungen und Verbesserung des Kulturverständnisses eigener und fremder Kulturen anhand der Sprichwörter.

Verlauf und Instruktionen:

1. Die folgende Übung kann in Einzel- oder in Kleingruppenarbeit bearbeitet werden.
2. Lies die Sprichwörter auf dem Arbeitsblatt durch, und ordne sie den verschiedenen Ländern zu. Sie stammen aus Deutschland, der Türkei, dem Iran, Marokko und Russland.
3. Begründe, nach welchen Kriterien du die Zuordnung vorgenommen hast.
4. Erkläre dann mit eigenen Worten, was mit dem Sprichwort gemeint sein könnte und welche Botschaft damit vermittelt wird.

Material:

Kopien des Arbeitsblattes „Sprichwörter“ (S. 37).

Nachbearbeitungs- und Einsatzmöglichkeiten:

Die Lösungen finden Sie auf S. 180. Im Anschluss an die Einzel- oder in Kleingruppenarbeit sollten die Ergebnisse im Plenum besprochen und thematisiert werden.

1. Welche Schlussfolgerungen ziehst du aus dem Text und der Beantwortung der Fragen?
2. Siehst du kulturell oder historisch bedingte Unterschiede oder Gemeinsamkeiten?
3. Was weißt du über Sprichwörter, wann benutzt man sie?
4. Benutzt du auch Sprichwörter?
5. Welches der Sprichwörter könnte dein „Lieblingssprichwort“ sein?

Praxistipp für Lehrende:

Achten Sie in der Diskussion darauf, dass Jugendlichen sich bemühen, einzelne Meinungen stehen zu lassen. In den Gruppen können unterschiedliche kulturspezifische oder geschlechtsspezifische Sichtweisen nebeneinanderstehen.

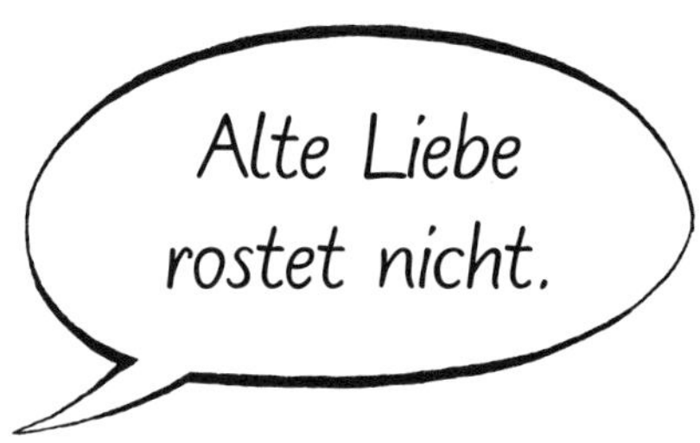

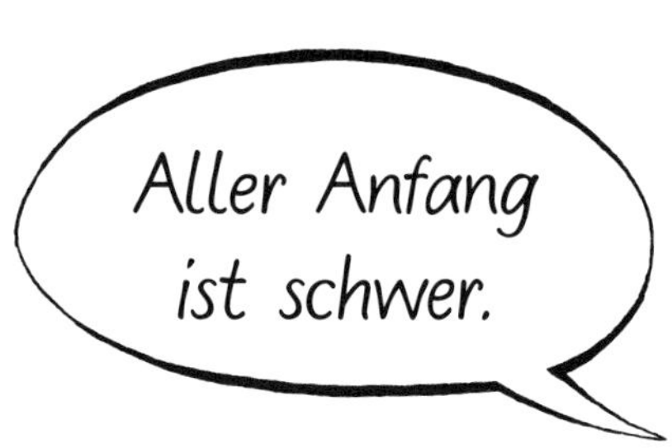

Sprichwörter

Aufgabe:

Hier findest du Sprichwörter aus Deutschland, der Türkei, dem Iran, Marokko und Russland. Erkläre mit deinen Worten, was die Sprichwörter bedeuten. Ordne sie den jeweiligen Ländern zu, und bespreche in deiner Gruppe, wie du darauf kommst. Kanntest du die Sprichwörter? Wie ist deine Länderzuordnung zu begründen?

Schön ist, was man liebt.

Wer die Rose liebt, erträgt ihren Dorn.

Schönheit vergeht, Tugend besteht.

Die Frau, die keine Kerle auf die Welt bringt, ihr soll der Bauch zugelötet werden.

Die Liebe beginnt mit den Augen.

Wer kein Kind hat, hat kein Licht in seinen Augen.

Keine Schönheit ist vollkommen.

Ein Kuss ohne Bart ist wie eine Suppe ohne Salz.

Um alleine zu schlafen, ist keine Decke warm genug.

Eine Frau, ein Gewehr und ein Pferd darf man nicht ausleihen.

Das Gift der Schlange ist immer noch besser als die Eifersucht der Frau.

Die Liebe ist ein Ring, und ein Ring hat kein Ende.

Hast du viele Sorgen, so frage eine Frau um Rat, die das Alter deiner Mutter hat.

Lässt man seine Tochter machen, was sie will, heiratet sie einen Trommler oder einen Oboisten.

Der Himmel ist zu Füßen der Mutter.

Was sich liebt, das neckt sich.

Das Vogelnest wird vom Weibchen gebaut.

Zwei Herzen, die eins sind, reißen ein Gebirge nieder.

Wer seine Tochter nicht schlägt, schlägt seine Knie.

Lieber Brot mit Wasser essen als mit einer bösen Frau leben.

© Verlag an der Ruhr | Postfach 10 22 51 | 45422 Mülheim an der Ruhr | www.verlagruhr.de | ISBN 978-3-8346-0335-7

„Ist das witzig?"

Intention:

Jeder kennt Witze, auch sexuelle, und sie sind häufig kulturspezifisch. Sie tragen dazu bei, über einen offenen, lockeren Zugang ins Gespräch zu kommen. Witze mit sexuellem Inhalt dienen auch zur Enttabuisierung. Witze tragen dazu bei, „in Kontakt zu kommen" oder „Spaß miteinander zu haben". Um Witze zu erzählen und richtig zu verstehen, braucht es eine große Sprach- und Kulturkompetenz.

Ziele:

Unterschiede und Gemeinsamkeiten der Kulturen anhand von Witzen überprüfen; eigene Normen und Grenzen kennenlernen; überprüfen, warum finde ich etwas witzig oder warum nicht; Erweiterung der Sprachkompetenz.

Verlauf und Instruktionen:

1. Die Jugendlichen bilden Kleingruppen und erhalten jeweils einen Witz (s. S. 39).
2. Anweisung: „Tauscht euch in der Gruppe über diesen Witz aus, und achtet darauf, welche Gefühle bei euch ausgelöst werden."

Material:

Arbeitsblatt „Ist das witzig?" (S. 39). Witze aus verschiedenen Kulturkreisen.

Nachbereitungs- und Einsatzmöglichkeiten:

Folgende Leitfragen können Sie als Aufgabe an die Kleingruppen verteilen:

a. Wie findest du den Witz? Wie bewertest du ihn?
b. Was war lustig? Was gefiel dir gar nicht und warum?
c. Findet der Witz auf Kosten einer anderen Person statt? Gibt es Geschädigte?
d. Sind dir kulturspezifische Aspekte oder kulturelle Unterschiede deutlich geworden? Wie erklärst du dir das?
e. Wie geht es dir im Allgemeinen mit Witzen?

In einem weiteren Schritt können Sie dann einen Austausch im Plenum anregen.

Alternative 1:
Die Jugendlichen erzählen zunächst eigene ihnen bekannte Witze mit sexuellen Inhalten und tauschen sich im Anschluss darüber aus. Ein Kulturvergleich sollte aber keinesfalls fehlen.

Alternative 2:
Die Jugendlichen erhalten Witze aus anderen Ländern bzw. Kulturkreisen und sollen versuchen, herauszufinden, was das kulturspezifische an diesem Witz sein könnte bzw. ob es einen Bezug zu der Kultur bzw. dem jeweiligen Land gibt. (Diese Variante ist etwas anspruchsvoller, nicht für alle Schulformen geeignet und nur für Schulklassen oder Jugendgruppen mit älteren Jugendlichen empfehlenswert.)

„Ist das witzig?"

Witze aus verschiedenen Kulturkreisen

Türkischer Witz

Dursun ruft seinen Freund Temel an:
„Temel, nimm deine Frau mit, komm zu mir nach Hause. Wir machen Gruppensex."
Temel fragt: „Wer ist alles dabei?"
Dursun: „Ich, du und deine Frau!"

(Temel ist eine Witzfigur aus der Schwarzmeerregion.)

Deutscher Witz

Eine Horde junger Kater läuft hinter einer läufigen Katze her, und der älteste der Gruppe sieht, wie ein junger Kater ihnen gespannt nachschaut und sagt: „Komm mit, wir gehen bumsen!" Sie rennen über eine Stunde immer im Karree hinter der Katze her, ohne dass sie sie fangen können. Als der junge Kater schließlich außer Puste ist, sagt er zu den anderen: „Okay, eine Runde bumsen mache ich noch mit, aber dann gehe ich nach Hause!"

Arabischer Witz

Ein in Deutschland lebender Marokkaner verbringt seine Ferien in Marokko bei seiner Familie. Als seine Großmutter Rückenschmerzen bekommt, will er ihr Schmerztabletten geben, verwechselt diese und gibt ihr Viagra-Tabletten. Nachdem er wieder in Deutschland ist, ruft er die Großmutter an, will sich nach ihrer Gesundheit erkundigen und fragt: „Wie geht es dir jetzt, Oma? Haben die Tabletten geholfen?" Die Großmutter antwortet: „Mein lieber Enkelsohn, seit ich deine Tabletten nehme, halte ich beim Gebet nicht nur meine Hände zum Himmel, sondern auch meine Beine und bete auch täglich für dich!"

Türkischer Witz

Eine Touristin namens Helga und der Bauarbeiter Ali werden beim Sex am Strand erwischt und müssen beim Gericht aussagen. Der Richter fragt Helga: „Bitte erzählen Sie, was in jener Nacht passiert ist!" Helga erzählt: „Herr Richter, es war mild, die Sterne funkelten, es war eine romantische Nacht. Ich habe Ali geliebt und er mich. Als er sein Glied in meine Vagina einführte, kam der Wachmann und hat uns gefasst. Der Richter dreht sich zu Ali und sagt: „Erzähl du jetzt, was in jener Nacht passiert ist." Ali: „Herr Richter, das Wetter war sehr schön, die Sterne funkelten, ich liebte Helga, sie liebte mich. Als ich meinen Schwanz in ihre ..." Dreht sich zu Helga und fragt: „Wie heißt deine Fotze noch mal?"

Deutscher Witz

Eine Mutter nimmt ihr Kind mit in die Sauna. Als sie abends nach Hause kommen, nimmt der Vater den Jungen beiseite und fragt ihn: „Na, haben die anderen mehr Busen als deine Mutter?" „Nein," antwortet der Sohn: „Sie haben auch bloß zwei."

Arabischer Witz

Ein arabischer Christ erzählt: „Jesus ist mit Sicherheit ein Orientale gewesen. Erstens hat er bis zu seinem 30. Lebensjahr bei seiner Mutter gelebt. Zweitens hat ihn seine Mutter für einen Gott gehalten. Und drittens hat Jesus seine Mutter bis zum letzten Tag seines Lebens für eine Jungfrau gehalten."

Sprachen-Quiz für Jugendliche

Intention:

Informations- und Wissensvermittlung durch Quiz-Fragen macht Spaß und weckt Neugier auf lockere und spielerische Art und Weise.

Ziele:

Neugierde wecken und Informationen im interkulturellen Bereich sammeln.

Verlauf und Instruktionen:

1. Verteilen Sie das Arbeitsblatt „Das Sprachen-Quiz" (S. 41) an die Jugendlichen.
2. Bitten Sie die Jugendlichen, in kleinen Gruppen das Quiz zu lösen.
3. Die Lösungen werden im Plenum besprochen.

Alternativ:
Für jede richtige Antwort Punkte verteilen und die Gruppe mit dem höchsten Punktestand belohnen.

Material:

Arbeitsblatt „Das Sprachen-Quiz" (S. 41).

Nachbearbeitungs- und Einsatzmöglichkeiten:

Lösung auf S. 181.

Die Jugendlichen können selbst Quiz-Fragen formulieren.

Alternative:
Die Jugendlichen teilen sich in gleich große Gruppen und lösen die Quizfragen als Gruppe nacheinander unter bestimmten Zeitangaben.

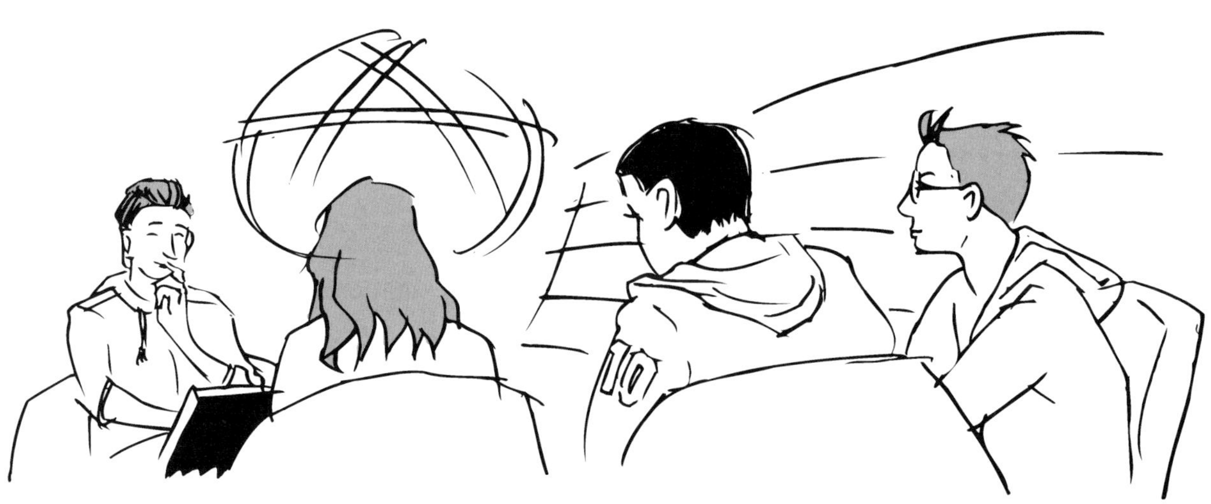

Das Sprachen-Quiz

… für Jugendliche, die etwas über andere Sprachen wissen möchten.

(Bedenke: Mehrere Antworten sind möglich!)

1. Wie viele Sprachen gibt es weltweit?

- [A] 300 – 500
- [B] 3.000 – 5.000
- [C] 1.500 – 2.000
- [D] 11.000 – 12.000

2. Welche Sprachen gehören zu den Turksprachen?

- [A] Türkisch
- [B] Tatarisch
- [C] Ujgurisch
- [D] Kasachisch
- [E] Usbekisch

3. In welchem Land ist die Amtssprache Farsi?

- [A] Irak
- [B] Flandern
- [C] Iran
- [D] Pakistan

4. Wie wird Arabisch geschrieben?

- [A] Von rechts nach links
- [B] Von unten nach oben
- [C] Von links nach rechts
- [D] Von oben nach unten

5. Wie heißt die Plansprache, die auf romanischen und germanischen Grundlagen basiert und leicht zu lernen ist?

- [A] Epoche
- [B] Esperanto
- [C] Exil
- [D] Esperanza

6. Welche Hirnhälfte ist für das Schreiben zuständig?

- [A] Beide
- [B] Kommt darauf an, ob man Rechts- oder Linkshänder ist
- [C] Die rechte Hirnhälfte
- [D] Die linke Hirnhälfte

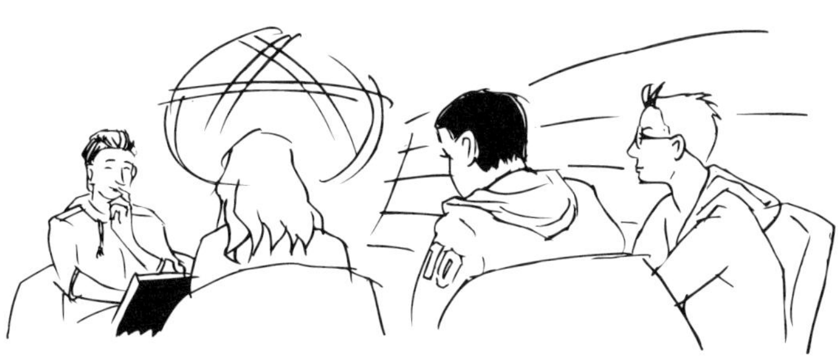

2

Begegnung mit dem Fremden/Anderssein

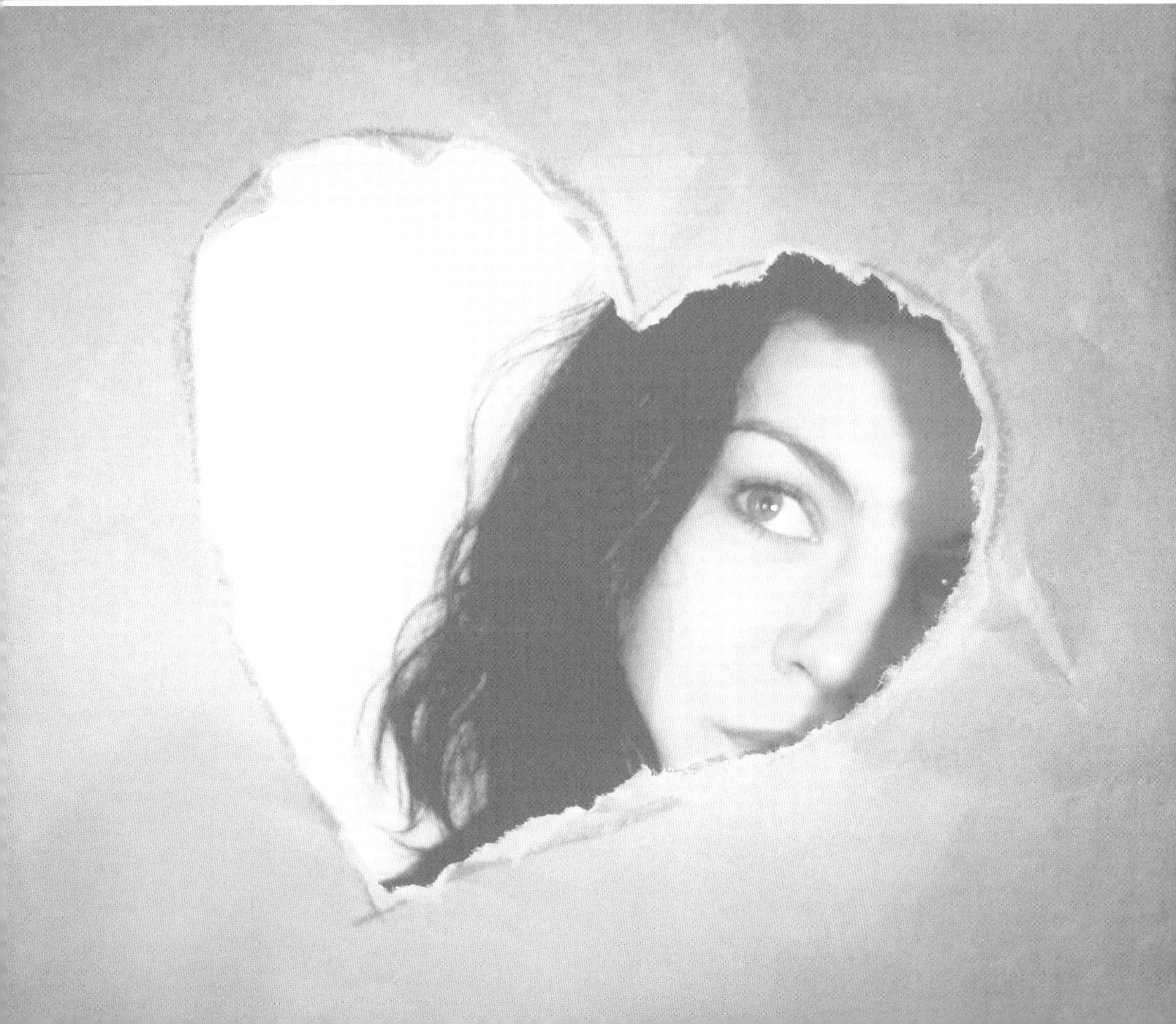

„Nicht da ist man daheim, wo man seinen Wohnsitz hat, sondern wo man verstanden wird."

Christian Morgenstern

Eines der Hauptziele der interkulturellen Sexualpädagogik ist die Erziehung zur Toleranz.
Wenn Sie mit Jugendlichen über „Toleranz" diskutieren, werden Sie merken, dass jeder etwas anders darunter versteht. Auch in der Öffentlichkeit existieren sehr verschiedene Definitionen zu diesem Begriff. Deshalb wäre es ratsam, sich in der Gruppe auf eine Definition zu einigen. Voraussetzung für Toleranz sind gegenseitige Achtung und Respekt. Toleranz zeigt sich in partnerschaftlicher Kommunikation, in friedlichen Absichten und annehmendem Verhalten. Toleranz ist keine Duldung, in der Menschen ohne Kenntnisnahme und Interesse nebeneinanderher leben. Diese Duldungshaltung kann sehr schnell in eine intolerante und abgrenzende Haltung umkippen. Toleranz besagt auch nicht, dass jede Person das machen kann, was sie will. Toleranz muss in Verknüpfung mit Demokratie und Menschenrechten betrachtet werden. Toleranz zu entwickeln, bedeutet für die einzelnen Personen, ein realistisches Bild von sich und den eigenen Werten und Normen zu haben und diese in Ergänzung oder in Abgrenzung zu anderen Menschen einordnen zu können. Die Übungen in diesem Kapitel dienen der Auseinandersetzung mit dem Selbstbild und dem Verstehen der „anderen", was dazu dient, „Ich-Stärke" zu entwickeln und die eigene Identität zu stabilisieren (Übungen „Das bin ich!" und „Wer bin ich?"). Dazu können Sie die Gruppenübungen durchführen, die sich mit Herkunft und Sprache beschäftigen. Die Auseinandersetzung mit den „anderen" findet auf unterschiedliche Weise statt. Durch die Übung „Meine Lieblingsvorurteile" haben die Jugendlichen die Möglichkeit, sich über ihre eigenen Vorurteile klar zu werden und zu prüfen, welche Einflüsse diese Vorurteile auf die Kommunikation haben können. Empathiebildung und Perspektivenwechsel, d.h. sich in andere Menschen hineinzuversetzen, mit anderen Menschen zu fühlen, ihre Gedankengänge nachvollziehen zu können etc. sind wichtige menschliche Eigenschaften, die zur Toleranz führen. Übungen wie „Ausländerbild", „Küsse, die nicht sprechen können" sind für Empathiebildung und Perspektivenwechsel geeignet. Die Entwicklung der eigenen Meinung und Akzeptanz unterschiedlicher Sichtweisen und Wirklichkeiten sind möglich, wenn man sich umfassender und vielseitig informiert (dazu Übungen wie „Ballonreise" oder „Sexualität und Religion").

„Das bin ich!"

Intention:

Das Erwachsenwerden umfasst vier Bereiche: den emotionalen, den sozialen, den geistigen und den körperlichen. In allen Bereichen finden wir interkulturell bedeutsame Aspekte. Jedes Leben beginnt mit der Verschmelzung von einer Ei- und einer Samenzelle, unabhängig davon, wo sich ein Mensch auf der Erde befindet. Wir sind gleich, aber dennoch unterschiedlich.

Ziele:

Entwicklung des Selbstbildes, Feststellung von Übereinstimmungen und Verschiedenheiten, Auseinandersetzung mit Geschlechterrollen und das Hineinversetzen in den Partner, in die Partnerin.

Verlauf und Instruktionen:

1. Diskutieren Sie mit dem Plenum die Tatsache, dass Menschen „alle gleich, aber dennoch unterschiedlich" sind.
2. Die Jugendlichen listen die Gemeinsamkeiten der Menschen auf, z.B. wir haben alle zwei Augen, eine Nase, einen Mund, ein Herz, ein Gehirn, Geschlechtsorgane usw. Wir müssen alle atmen, essen und trinken.
3. Die Jugendlichen arbeiten die Unterschiede heraus: z.B. wir sehen unterschiedlich aus, wir haben unterschiedliche Fingerabdrücke, wir haben unterschiedliche Vorlieben und Abneigungen.
4. Betonen Sie die Einmaligkeit jedes Menschen, und diskutieren Sie die Ergebnisse.

Material:

Flipchartpapier, dicke Filzstifte, Arbeitsblätter „Das bin ich!" (S. 46) und „Partnerinterview" (S. 47).

Nachbearbeitungs- und Einsatzmöglichkeiten:

Es kann herausgearbeitet werden, wo es Unterschiede und/oder Gemeinsamkeiten gibt. Es können sowohl kulturspezifische als auch geschlechtsspezifische Aspekte berücksichtigt werden. Im Plenum können die Informationen verglichen werden. Zeichnet sich ein Trend ab? Haben die Jugendlichen ähnliche Vorlieben oder Abneigungen?

Alternative 1: Die Jugendlichen können mit ihren Informationen (Arbeitsblatt „Das bin ich", S. 46) eine persönliche Datenbank anlegen oder aus ihren erworbenen Daten einen Stammbaum entwickeln. Die Arbeitsblätter können zusätzlich illustriert werden, und somit kann durch Zusammenstellung von Fotos eine persönliche Bildmontage über das bisherige Leben der Jugendlichen entstehen.

Alternative 2: Die Jugendlichen interviewen sich gegenseitig mit Hilfe des Arbeitsblattes „Partnerinterview" (S. 47) und stellen jeweils den anderen vor.

Alternative 3: Paare interviewen sich gegenseitig mit dem Schwerpunkt Geschlechterrollen. Arbeitsblatt „Partnerinterview" (S. 48). So können die Jugendlichen in die Diskussion über Geschlecht und gegenseitige Erwartungen einsteigen.

Praxistipp für Lehrende:

Bitte beachten Sie, dass Sie mit Jugendlichen, die sprachlich nicht so fit sind, die Arbeitsblätter in „einfache Sprache" umformulieren. Bei der Vorbereitung dieser Arbeitseinheit sollten Sie berücksichtigen, dass vermutlich einige Informationen zuvor zu Hause erfragt werden müssen (z.B. Größe bei der Geburt). Um die Intimität der Jugendlichen zu schützen, machen Sie bitte darauf aufmerksam, dass sie selbst entscheiden sollen, wie viel sie von ihrer Familie erzählen möchten.

„Das bin ich!"

Name: ____________________

Bedeutung meines Namens: ____________________

Geburtsort: ____________________

Geburtsdatum: ____________________ **Alter:** ____________

Sternzeichen: ____________________

Haarfarbe: ____________________ **Augenfarbe:** ____________

Geburtsgewicht: ____________________ **Geburtslänge:** ____________

Meine Familie: ____________________

Meine Freunde/Freundinnen: ____________________

Lieblingssachen: ____________________

____

____

Was ich mag: ____________________

____

____

Was ich nicht mag: ____________________

____

____

Partnerinterview

Name: ______________________________

Wo kommst du her? ______________________________

Womit beschäftigst du dich am liebsten? ______________________________

Was magst du? ______________________________

____

____

Was magst du nicht? ______________________________

____

____

Was ärgert dich? ______________________________

Wie stellst du dir deine Zukunft vor? ______________________________

____

Wo möchtest du am liebsten leben? ______________________________

____

Du hast einen Wunsch frei und wünscht dir: ______________________________

____

____

Partnerinterview

Name: ______________________________

Geburtsort: ______________________________

Sternzeichen: ______________________________

Deine Familie: ______________________________

Dich macht aus: ______________________________

____

Womit beschäftigst du dich am liebsten? ______________________________

____

Was magst du an Mädchen/Jungen? ______________________________

____

Was magst du nicht an Mädchen/Jungen? ______________________________

____

Was ärgert dich an Mädchen/Jungen? ______________________________

____

Wie stellst du dir deine Zukunft vor? ______________________________

____

Du hast einen Wunsch frei und wünscht dir: ______________________________

____

„Wer bin ich?"

Intention:

Idole und Vorbilder begleiten Jugendliche in der psychosexuellen Entwicklung auf ihrem Weg zum Erwachsenwerden. Sie bieten Identifikationsmöglichkeiten, die in der Phase der Pubertät besonders bedeutsam sind.

Ziel:

Förderung der Kommunikationsfähigkeit; Auseinandersetzung mit Idolen.

Verlauf und Instruktionen:

1. Schneiden Sie die Karten „Personenraten" (S. 170 – 173) aus, und bereiten Sie Klebestreifen in ausreichender Anzahl vor.
2. Nun kleben Sie jeder/jedem Jugendlichen ein Kärtchen, auf dem jeweils unterschiedliche Persönlichkeiten aufgeschrieben sind, auf den Rücken.
3. Die Aufgabe lautet: „Findet heraus, welche Person ihr seid. Fragt dazu die anderen Mitglieder der Übungsgruppe. Ihr müsst versuchen, die Fragen möglichst konkret zu stellen, denn die Person, die antwortet, darf nur ‚ja' oder ‚nein' äußern."
4. Wer seine neue Identität herausgefunden hat, darf seinen Zettel vom Rücken auf die Vorderseite kleben. Er/sie steht dann solange für die Beantwortung der Fragen zur Verfügung, bis alle herausgefunden haben, wer sie sind.

Material:

Anhang „Personenraten" (S. 170 – 173).

Nachbearbeitungs- und Einsatzmöglichkeiten:

Die gefundenen Persönlichkeiten können an der Tafel gesammelt, anschließend kann im Plenum oder in Kleingruppen über die Bedeutung von Idolen im eigenen Leben gesprochen werden. Eine „Hit-Liste" mit den Persönlichkeiten, die das Plenum bzw. die Kleingruppe favorisiert, kann z.B. auf Postern oder Postkarten eine Zeit lang im Raum aufgehängt werden.

Alternative 1: In Einzelarbeit oder in Kleingruppen können folgende Fragen beantwortet und besprochen werden: Welche bekannte Person finde ich gut oder bewundere ich? Was finde ich an ihr gut? Was gefällt mir nicht? Was weiß ich über diese Person? Woher habe ich meine Informationen? Für Mutige: Hat diese Person auch eine erotisierende Wirkung auf mich?

Alternative 2: Die Jugendlichen erhalten die Aufgabe, eine Kurzbiografie über ihr Idol zu schreiben. Sie können ihnen bekannte Informationen verwenden oder ihrer Fantasie freien Lauf lassen. Anschaulicher wird diese Übung durch eine Fotografie ihres Idols.

Alternative 3: Die Jugendlichen erhalten die Aufgabe, möglichst viel über diese Person herauszufinden. Wo sie geboren ist und welche Nationalität sie hat, sollte unter dem interkulturellen Blickwinkel auf jeden Fall recherchiert werden.

Praxistipp für Lehrende:

Diese Übung kann in der Schule in unterschiedlichen Fächern mit verschiedenen Schwerpunkten eingesetzt werden.

„Meine Lieblingsvorurteile“

Intention:

Alle Menschen haben Vorurteile, die unterschiedlich ausgeprägt sind. Durch diese Übung können sich die Jugendlichen über ihre eigenen Vorurteile Gedanken machen, sie sortieren und sich vielleicht auch von dem einen oder anderen Vorurteil verabschieden. Ein Mensch, der eine vorgefertigte Meinung (Vorurteil) über einen Menschen hat, reduziert seine Wahrnehmung auf die Punkte, die seine Vorurteile bestätigen. Somit sieht er sein Gegenüber reduziert. Dieser wiederum spürt die negative Reduzierung seiner Person und reagiert mit Abwehr.

Ziele:

Auseinandersetzung mit eigenen Vorurteilen, die Störung als einen vorurteilsbeladenen Kontakt verstehen; Förderung des fairen Umgangs und der Solidarität untereinander.

Verlauf und Instruktionen:

1. In möglichst entspannter Atmosphäre geben Sie eine Einführung zum Thema. Es darf über die eigene Unvollkommenheit gelacht werden.
2. In Kleingruppen schreiben die Jugendlichen auf Kärtchen ihre „Lieblingsvorurteile“ im Bezug auf Ethnien (z.B. muslimische Männer, deutsche Frauen, Russen etc.).
3. Schreiben Sie an die Tafel die unten aufgeführten Fragen, die anschließend gemeinsam im Plenum beantwortet werden:
   - **a.** In welchem Kontext sind die Vorurteile entstanden, auf welchem Hintergrund, welchen Vorerfahrungen?
   - **b.** Wie wirken sie auf Betroffene (entwertend, kränkend, despektierlich, ironisch)?
   - **c.** Liegt ein „Körnchen Wahrheit“ darin?
   - **d.** Welche Gefühle werden ausgedrückt/ausgelöst?
   - **e.** Welche Botschaft soll transportiert werden? (Die Fragen decken Sie erst auf, wenn alle Kärtchen von den Jugendlichen vorgelesen sind.)
4. Dann sammeln Sie die Kärtchen und mischen sie gut durch.
5. Die Jugendlichen setzen sich im Kreis zusammen. Sie lesen das erste Kärtchen vor und geben den Stapel an die Sitznachbarin/den Sitznachbarn weiter. Die Autorin/der Autor kann, muss sich aber nicht äußern.
6. Nachdem alle Kärtchen vorgelesen wurden, suchen Sie einige häufig genannte Vorurteile aus, gehen mit Ihren Jugendlichen die Fragen an der Tafel durch und diskutieren gemeinsam.

Material:

Genügend Kärtchen, dicke Filzstifte.

Nachbearbeitungs- und Einsatzmöglichkeiten:

Als Ergänzungsübung eignet sich u.a. die Übung „Küsse, die nicht sprechen können“ (S. 55).

Praxistipp für Lehrende:

Achten Sie darauf, dass eine entspannte Atmosphäre/ein entspanntes Klima vorhanden ist, was auch Raum für Humor zulässt. Es darf gelacht, allerdings nicht ausgelacht werden.

Ausländerbild

Intention:

Empathiebildung und Perspektivenwechsel, d.h. sich in andere Menschen hineinversetzen, mit anderen Menschen fühlen, ihre Gedankengänge nachvollziehen zu können, sind wichtige menschliche Eigenschaften, die für tolerantes Denken notwendig sind. Im folgenden Zeitungsartikel wird die Sicht einer jungen türkischen Journalistin zur Ehe gezeigt.

Ziele:

Auseinandersetzung mit Vorurteilen, Perspektivenwechsel, Entwicklung von Verständnis.

Verlauf und Instruktionen:

1. Lesen Sie den Zeitungsartikel dem Plenum vor.
2. Verteilen Sie das Arbeitsblatt „Ausländerbild" (S. 52), und bitten Sie die Jugendlichen, einzeln oder in kleinen Gruppen die Fragen zu beantworten.
3. Die Ergebnisse werden gemeinsam im Plenum diskutiert.

Fragen:

a. Wo und wann ist der Zeitungsartikel erschienen?
b. Wer ist der Verfasser des Artikels?
c. Was ist das Thema des Artikels?
d. Von welchem „Türkenbild" ist hier die Rede?
e. Welche Vorurteile über die türkischen Männer und Frauen sind in dem Artikel genannt?
f. Welches Gefühl steht bei der Verfasserin im Vordergrund?
g. Kannst du nachvollziehen, wie die Verfasserin sich fühlt?
h. Gibt es Themen, bei denen du dich wie die Verfasserin fühlst?

Material:

Arbeitsblatt „Ausländerbild" (S. 52).

Nachbearbeitungs- und Einsatzmöglichkeiten:

Im Anschluss daran kann die Übung „Wer entscheidet, wen du heiratest?" (S. 136) durchgeführt werden.

Praxistipp für Lehrende:

Sie können auch andere aktuelle Themen aus Migrantenperspektive als Übung nehmen.

AUSLÄNDERBILD

Zur Ehe wurde ich gezwungen. Eigentlich wollte ich nicht heiraten, aber meine Eltern haben einen Mann für mich ausgesucht, den ich gerade mal ein paar Tage kannte, bevor wir geheiratet haben. Leider schlägt er mich, doch ich darf mich nicht von ihm trennen, weil es eine Schande für mich und meine Familie wäre.

Ausländerbild

Zur Ehe wurde ich gezwungen. Eigentlich wollte ich nicht heiraten, aber meine Eltern haben einen Mann für mich ausgesucht, den ich gerade mal ein paar Tage kannte, bevor wir geheiratet haben. Leider schlägt er mich, doch ich darf mich nicht von ihm trennen, weil es eine Schande für mich und meine Familie wäre.
Wenn ich so über mein Leben als türkische Frau berichten würde, hätten nur wenige Deutsche Zweifel an dieser Beschreibung. Mehr noch: Dieses Horrorszenario passt nahtlos in ihr Türkenbild. Gehören doch Zwangsehe, Schläge und Familienehre zu Begriffen, die man quasi sofort mit türkischen Familien verbindet. Ebenso die Vorstellung von türkischen Männern als Machos, die mit 3er BMWs durch die Stadt fahren, zu Hause ihre Frauen schlagen und deutsche Frauen als Schlampen bezeichnen.
„So manche deutsche Kollegen glauben doch tatsächlich, dass meine Eltern mich verheiratet haben", erzählt mir meine Freundin Esra, die vor Kurzem ihr Referendariat beendet hat und nun an einer Gesamtschule in Gelsenkirchen als Lehrerin arbeitet. „Die denken, das sei so üblich, und die Jugendlichen fragen, warum ich kein Kopftuch trage", berichtet sie mir fassungslos. „Als wäre das normal!", kommentiert Esra und rollt ihre Augen nach oben. „Warum glauben so viele, dass wir Türkinnen unterdrückt, zur Ehe gezwungen und geschlagen werden?" Wir schweigen erst mal. Sind Frauen wie Esra oder andere türkische Freundinnen, die eine vernünftige Ausbildung haben und ihren Partner selbst aussuchen durften, nur Ausnahmen? Drücken wir es so aus: Wir sind zwar keine Ausnahmen, aber wir machen vielleicht auch nicht die Mehrzahl der hier in Deutschland lebenden Deutsch-Türkinnen aus. Aber ganz besonders in Zeiten, in denen das Thema Zwangsehe in den Schlagzeilen ist, herrscht oft nur noch dieses Bild vor. Und das macht mich wütend. Natürlich will ich dieses Thema nicht verharmlosen, natürlich gibt es sie, die jungen Mädchen, die im Urlaub in der Türkei verheiratet werden, und natürlich gibt es viel zu viele Frauen, die von ihren Männern geschlagen werden. Doch ihnen ist keineswegs damit geholfen, wenn sie repräsentativ für alle Türkinnen hingestellt werden.
„Warum muss ich mich so oft dafür rechtfertigen, dass ich als Türkin keine Putzfrau bin, die gebrochen Deutsch spricht, ein Kopftuch trägt und zehn Meter hinter ihrem Mann herläuft?" Esra schüttelt den Kopf. Nein, so sieht türkische Normalität in Deutschland nicht aus. Und während wir weiter diskutieren, kommt mein Mann zur Tür herein – und ich denke nur: Ich habe einen wunderbaren Mann geheiratet, aus Liebe und nicht aus Zwang!

Canan Büyrü wurde 1972 in Bochum geboren. Sie studierte Publizistik und Kommunikationswissenschaft und gehört zur zweiten Generation der „Deutsch-Türken". Sie ist wissenschaftliche Mitarbeiterin am Institut für Medienwissenschaft der Uni Bochum und Moderatorin des WDR Funkhaus Europa, wo die Kolumne freitags, 12.45 Uhr, auf 103.3 ausgestrahlt wird.

Westdeutsche Allgemeine Zeitung vom 04.02.2005, Nr. 29, S. WO211.

Ballonreise

Intention:

Sensibilität für andere Kulturen fördern.

Ziele:

Spielerische Annäherung an andere Kulturen, um Berührungsängste zu überwinden.

Verlauf und Instruktionen:

Die Jugendlichen kommen in der Mitte des Raumes zusammen, fassen sich an den Händen und bilden einen Kreis, der den „Ballon" darstellen soll. Die Pädagogin bzw. der Pädagoge beschreibt den Reiseverlauf und informiert bei der Landung, wo sich die Jugendlichen gerade befinden. Sie/Er macht vor, wie man sich dort in Sprache und Gestik begrüßt. Die Jugendlichen verlassen den Kreis, gehen im Raum umher und wiederholen so lange das vorgemachte „Bild" untereinander, bis die Pädagogin bzw. der Pädagoge zur Weltreise einlädt. Die Jugendlichen bilden wieder einen Kreis, steigen also wieder – bildlich gesprochen – in den Ballonkorb. Um Bewegung in das Spiel zu bringen, klärt die Lehrperson die Reisegruppe auch über das aktuelle Reisewetter auf. Je nach Wetterlage und Wetterprognose, z.B. Böen, Sturm, Kälte, Hitze, Regen etc., bewegt sich der Kreis, langsamer oder schneller, aufeinander zu und wieder weg, nach rechts oder nach links herum. Dabei kann die Lehrperson die Wetterlage mit der Stimme kommentieren, und die „Reisenden" können das Geräusch verstärken.

Anleitung zur Spielgeschichte:
Wir befinden uns jetzt alle im Korb eines großen Ballons, der gleich aufsteigen und uns in viele verschiedene Länder bringen wird. Wir wollen die Menschen kennenlernen, die dort leben, und vor allem lernen, wie man sich dort begrüßt oder verabschiedet. Der Ballon hebt ab und schwebt immer höher. Wir schauen nach unten, und alles wird kleiner, die Häuser, die Straßen, die Bäume und auch die Menschen. Der Ballon schwebt über Wälder und Wiesen, bis wir unter uns das Meer sehen. Ab und zu kommt eine kleine Windböe, und der Ballon schaukelt leicht. Vor uns taucht eine kleine Insel auf. Die Fahrt wird langsamer, der Ballon sinkt zu Boden und landet. Wir sind auf der „Ewigen Ferieninsel".

1. Ewige Ferieninsel
Das ist eine Insel, auf der die Menschen nichts zu tun haben und immer Ferien machen. Auf dem Marktplatz treffen sich am Morgen immer alle Leute. Sie erinnern sich an ihr früheres hektisches Leben. Sie geben sich ganz schnell die Hand und fragen: **„Guten Tag, wie geht's?"** Das tun sie so oft und so schnell wie möglich. Dabei schauen sie sich mitleidig in die Augen.

2. Indien
Wir sind in Indien gelandet. Es ist sehr heiß. Wir grüßen die Menschen, die uns begegnen, auf landesübliche Art. Dazu falten wir die Hände. Wir legen die Handflächen zur indischen Grußhaltung zusammen, verbeugen uns leicht nach vorn und sagen: **„Namaste"**, wobei die Betonung auf der letzten Silbe liegt.

3. Japan
Wir gehen eine Straße entlang in ein Dorf und grüßen die Menschen dort. Wir legen die Hände flach auf die Oberschenkel, knicken in der Hüfte etwas ein und verbeugen uns nach vorn mit geradem Oberkörper. Wir lächeln dazu und sagen **„Kon-nichi-wa"**. Dann verabschieden wir uns und sagen **„Sajonara"**.

4. Südafrika
Wir hören schon von Weitem die rhythmischen Trommeln (Musik). Die fröhliche Musik reißt uns

Ballonreise

mit, und wir bewegen uns im Rhythmus der Musik. Wenn wir auf andere Menschen treffen, dann spielen wir ausführlich das Begrüßungsritual, das sehr vielfältig und variabel ist, durch. Wir schütteln die Hände, verhaken unsere Finger und schlagen uns dann gegenseitig auf die Handflächen. Das Ganze wird wiederholt.

5. Frankreich
Wir sind mitten in Paris, in der Nähe des Eifelturms gelandet. Hier treffen wir auf die unterschiedlichsten Menschen. Je nachdem wie wir uns gerade fühlen, begrüßen wir uns mit **„Salut“** oder **„Bonjour“**. Wer mag, kann die verbale Begrüßung mit einer Umarmung und/oder einem angedeuteten (dreifachen) „Küsschen“ auf die Wange unterstreichen.

6. Türkei
Wir landen nahe bei einer türkischen Hochzeit und gucken den Tänzerinnen und Tänzern zu. Wir gehen in den nächsten Ort und begrüßen uns mit **„Merhaba“,** wenn es Bekannte oder Gleichaltrige sind, und küssen uns auf beide Wangen. Wenn es Ältere sind, mit dem türkischen Handkuss. Dazu nimmt man die Hand des anderen und führt diese erst an die Lippen und dann an die Stirn.

7. Arabien
Wir landen in der arabischen Wüste, nicht weit von einer Stadt entfernt. Wir reisen weiter in die Wüste hinein, bis wir auf eine schattige Oase stoßen. Dort grüßen wir die Leute einer Karawane mit **„Salam“**, indem wir die rechte Hand nacheinander an die Stirn, unseren Mund, unsere Brust führen und den Arm in einer ausholenden Bewegung seitlich nach hinten führen und uns verbeugen.

8. Ausgangsort
Die Reise geht zu Ende, und wir kommen wieder an unserem Ausgangsort an. In wenigen Minuten landet der Ballon. Die Reise um die Welt ist zu Ende. Jede und jeder verabschiedet sich so vom anderen, wie sie bzw. er es kennt und am liebsten macht.

Material:

Evtl. Musik, Meditationsmusik, bei den Landungen die Musik der jeweiligen Länder.

Nachbearbeitungs- und Einsatzmöglichkeiten:

Im Anschluss daran können die Jugendlichen kurz sagen, wie sie sich bei der Reise gefühlt und wo sie sich am liebsten aufgehalten haben.

Alternative:
Die Übung kann durch andere Länder ergänzt werden, die auch die Herkunftsländer der Jugendlichen sind.

Praxistipp für Lehrende:

Es kann hilfreich sein, die Begrüßungsworte auf die Tafel oder auf das Flipchart zu schreiben. Die lebhafte Animation erhöht den Spaß.

Diese Übung ist entstanden in Anlehnung an BZgA (Hg.): Peer Education – ein Handbuch für die Praxis. Köln 2002, S. 40 – 42.

„Küsse, die nicht sprechen können“

Intention:

Diese Geschichte ist ein Beispiel für interkulturelle Missverständnisse und das Misslingen einer Beziehung durch Sprachlosigkeit. Zwischenmenschliche Missverständnisse gibt es zwischen den Generationen, zwischen Männern und Frauen, zwischen sozialen Schichten und zwischen den Menschen, die in unterschiedlichen Kulturen aufgewachsen sind etc. Wegen der Missverständnisse können Situationen entstehen, in denen die Beteiligten sich nicht verstanden oder nicht ernst genommen fühlen. Es ist manchmal nicht möglich, in der Situation Missverständnisse zu erkennen und zu klären. So können Vorurteile entstehen, die auf eine ganze Gruppe übertragen werden. Anhand der Übung werden Missverständnisse zwischen amerikanischen Männern und englischen Freuen verdeutlicht, die sich in einer besonderen Situation (Krieg) begegnen.

Ziele:

Klärung der Entstehung kultureller Missverständnisse. Auseinandersetzung mit Verhaltensweisen, die unterschiedlich verstanden werden können. Erkennen unterschiedlicher Wertvorstellungen und Entstehung von Vorurteilen.

Verlauf und Instruktionen:

1. Das Arbeitsblatt „Küsse, die nicht sprechen können“ (S. 56) wird entsprechend der Anzahl der Übungsteilnehmer fotokopiert und an der Trennungslinie abgeschnitten.
2. Teilen Sie die Jugendlichen in Kleingruppen, und verteilen Sie den ersten Teil der Geschichte. Fordern Sie sie dazu auf, die Geschichte für sich zu lesen und die Frage in der Kleingruppe zu diskutieren.
3. Die Ergebnisse werden in Stichpunkten an der Tafel gesammelt.
4. Als Nächstes verteilen Sie den zweiten Teil der Geschichte (Meinung des Autors). Auch dieser Teil wird von den Jugendlichen erst alleine gelesen und die Fragen anschließend in der Kleingruppe diskutiert.
5. Im Plenum werden die Diskussionsergebnisse der Kleingruppen zusammentragen.

Material:

Zerschnittene Arbeitsblätter „Küsse, die nicht sprechen können“ (S. 56), Wandzeitung oder Tafel, um die Diskussionsergebnisse zu sammeln.

Nachbearbeitungs- und Einsatzmöglichkeiten:

Die Jugendlichen können aufgefordert werden, weitere Beispiele kultureller oder geschlechtsspezifischer Missverständnisse zu suchen, die zur Entstehung von Vorurteilen beigetragen haben.

Praxistipp für Lehrende:

1. Bitte bedenken Sie, dass bei dieser Übung in multikulturellen Jugendgruppen normative Polaritäten entstehen können, da einige Verhaltensweisen von einer Gruppe als „gut“ und von anderen als „schlecht“ bewertet werden. Dann sind Sie gefordert, die Jugendlichen dazu zu bewegen, die sich widersprechenden Meinungen stehen zu lassen. Wenn Jugendliche zu starken Polaritäten neigen und eine Verhärtung in der Diskussion entsteht, können Sie die Methode der Meinungsskala (Übung: „Wer entscheidet, wen du heiratest?“, S. 136) einsetzen.
2. Diese Übung kann mit der Übung „Meine Lieblingsvorurteile“ (S. 50) kombiniert werden.

„Küsse, die nicht sprechen können“

„Es war einmal eine Zeit, in der sich jungen Engländerinnen und Amerikanern reichlich Gelegenheit bot, Rendezvous zu erleben. Doch schien der Teufel seine Hand im Spiel zu haben. Erst lief alles nach Wunsch, man kam sich näher und näher, fast ganz nah ... Doch dann war es aus. Die Liebenden waren schockiert, empört und plötzlich abgekühlt. Ernüchtert gingen die britisch-amerikanischen Liebespaare auseinander. Was war geschehen?

Der Amerikaner hielt bald nach dem Kennenlernen die Zeit für gekommen, einen zärtlichen Kuss zu wechseln, einen leichten, nicht allzu verbindlichen, aber natürlich auch keinen flüchtigen. Bestürzt bemerkte er, wie erschrocken seine englische Partnerin war. Sie zeigte sich im Laufe des Abends zunehmend bedeckt. Die Atmosphäre war gestört. Er schien mit einem harmlosen Kuss seine Erwählte verletzt zu haben. Was hatte er nur falsch gemacht?

Es gab aber auch Engländerinnen, die den ersten Kuss deutlich erwiderten. Am Ende wollten sie aber gleich mit aufs Zimmer. Das nun fanden die jungen Amerikaner zu plötzlich, fast obszön. Sie begannen, an ihrem guten Geschmack zu zweifeln, und beschlossen, mit solchen ‚Ladies‘ lieber Schluss zu machen.“

Aufgabe: Diskutiert kurz in Kleingruppen

1. *Welche Missverständnisse gibt es in der Geschichte zwischen den Engländerinnen und den Amerikanern?*
2. *Was sind die Gründe?*

Die Meinung des Autors:

„Die Lösung des Rätsels ist einfach: ein Kuss bedeutete damals in den 1940er-Jahren einer Engländerin sehr viel. Er ging in ihrem Erleben so weit, dass er ein gemeinsames Bett verhieß. Die Amerikaner sahen den Kuss aber nicht so. Er war für sie eine freundliche Geste, eine leichte Berührung unter Menschen, die sich näher gekommen sind. Mehr nicht. Zwischen Kussgeben und Miteinanderschlafen lagen Welten für die jungen Männer aus Übersee.

So musste der erotische Anfang schiefgehen. Das unterschiedliche Erleben des Küssens entzweite das ahnungslose Paar: die Engländerin fand empörend, wie schnell der Amerikaner mit diesem Kuss zur Sache ging, während der Amerikaner sie für eine spröde Zicke halten musste, die schon bei einem so harmlosen Beginn die Flucht ergriff. Ging es aber, wie er gewohnt war, dann war es nicht so, wie er dachte: Erwiderte die Engländerin nämlich seine Zärtlichkeit, dann verstand sie seinen und ihren Kuss schon als Sesam-öffne-dich und nicht, wie er, als ersten, zarten Annäherungsversuch. Sollten dann Taten folgen, zog sich, in den Augen der Engländerin, der amerikanische Eroberer plötzlich und kränkend zurück. In seinen Augen war sie hingegen gleich ein Flittchen. Kurz: Es wurde nichts aus ihnen. Weil ihr Erleben nicht aufeinander abgestimmt war, enttäuschten sie sich bitter.“

Moeller, Michael Lukas: Die Wahrheit beginnt zu zweit. Rowohlt Taschenbuch Verlag, Reinbek bei Hamburg 1999, S. 21f.

Aufgabe an die Kleingruppe:

1. *Teilt ihr die Meinung des Autors? Gibt es Ergänzungen?*
2. *Kennt ihr ähnliche Missverständnisse zwischen Jungen und Mädchen bzw. Männern und Frauen?*

Sexualität und Religion

Intention:

Viele Menschen sehen die Begriffe „Sexualität und Religion" als fremde, sogar gegensätzliche Bereiche der menschlichen Erfahrung an. In vielen Jahrhunderten war die Religion Mittelpunkt und Maßstab des Lebens. Heute spielt sie für viele Menschen nur noch eine untergeordnete Rolle. Sexualität dagegen hat für viele an Bedeutung gewonnen. „Als zentrale Bereiche des menschlichen Lebens aber haben Religion und Sexualität mehr Gemeinsamkeiten, als sich auf den ersten Blick vermuten lässt."[1] Religionen regeln das Zusammenleben miteinander und somit auch die Sexualität und die sexuellen Beziehungen. Ob wir uns als mehr oder weniger religiös bezeichnen hat ebenso wie die religiösen Einstellungen der Gesellschaften, in denen wir groß werden, Einfluss auf unser Sexualverhalten, auf unsere sexuellen Gefühle und Beziehungen. In interkulturellen Gruppen ist es unumgänglich, diese Themen zum Gegenstand der Diskussion zu machen.

Ziele:

Erforschen und Verstehen von religiösen Einflüssen der Gesellschaften, in denen die Jugendlichen aufgewachsen sind.

Verlauf und Instruktionen:

1. Die Arbeitsblätter „Sexualität und Religion" (S. 58 f.) mit den verschiedenen Religionen werden an die Jugendlichen verteilt.
2. Die Jugendlichen teilen sich in Kleingruppen auf und setzen sich je mit einer Religion auseinander.
3. Achten Sie darauf, dass die Gruppen ähnlich stark sind und alle Religionen bearbeitet werden.
4. Sie können entweder die Fragen stellen, die auf dem Arbeitsblatt formuliert sind, oder eigene Fragen entwickeln.
5. Die Jugendlichen stellen ihre Ergebnisse in kreativer Art und Weise im Plenum vor. Sie können Plakate vorbereiten, ein kleines Theaterstück schreiben und vorführen, ein Lied mit den Inhalten komponieren und vorsingen, eine Fernsehshow z.B. als Diskussionsrunde darstellen etc.

Material:

Arbeitsblätter „Sexualität und Religion" (S. 58 f.) und Materialien, die die Jugendlichen zur Darstellung ihrer Arbeitsergebnisse brauchen.

Nachbearbeitungs- und Einsatzmöglichkeiten:

Zu Beginn der Übung können Sie mit den Jugendlichen diskutieren, welche religiösen Einflüsse sie bezüglich der Sexualität kennen (Geschlechtsverkehr, Abtreibung, Verhütung, Rituale etc.).

Praxistipp für Lehrende:

Achten Sie darauf, dass eine tolerante Atmosphäre entsteht. Es geht nicht um eine bessere oder schlechtere Religion, sondern um das Erkennen der Einflüsse der Religion auf das sexuelle Verhalten.

[1] Schülerduden Sexualität. Mannheim 1997, S. 240.

Sexualität und Religion

Mutterreligionen

Die frühesten ... religiösen Überlieferungen ... zeigen eine tiefe Verbundenheit von Religion und Sexualität: Durch Sexualität entsteht neues Leben, neues Leben aber ist göttlich – so empfinden Menschen in den Naturreligionen die Fruchtbarkeit als göttliche Kraft.

Diese Religionen sind Mutterreligionen, ihre Gottheiten sind weiblich. Die sexuelle Lust ist eine ... heilige Kraft, der sexuelle Akt eine heilige Handlung (...). Geschlechtliche Liebe ist die Urquelle des sich im Kreislauf von Werden und Vergehen ewig erneuernden Lebens, und im Werden neuen Lebens wiederholt sich das Geheimnis der Schöpfung. Im Mythos der „heiligen Hochzeit" paaren sich der Himmelsgott und die Göttin der Erde, sie gehen die heilige Ehe ein, aus der dann neues Leben entsteht. Diese enge Verbindung von Religion und Sexualität löst sich langsam mit der Wende von der matriarchalischen zur patriarchalischen Tradition. Im klassischen Griechenland wird Athene aus dem Kopf von Zeus geboren, nicht aus dem Schoß einer Frau.

In der Zeit des Hellenismus (etwa ab 300 v. Chr.) gilt der Körper als „Grab der Seele", er ist das niedere, Seele bzw. Geist das höhere Prinzip. Die Frau, als ihrem Körper nähere, wird zunehmend gering geachtet, dem Mann wird der Geist zugesprochen. Religion und Sexualität beginnen, sich fremd und feindlich zueinander zu verhalten, die Muttergottheiten sind von männlichen Göttern abgelöst.

Das Judentum

Die Wurzeln des Christentums liegen in der jüdischen Religion ..., in deren Mittelpunkt die ausschließliche Verehrung des Gottes Jahwe steht; sie entsteht in Abgrenzung von den alten orientalischen Muttergottheiten.

Der Vatergott Jahwe, der allerdings in vielen Texten mütterliche Züge trägt, bestimmt die Geschichte des Volkes Israel. Im Alten Testament – als Zeugnis dieser Geschichte – ist von einer Missachtung des Körpers und der Sexualität nichts zu spüren. Mann und Frau sind mit ihrer Sexualität geschaffen als „Ebenbild Gottes", sie sind Teil und Höhepunkt seiner Schöpfung, von der es in einem der beiden biblischen Schöpfungsberichte immer wieder heißt: „Und es war gut so." Ein anderes Buch des Alten Testaments, das „Hohelied der Liebe", ist eine Sammlung von Liebesliedern, in denen Mann und Frau ihr erotisch-sexuelles Begehren zum Ausdruck bringen.

Das Christentum

Das Christentum entsteht und wächst in einer Umgebung, die schon stark von Körper- und Lustfeindlichkeit geprägt ist. Die antike Philosophenschule der Stoa lehrt als höchstes Ziel die Leidenschaftslosigkeit, die Beherrschung allen Begehrens und die Herrschaft der Vernunft ... Die Welt, alle Materie wird als schlecht betrachtet und damit auch der Körper. Nur die Seele des Menschen ist Lichtfunke aus einer anderen, guten Welt. Dieser Dualismus von Körper und Seele, von Gut und Böse, führt zu Weltflucht und Askese ... Im Neuen Testament finden sich, v.a. in den vier Evangelien, keine Anzeichen einer Ablehnung der Sexualität; von Jesus sind keine asketischen Tendenzen überliefert ... In den wachsenden christlichen Gemeinden und in der Theologie bekommt der Dualismus von Körper und Seele immer größeres Gewicht; das Ideal der Keuschheit, völliger sexueller Enthaltsamkeit, wird zum höchsten religiösen Ziel. Die Kirchenväter entwickeln die Lehre von der Frau als „Tor zur Sünde". Alle Frauen sind wie Eva, die den Mann zum Ungehorsam gegen Gott verführte und durch die daher die Sünde in die Welt kam. Dass durch die Sexualität die Erbsünde übertragen wird und damit die sexuelle Lust selbst sündig ist, wird die zentrale Aussage christliche Theorie ...

Sexualität und Religion

Im Mittelalter ... wird die Sexualität in der Ehe zur Fortpflanzung und zur Vermeidung von Unzucht erlaubt. Sofern die Sexualität in der Ehe aus Lust geschieht, wird dies als „Ehebruch mit der eigenen Frau“ verstanden und ist somit sündig. Voreheliche Sexualität, Homosexualität, Verhütung und Abtreibung sind ebenfalls Sünden ...
Zu Beginn des 20. Jahrhunderts, v.a. beeinflusst durch das Aufkommen der Psychoanalyse, beginnen die Menschen sich von der jahrhundertelangen Einengung der Sexualität zu befreien. Beide christliche Kirchen bemühen sich um eine Neuorientierung, ohne ihre Tradition zu verraten.
In der evangelischen Kirche gibt es keine verbindlichen Verlautbarungen zur Sexualmoral. Sexualität bleibt aber an die Ehe bzw. an lebenslang gedachte Bindung und auch an die Heterosexualität gebunden. Die katholische Kirche akzeptiert Sexualität als zum Wesen des Menschen gehörende positive Kraft, doch wird sie nach wie vor nur im Rahmen der Ehe befürwortet, und Empfängnisverhütung ist nicht erlaubt.

Islam, Buddhismus, Hinduismus

Ein Blick zu den drei anderen großen Weltreligionen zeigt, wie wenig selbstverständlich die Feindschaft zw. Religion und Sexualität ist.
Dem Islam sind ursprünglich asketische Züge fremd. Die Ehe gehört selbstverständlich zum Leben jedes Menschen, und die Sexualität dient sowohl der Fortpflanzung als auch der sexuellen Erfüllung beider Partner, sie kann sogar ein „Vorgeschmack aufs Paradies“ sein.
Hinduismus und Buddhismus sehen alles Irdische nur als „maya“, als Schein, von dem erlöst zu werden höchstes Ziel ist. Daraus resultieren starke asketische Tendenzen. Aber in beiden Religionen, am deutlichsten im Hinduismus, gibt es auch starke tantrische Strömungen, in denen Sexualität als göttliche Liebeskraft verstanden wird, die zur Erlösung führt: Im sexuellen Akt vereinigen sich männliches und weibliches Prinzip. Indische Tempel sind oft mit einer Fülle sexueller Darstellungen geschmückt, die für alle sichtbar machen: die Götter haben die Menschen die sexuelle Lust gelehrt.

Schülerduden Sexualität. Mannheim 1997, S. 240–243.

Fragen:

1. *Welche Gemeinsamkeiten haben Religion und Sexualität im menschlichen Leben?*
2. *Was bedeutet der Mythos der „heiligen Hochzeit“?*
3. *Wann löst sich die enge Verbindung von Religion und Sexualität? Wie äußert sich das?*
4. *Was bedeutet Askese? Wie stehen einzelne Religionen zur Askese?*

Sexualität, Religion und Verhütung

Variationen auf das Kondom-Essay

Wenn die katholische Kirche überleben will, muss sie Verhütung akzeptieren

Was zunächst wie ein großer Schritt der katholischen Kirche aussah, mit dem sie sich an die Moderne anzunähern schien, erweist sich nun als Strohfeuer. Die Mitteilung des spanischen Episkopats am 18. Januar durch seinen Sprecher Martínez Camino, in der erklärt worden war, das Kondom könne den Gläubigen erlaubt werden „im Zusammenhang mit der zuverlässigen Verhütung von AIDS", wurde gleich am nächsten Tag von der pontifikalen Autorität zurückgenommen. (...)
Trotz der Richtigstellung scheint diese kleine Episode doch einen Riss in der festen Wand der Intoleranz des Vatikans darzustellen. Durch ihn wird, früher oder später, dieser hartnäckige Widerstand zusammenbrechen, und der Vatikan wird zugeben müssen, dass das durchsichtige, unbequeme Kondom eine wichtige Rolle im Leben von Paaren spielt. Es wird sie nicht nur vom Risiko der Ansteckung befreien, sondern auch von ungewollten Schwangerschaften. Und hier liegt der Kern des Problems. Denn für die Kirche hat der sexuelle Akt keinen anderen Sinn als den, die Frau zu schwängern und diesem Tal der Tränen neue Seelen zuzuführen, die dem Herrn dienen werden. Es kann auch gar nicht anders sein. Das Überleben der Art, die Aufrechterhaltung menschlichen Lebens, ist es, was die Familie heiligt und den Liebesakt rechtfertigt.
Schon die bloße Idee der Lust wurde von der katholischen Moral von jeher mit Misstrauen betrachtet und mit Verdammnis belegt, wenn es sich um sexuelle Lust handelte. Sie ist nur als Nebenprodukt der Empfängnis akzeptabel. Wenn das Kondom dazwischenkommt, verliert der sexuelle Akt jede Spur der Spiritualität, ist kein Akt für das Leben mehr, sondern eine animalische Zuckung, eine Sünde. Diese Vorstellung des Sexuallebens hat die Kirche von Millionen Männern und Frauen entfremdet und die Anhänglichkeit vieler Gläubigen zur Heuchelei verdammt, inhaltsleer und ohne Überzeugung; man geht sonntags zur Kirche und heiratet oder begräbt seine Toten nach katholischem Ritus.
Wenn der Vatikan das Kondom zulässt, muss er etwas zugeben, was er immer bestritten hat: dass nämlich der Hauptantrieb der Sexualität, von den Höhlenmenschen bis zu den komplizierten Liaisons der Moderne, die Suche nach Lust ist, nicht die Erzeugung von Nachkommen. Als die Menschen entdeckten, dass da Ursache und Wirkung im Spiel sind, hatten sie sich schon jahrhundertelang geliebt, und es existiert keine menschliche Spezies, die eine Erektion oder einen Orgasmus hervorbringt, indem sie an die evangelikale Idee der Schwängerung und Zeugung denkt. (...)
Ich bin absolut überzeugt, dass das Kondom und andere Methoden irgendwann einmal die Zustimmung dieser alten Institution finden werden, und zwar bald. (...)
Vielleicht ist das Überleben der katholischen Kirche ein Kondom wert.

Von Mario Vargas Llosa erschien zuletzt „La fiesta del chievo".
Übersetzung: Mariam Lau, 4. Februar 2005.
URL: www.welt.de/print-welt/article422533/Variationen_auf_das_Kondom-Essay.html

Fragen:

1. *Zu welchem Anlass hat der Autor den Artikel verfasst?*
2. *Wie hat sich die Katholische Kirche in Spanien nach der Reaktion des Vatikans verhalten?*
3. *Was sind die Hauptargumente gegen das Kondom seitens des Vatikans, die im Artikel benannt werden?*
4. *Weißt du, wie die Orthodoxe, Griechisch-Orthodoxe oder Evangelische Kirche sich zur Verhütung äußern?*
5. *Was spricht aus deiner Sicht für oder gegen das Kondom?*

Andere Länder – andere Sitten

Intention:

Junge Menschen entwickeln eine eigene Identität in Anlehnung an oder Abgrenzung von Familie und Gesellschaft. Kinder und Jugendliche mit Migrationshintergrund werden mit Fragen, die die Identität betreffen, schon sehr früh konfrontiert. Sobald sie eine öffentliche Einrichtung, wie den Kindergarten oder die Schule, besuchen, wird ihre Herkunft, die einen Teil der Identität ausmacht, zum Gegenstand der Betrachtung. Diese Fragen sind für deutsche Jugendliche eher später von Relevanz. Im Kontakt mit nichtdeutschen Jugendlichen rücken Themen wie „eine Deutsche/ein Deutscher sein" und die Beschäftigung mit der Herkunft und der Identität durchaus in den Vordergrund. Diese Themen können in einem interkulturellen Dialog „in Augenhöhe" und mit Toleranz identitätsstärkend und ressourcenorientiert behandelt werden, ohne eine platte Nationalitätsdebatte auszulösen.

Ziele:

Sich mit eigenen, gesellschaftlichen und familiären Normen und Werten auseinandersetzen.

Verlauf und Instruktionen:

1. Das Arbeitsblatt „Andere Länder – andere Sitten" (S. 62) wird an die Jugendlichen verteilt.
2. Die Jugendlichen füllen das Arbeitsblatt aus.
3. Ergebnisse werden im Plenum vorgestellt.

Material:

Arbeitsblatt „Andere Länder – andere Sitten" (S. 62).

Nachbearbeitungs- und Einsatzmöglichkeiten:

Die Übungen „Das bin ich!" und „Wer bin ich?" (S. 45 und S. 49) können als Einführung eingesetzt werden.

Praxistipp für Lehrende:

Achten Sie darauf, dass eine tolerante Atmosphäre entsteht. Es geht nicht um ein besseres oder schlechteres Herkunftsland oder um eine bessere oder schlechtere Familie.

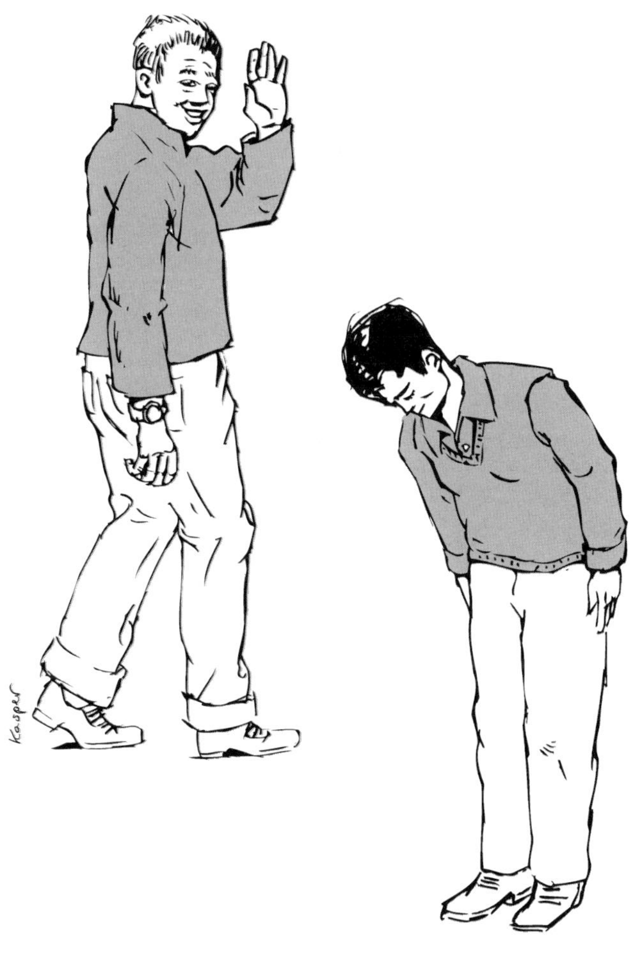

Andere Länder – andere Sitten

Andere Länder, andere Sitten	Deutschland				Herkunftsland				Für mich			
	sehr wichtig	wichtig	weniger wichtig	unwichtig	sehr wichtig	wichtig	weniger wichtig	unwichtig	sehr wichtig	wichtig	weniger wichtig	unwichtig
Freisein												
Familie												
Ehre												
Kinderkriegen												
Respekt												
Treue												
Heiraten												
Spaß												
Sexuelle Erfahrungen vor der Ehe												

Drehbücher des Lebens

Intention:

In unterschiedlichen Kulturen gibt es unterschiedliche Scripts (Drehbücher), Rollen, Normen, die in der Kommunikation eine wichtige Rolle spielen. Die Scripts funktionieren im Sinne ungeschriebener Gesetze. Sie geben bestimmte Verhaltensregeln und Normalitätserwartungen vor, wie es sie in jeder Gesellschaft, Kulturgruppe oder Institution gibt, und deren Nichterfüllung zu Irritationen und Kommunikationsstörungen führen kann.

Ziele:

Auseinandersetzung mit unterschiedlichen Scripts, Verstehen und Klären von Kommunikationsstörungen.

Verlauf und Instruktionen:

1. Als Einstieg wird ein Zeitungsartikel, ein Fernsehbericht, eine Geschichte, ein Lied etc. ausgesucht, das typische kulturelle Scripts widerspiegelt. Sie können auch auf eine der Übungen, die in diesem Buch beschrieben werden, zurückgreifen.
2. Zu diesem ausgesuchten Text werden Kleingruppen zusammengestellt, die ein Drehbuch aus der Sicht einer der genannten Personen schreiben. Wenn beispielsweise ein Liedtext ausgesucht wird, besteht die Möglichkeit, zwei Drehbücher zu diesem Lied schreiben zu lassen. 1. Drehbuch: aus der Sicht der Mutter, in dem ihr Leben und ihre Erwartungen an die Tochter etc. zum Gegenstand werden. Und 2. Drehbuch: aus der Sicht der Tochter, in dem ihr Leben, ihre Beziehungen, ihre Schule und ihre Freizeit zum Gegenstand werden etc.
3. Diese Drehbücher können entweder im Rollenspiel dem Plenum vorgeführt oder alternativ als Märchen (einmal mit Happyend, einmal mit einem tragischen Ende) aufgeschrieben werden.
4. In der Auswertung ist es wichtig, mit den Jugendlichen zu erarbeiten, dass es keine objektive Sicht gibt und jede Person aus eigener Sicht meint, „richtig“ zu handeln.

Material:

Zeitungsartikel, Fernsehbericht, Geschichte, Lied o.Ä.; zum Drehbuch passende Kleider, Gegenstände, evtl. Aufnahmen mittels Fotoapparat oder Videokamera.

Nachbearbeitungs- und Einsatzmöglichkeiten:

Für MigrantInnen spielen muttersprachliche Sendungen, die sowohl von Privatsendern aus der BRD als auch aus Herkunftsländern ausgestrahlt werden, eine große Rolle. Serien werden gerne und oft täglich geschaut und Schicksale und Geschichten mitverfolgt. Es wäre sehr spannend, als Ergänzung zu der Übung auch solche Sendungen zur Sprache zu bringen, und von den Jugendlichen erzählen zu lassen, welches ihre Lieblingsserien sind, und was sie zum Inhalt haben.

Geschichte „Ein gutes Vorbild"

Intention:

Märchen und Geschichten spielen für Menschen auf der ganzen Welt eine wichtige Rolle. Sie geben Lebenswahrheiten weiter, erweitern unseren Blickwinkel, geben unseren Ängsten, Wünschen, Hoffnungen ein Gesicht und berühren uns. Mit den Geschichten „Ein gutes Vorbild" und „Abigail und Gregor" (S. 65ff.) wird versucht, einen Bezug zum Thema herzustellen. Der Ehrbegriff wird wegen eines „Missverständnisses" zwischen Vater und Tochter neu definiert. So nimmt eine moralische Geschichte ein humorvolles und hoffnungsvolles Ende.

Ziele:

Auseinandersetzung mit dem Ehrbegriff und Definition der Ehre für beide Geschlechter, neue Wege für den Umgang mit moralischen Einstellungen.

Verlauf und Instruktionen:

1. Bitten Sie die Jugendlichen, sich in eine entspannende Position zu setzen und die Geschichte „Ein gutes Vorbild" (S. 65) möglichst kommentarlos anzuhören.
2. Lesen Sie die Geschichte dem Plenum laut vor.
3. Verteilen sie das Arbeitsblatt „Ein gutes Vorbild" (S. 65), und bitten Sie die Jugendlichen, einzeln oder in kleinen Gruppen die Fragen zu beantworten, die Sie je nach Gruppe neu zusammenstellen.
4. Die Ergebnisse werden gemeinsam im Plenum diskutiert.

Material:

Arbeitsblatt „Ein gutes Vorbild" (S. 65).

Nachbearbeitungs- und Einsatzmöglichkeiten:

In der Diskussion geht es darum, einzelne Meinungen stehen zu lassen. Im Plenum können unterschiedliche kulturspezifische oder geschlechtsspezifische Sichten nebeneinander stehen. Es gibt nicht eine einzige „Wahrheit".

Alternative: Für Jugendliche, die sich nicht so gut artikulieren können, oder für jüngere Jugendliche könnte die „Diskussion der Polaritäten" (siehe auch „Wer entscheidet, wen du heiratest?", S. 136) geeigneter sein. Dabei wird ein strittiges Thema mit einem Satz zusammengefasst. Beispielweise: „Nur die Mädchen und Frauen einer Familie können die Familienehre durch ihr Verhalten ‚beschmutzen' – Männer nicht." Dann sollen sich alle Jugendliche, die diese Position vertreten, vor eine Wand stellen. Vor die gegenüberliegende Wand stellen sich die Jugendlichen, die diese Position absolut nicht vertreten. In die Mitte des Raumes, symbolisch zwischen diesen beiden Positionen, stellen sich die Jugendlichen, die diese Position teilweise vertreten. Alle schauen sich das entstandene Positionierungsbild an. Diejenigen, die ihren Platz korrigieren wollen, können dies tun. Die Personen, die bei den äußersten Positionierungspunkten stehen, können sagen, warum sie sich so platziert haben. Nachdem die Positionierung diskutiert wurde, äußern sich diejenigen, die auf den mittleren Positionierungspunkten stehen. Diese haben meistens für beide Positionen Argumente und können so auch vermittelnd wirken.

Praxistipp für Lehrende:

Der Begriff der „Familienehre" ist in Deutschland eher negativ belegt. Versuchen Sie, sich dafür zu öffnen, dass dieser Begriff für viele Jugendliche einfach Zugehörigkeit und Verantwortung gegenüber der eigenen Familie darstellen kann.

„Ein gutes Vorbild"

Ein Mullah wollte seine Tochter vor den Gefahren des Lebens bewahren. Als die Zeit gekommen war und sie zu einer wahren Blume der Schönheit gedieh, nahm er sie zur Seite und klärte sie über die Gemeinheit und Hinterhältigkeit der Welt auf: „Liebe Tochter, denke an das, was ich dir sage. Alle Männer wollen nur das eine. Die Männer sind raffiniert und stellen Fallen, wo sie nur können: Du merkst gar nicht, wie du immer tiefer in dem Sumpf ihrer Begierden versinkst. Ich will dir den Weg des Unglücks zeigen. Erst schwärmt der Mann von deinen Vorzügen und bewundert dich. Dann lädt er dich ein, mit ihm auszugehen. Dann kommt ihr an seinem Haus vorbei, und er sagt dir, dass er nur seinen Mantel holen wolle. Er fragt dich, ob du ihn nicht in seine Wohnung begleiten möchtest. Oben lädt er dich zum Sitzen ein und bietet dir Tee an. Ihr hört gemeinsam Musik, und wenn die Stunde gekommen ist, wirft er sich plötzlich auf dich. Damit bist du geschändet, wir sind geschändet, deine Mutter und ich. Unsere Familie ist geschändet, und unser Ansehen ist hin." Die Tochter nahm sich die Worte des Vaters zu Herzen. Einige Zeit später kam sie stolz lächelnd auf ihren Vater zu: „Vati, bist du ein Prophet? Woher hast du bloß gewusst, wie sich alles abspielt? Es war genauso, wie du es beschrieben hast: Erst hat er meine Schönheit bewundert. Dann hat er mich eingeladen. Wie durch Zufall kamen wir an seinem Haus vorbei. Da merkte der Ärmste, dass er seinen Mantel vergessen hatte, und um mich nicht allein zu lassen, bat er mich, ihn in seine Wohnung zu begleiten. Wie es der Anstand befiehlt, bot er mir Tee an und verschönte die Zeit mit herrlicher Musik. Nun dachte ich an deine Worte, und ich wusste genau, was auf mich zukommt, aber du wirst sehen, ich bin würdig, deine Tochter zu sein. Als ich den Augenblick nahen fühlte, warf ich mich auf ihn und schändete ihn, seine Eltern, seine Familie, sein Ansehen und seinen guten Ruf!"[1]

[1] Peseschkian, Nossrat: Der Kaufmann und der Papagei. Orientalische Geschichten in der Positiven Psychotherapie. Fischer Taschenbuch Verlag, Frankfurt am Main 1995, S. 102.

Fragen zu der Geschichte „Ein gutes Vorbild":

1. *Wie lautet deiner Meinung nach die Moral der Geschichte?*
2. *Was wird in der Geschichte unter dem „Ehrbegriff" verstanden? Was verstehst du unter „Ehre"?*
3. *Warum meinst du, wird die „Ehre" traditionell an den Mädchen und Frauen gemessen?*
4. *Siehst du Parallelen zu uns und unserem heutigen Zusammenleben zwischen Kindern und Eltern?*
5. *Welche Botschaften geben Eltern ihren Kindern mit auf den Weg?*

Geschichte „Abigail und Gregor"

Intention:

Märchen und Geschichten geben Lebenswahrheiten weiter, erweitern unseren Blickwinkel, geben unseren Ängsten, Wünschen, Hoffnungen ein Gesicht und berühren uns. Mit den Geschichten „Abigail und Gregor" (S. 67) und „Ein gutes Vorbild" (S. 64) wird versucht, einen Bezug zum Thema herzustellen. Die Selbstbestimmung in der Sexualität und die Auseinandersetzung mit eigenen und fremden Normen und Werten, unabhängig davon, ob sie erlernt (z.B. durch das Elterhaus oder religiöse Erziehung) oder selbst gesetzt sind, prägen das eigene Sexualverhalten. Die Förderung der Selbstbestimmung ist ein wichtiges Ziel schulischer Sexualerziehung.

Ziele:

Förderung der Selbstreflexion; Auseinandersetzung mit anderen Wertvorstellungen; Erhöhung der Sozialkompetenz und Kommunikationsfähigkeit; Sensibilisierung für „Andersdenkende" und andere Beurteilungen.

Verlauf und Instruktionen:

1. Lesen Sie dem Plenum die Geschichte langsam und deutlich in einer entspannten Atmosphäre vor.
2. Nachdem die Jugendlichen die Geschichte einen Moment lang haben auf sich wirken lassen, verteilen Sie das Arbeitsblatt „Beliebtheitsskala" (S. 68).
3. Nun bitten Sie die Jugendlichen, ihre spontane Bewertung zu vermerken. Die Personen, die in der Geschichte vorkommen, werden nach Beliebtheit und Sympathie in eine Reihenfolge gebracht und in die Liste eingetragen.
4. Inzwischen erstellen Sie an der Tafel (oder auf dem Flipchart) fünf Rubriken, damit Sie die Bewertungen im Anschluss an die Einzelarbeit auflisten können. Es müssen nicht alle Kategorien aufgeschrieben und besprochen werden.
5. Fertigen Sie eine Strichliste an, und lassen Sie das Plenum die Bewertungen begründen.

Material:

Arbeitsblätter „Abigail und Gregor" (S. 67) und „Abigail und Gregor ‚Beliebtheitsskala'" (S. 68). Tafel oder Flipchart, um eine Tabelle erstellen zu können.

Nachbearbeitungs- und Einsatzmöglichkeiten:

Die einzelnen Bewertungen sollten von den Jugendlichen begründet und in die Diskussion eingebracht werden, damit sie im Plenum besprochen werden können. Es kann herausgearbeitet werden, ob sich kulturspezifische oder geschlechtsspezifische Unterschiede herauskristallisieren.

Alternative: Die anschließende Diskussion erfolgt in Kleingruppen. Die Aufteilung kann in Bezug auf die Protagonisten der Geschichte (Abigail, Gregor, Sindbad, Slug, Mutter) erfolgen, oder es findet eine individuelle Zuteilung statt. Die Anweisung lautet dann, dass diejenigen zusammenfinden und diskutieren, die z.B. die gleiche Person als Nummer eins gewählt haben.

Praxistipp für Lehrende:

In dieser Übung geht es darum, eigene Wertvorstellungen zu erkennen und die der anderen zur Kenntnis zu nehmen und zu tolerieren. Deshalb sollten die Aussagen und Bewertungen der Einzelnen untereinander nicht kommentiert werden.

Diese Übung ist konzipiert in Anlehnung an BZgA (Hg.): Peer Education – ein Handbuch für die Praxis, Köln 2002, S. 63 – 66.

Abigail und Gregor

Es war einmal ein Mädchen, das hieß Abigail. Sie lebte am Alligator-Fluss, in dem es von Krokodilen wimmelte. Ihr Freund Gregor lebte auf der anderen Seite des Flusses. Beide waren sehr ineinander verliebt und hatten große Sehnsucht, einander wiederzusehen. Unglücklicherweise hatte nämlich ein Unwetter die kleine Brücke zerstört, sodass es für beide schwer war, zueinanderzukommen. Abigail verging beinahe vor Sehnsucht. Daher suchte sie den Fischer Sindbad auf, der das einzige Boot in der Gegend besaß. Sie schilderte ihm die Situation und bat ihn, sie über den Fluss zu fahren. Sindbad erklärte sich dazu bereit, aber nur unter der Bedingung, dass sie vorher mit ihm schliefe. Abigail war entrüstet über dieses Tauschgeschäft, weil sie Sindbad nicht liebte und deshalb nicht mit ihm schlafen wollte. Sie wies Sindbads Ansinnen zurück und ging fort, um andere Leute zu suchen, die ihr helfen würden. – Sie bat viele Leute um Hilfe, doch niemand wusste einen Weg für sie.

Enttäuscht ging sie nach Hause zu ihrer Mutter und erzählte von ihren vergeblichen Versuchen und von Sindbads Vorschlag. Sie bat die Mutter um Rat. Die Mutter antwortete: „Schau, Abigail, du bist jetzt ein großes Mädchen. Du musst selbst wissen, was du tun willst und deine Entscheidungen allein treffen." Sprach's und ging ihren Geschäften nach.

Abigail dachte lange nach. Schließlich entschloss sie sich, Sindbads Vorschlag anzunehmen, weil sie Gregor unbedingt wiedersehen wollte. In der Nacht schlief sie mit Sindbad. Und er erfüllte sein Versprechen und brachte sie am nächsten Morgen ans andere Ufer des Flusses.

Nach einigen glücklichen Stunden mit Gregor, hatte Abigail das Bedürfnis, Gregor zu sagen, was vorgefallen war. Als er die ganze Geschichte gehört hatte, geriet er außer sich vor Wut: „Was hast du getan?! Ich kann nicht glauben, dass du das getan hast! Du hast mit Sindbad geschlafen! Jetzt ist alles aus! Vergiss uns beide! Ich will nichts mehr mit dir zu tun haben!"

Verzweifelt ging Abigail fort. Bitter weinend traf sie einen jungen Burschen mit Namen Slug. Sie lehnte sich an seine Schulter und klagte ihm ihr Leid. Slug hörte voller Empörung zu und ging zornig zu Gregor, um ihn zu verprügeln. Abigail folgte ihm, schaute von ferne zu und begann zu lachen.

BZgA (Hg.): Peer Education – ein Handbuch für die Praxis, Köln 2002, S. 82.

Abigail und Gregor „Beliebtheitsskala"

Denke zunächst über die Geschichte von Abigail und Gregor für dich alleine nach. Welche Person ist dir sympathisch, welche magst du nicht so sehr? Bringe die fünf Personen in eine entsprechende Reihenfolge von 1–5 (letzter Platz).

1. ______________________________

2. ______________________________

3. ______________________________

4. ______________________________

5. ______________________________

Raster für die Auswertung

Position	Abigail	Gregor	Sindbad	Slug	Mutter
1					
2					
3					
4					
5					

„Lass Herzen sprechen“

Intention:

Sprache ist immer Kultur- und Gefühlsträger. In der Muttersprache „Ich liebe dich“ zu sagen, kann andere Gefühle aktivieren als in der Zweit- oder Fremdsprache. Durch die Übung können Jugendliche ihre Sprach- und Kulturkompetenzen umsetzen.

Ziele:

Wahrnehmung der Sprachkompetenz der anderen Jugendlichen, Auseinandersetzung mit der Mutter-, Zweit- und Fremdsprache.

Verlauf und Instruktionen:

In Gruppenarbeit versuchen die Jugendlichen, die Begriffe, die auf den Arbeitsblättern in unterschiedlichen Sprachen stehen, zu übersetzen.

Variante 1:
Jeder Jugendliche bekommt das Arbeitsblatt „Lass Herzen sprechen“ (S. 70) und schreibt in seiner Muttersprache über das Herz das Wort „Liebe“, unter das Herz „Ich liebe dich“ und malt zusätzlich die Fahne in der Form und Farbe des Landes aus, in dem die Sprache gesprochen wird. Dann werden die fertigen Herzen in der „Lass die Herzen sprechen“-Ausstellung aufgehängt. Alle Jugendlichen gehen durch den Raum und versuchen, die Begriffe auszusprechen.

Variante 2:
1. Die Jugendlichen übersetzen „Liebe“ und „Ich liebe dich“ in verschiedene Sprachen; dabei können Sie sich gegenseitig befragen sowie im Internet recherchieren.
2. Die Begriffe möglichst korrekt aussprechen.
3. Die Herzen in Nationalfarben ausmalen.

Material:

Arbeitsblätter „Lass Herzen sprechen“ (S. 70–73), Farbstifte, Wandfläche für die Ausstellung.

Nachbearbeitungs- und Einsatzmöglichkeiten:

Im Anschluss können die Diskussionsergebnisse im Plenum besprochen werden. Welche Gefühle lösen die Begriffe „Liebe“ und „Ich liebe dich“ in der Mutter-, Zweit- oder Fremdsprache aus? Welche Unterschiede werden wahrgenommen?“

Hinweis:

Als Ergänzungsübung kann „Gefühle spüren“ durchgeführt werden.

Praxistipp für Lehrende:

Die Lösungen finden Sie auf den Seiten 182 und 183. Für Arabisch und Kurdisch sind keine Flaggen vorgegeben, da die Sprachen in vielen Ländern gesprochen werden. Zwei Herzen sind nicht beschriftet, damit die Übung der jeweiligen Gruppenzusammensetzung angepasst werden kann. Diese Übung kann auch in anderen Fächern, z.B. Erdkunde, Gesellschaftslehre etc., eingesetzt werden.

„Lass Herzen sprechen“

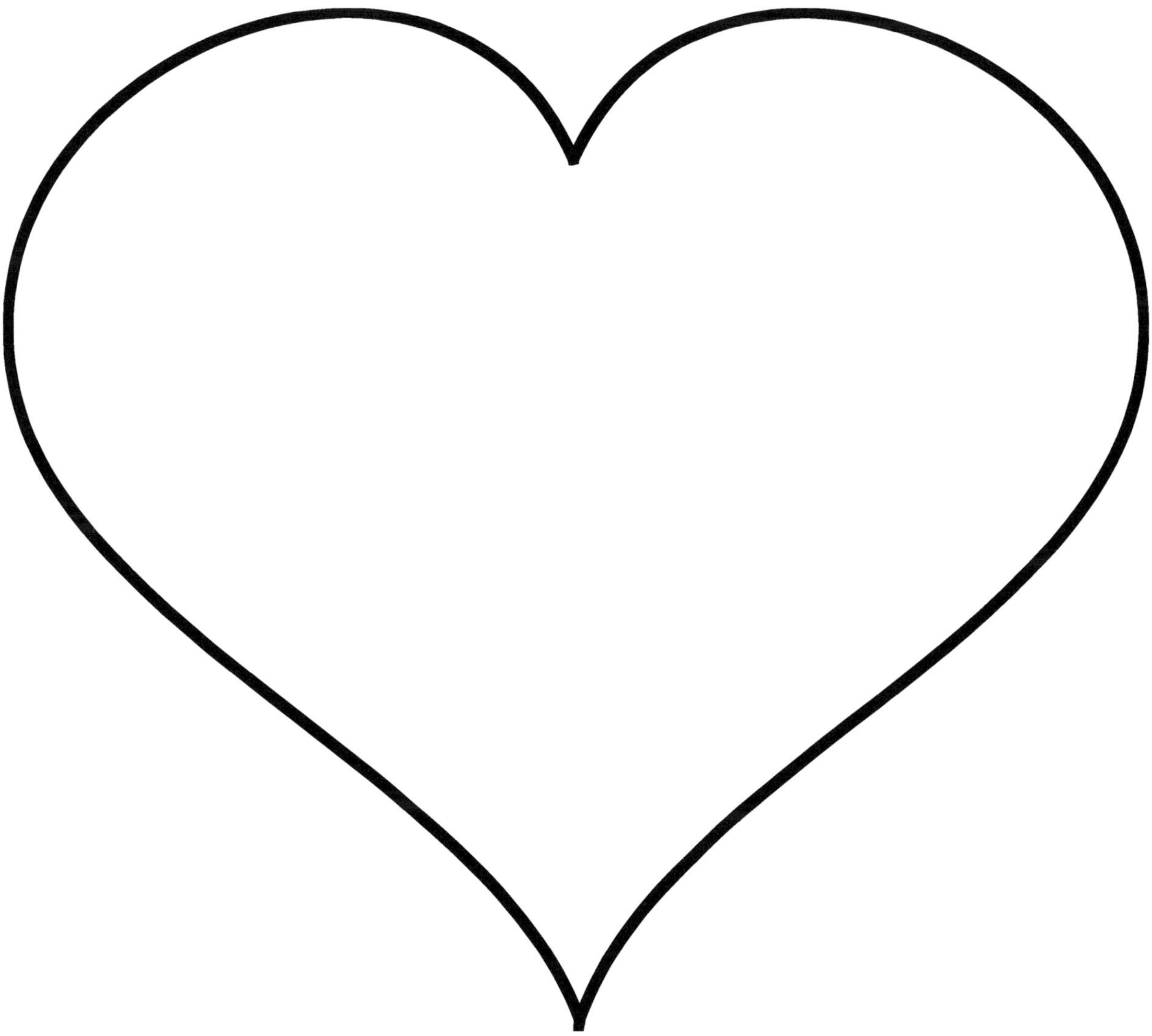

„Lass Herzen sprechen“

aşk

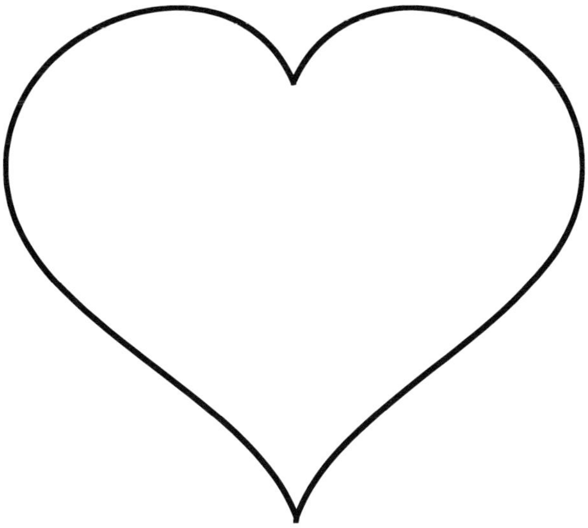

Seni seviyorum

amor

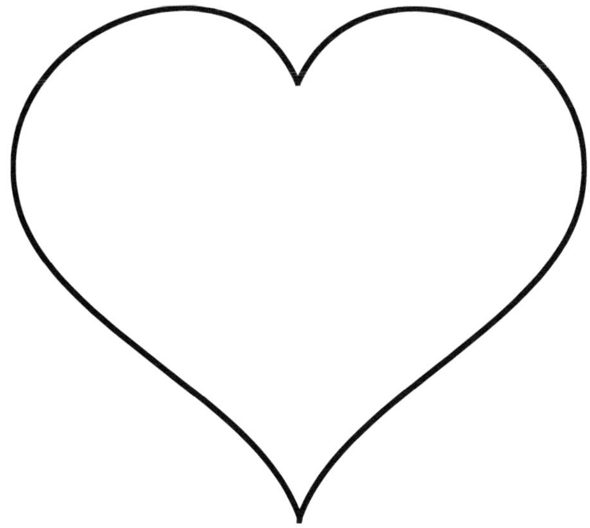

Te quiero

love

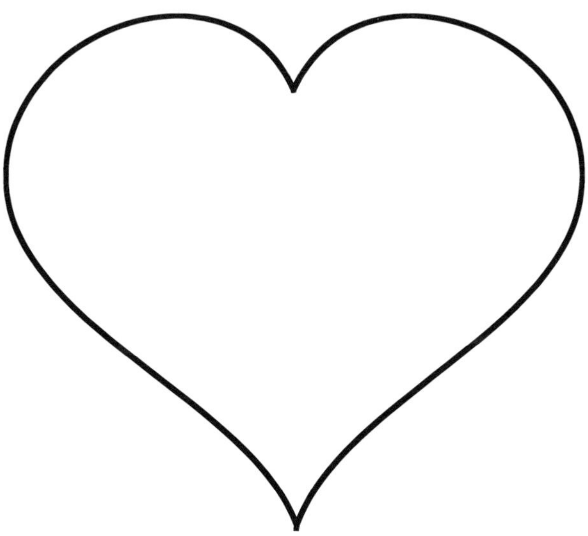

I love you

عشق

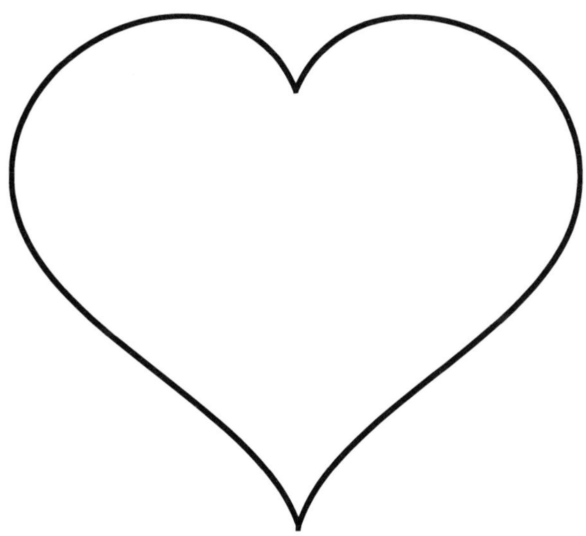

(Man dustet derem)

„Lass Herzen sprechen"

amore

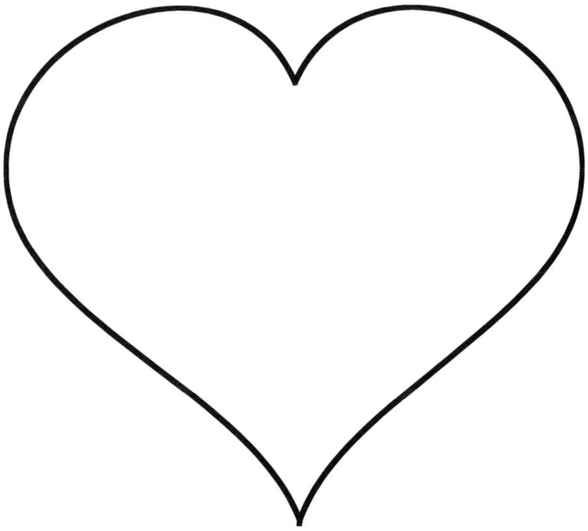

Ti amo

miłość

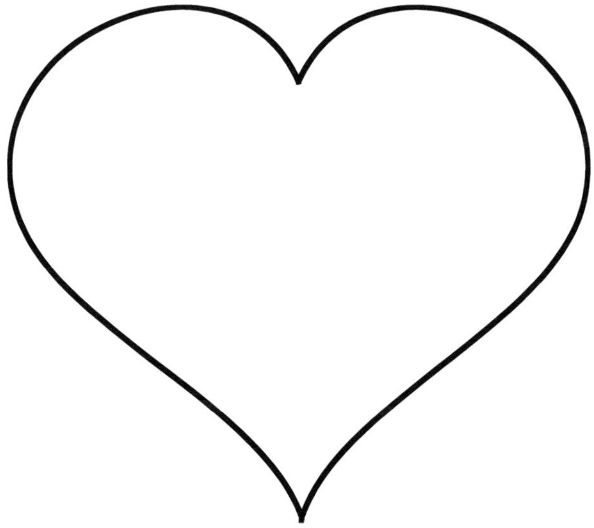

Ja kocham Cię

Любовь

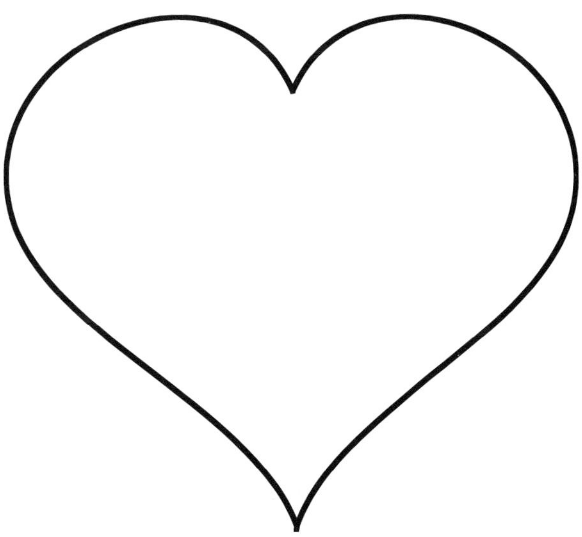

Я люблю тебя

l'amour

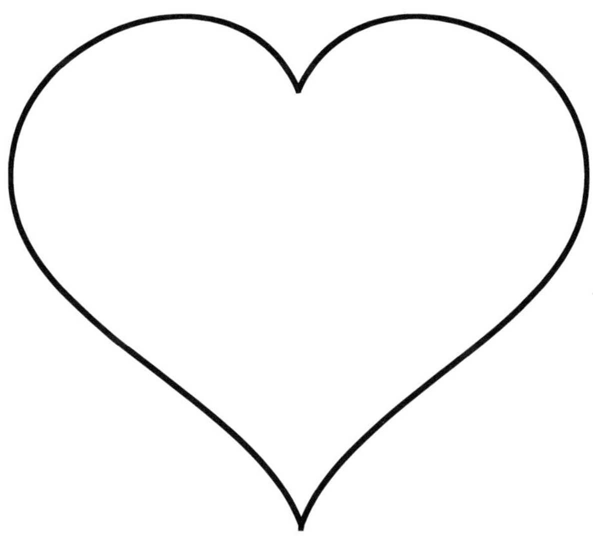

Je t'aime

„Lass Herzen sprechen“

الحب

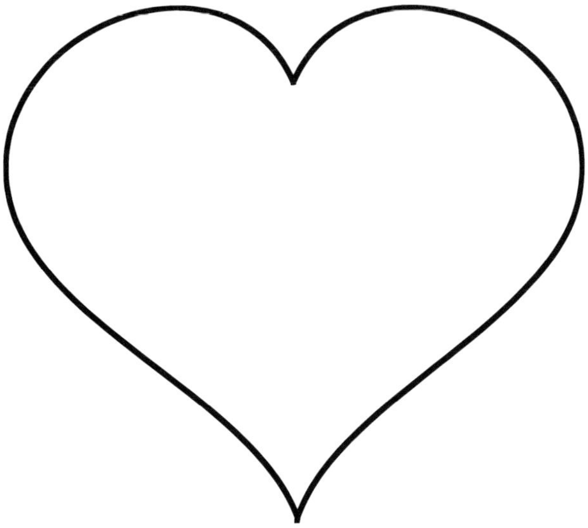

esq

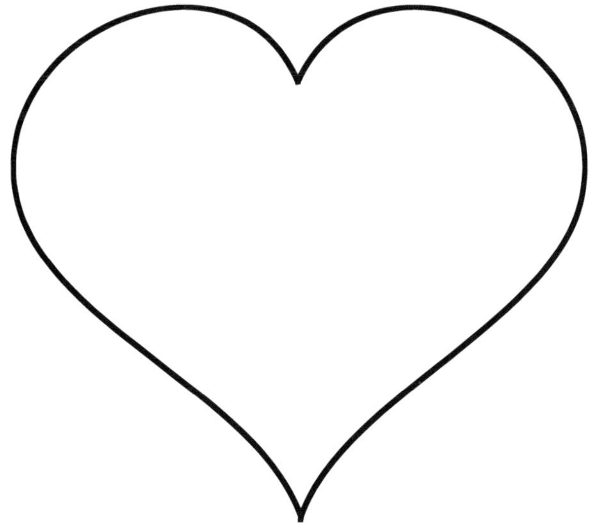

أحبك

Ez te hezdıkım

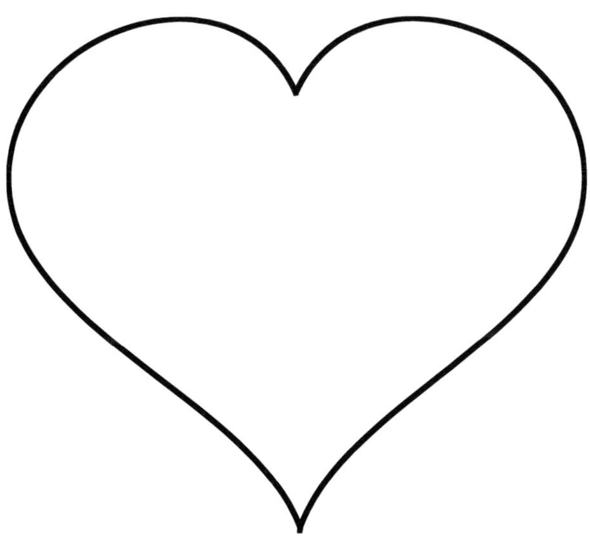

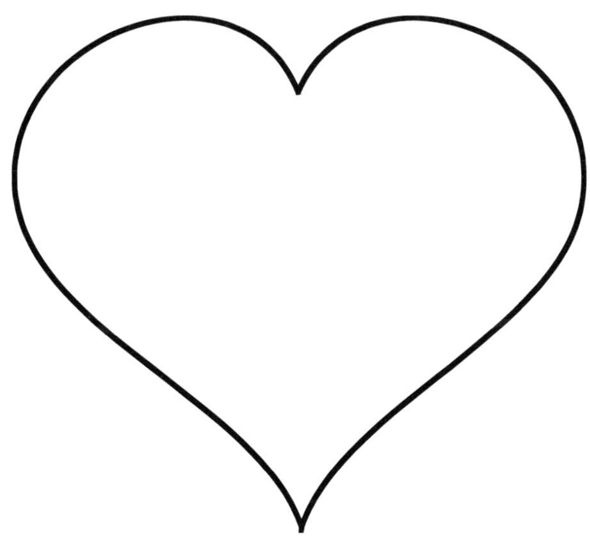

Das kleine interkulturelle Sex-Quiz

Intention:

Informations- und Wissensvermittlung durch Quiz-Fragen macht Spaß und weckt Neugier auf lockere und spielerische Art und Weise.

Ziele:

Neugierde wecken und Informationen im interkulturellen Bereich vermitteln.

Verlauf und Instruktionen:

1. Verteilen Sie die Arbeitsblätter „Das kleine interkulturelle Sex-Quiz“ (S. 75 f.).
2. Bitten Sie die Jugendlichen, einzeln oder zu zweit das Quiz zu lösen.
3. Die Lösungen werden im Plenum besprochen.

Material:

Arbeitsblätter „Das kleine interkulturelle Sex-Quiz“ (S. 75 f.).

Nachbearbeitungs- und Einsatzmöglichkeiten:

Lösungen auf S. 184 f.
Die Jugendlichen können selbst Quiz-Fragen formulieren.

Alternative:
Die Jugendlichen teilen sich in gleich große Gruppen und lösen die Quizfragen in der Gruppe nacheinander innerhalb eines vorgegebenen Zeitrahmens.

Praxistipp für Lehrende:

Sie können auch die Arbeitsblätter „Das Sex-Quiz für Mädchen“ (S. 118 f.) und „Das Sex-Quiz für Jungen“ (S. 120 f.) dazunehmen.

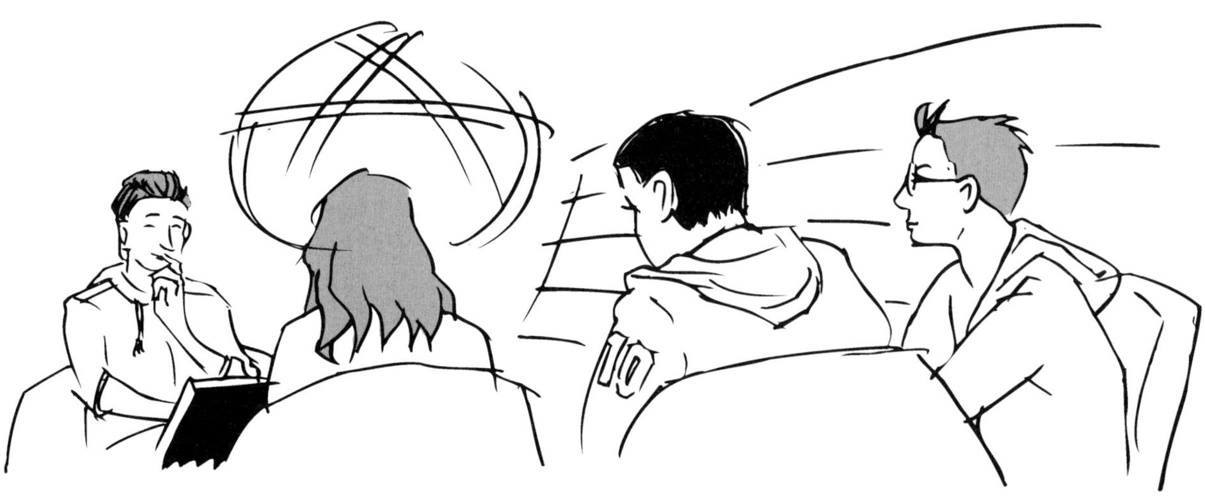

Das kleine interkulturelle Sex-Quiz

... für Jugendliche, die etwas über andere Kulturen wissen oder erfahren möchten.

(Bedenke: Bei einigen Fragen sind mehrere Antworten möglich!)

1. Was ist ein Pariser?

- A Ein Einwohner aus Paris
- B Ein anderes Wort für Kondom
- C Ein Tourist auf dem Eiffelturm
- D Ein Perser auf Reise

2. Was ist ein Harem?

- A Alle Verehrerinnen eines begehrten Mannes
- B Der Frauentrakt des Palastes, unzugänglich für alle Männer außer Padischah oder Sultan
- C Ein Stadtteil in Istanbul
- D Die rötliche Haarfarbe, die für Erotik steht

3. Wie heißt ein in der Türkei beliebtes Essen?

- A Eros Pastas (Eroskuchen)
- B 31 Salatas (31 Salate)
- C Kadın Budu Köfte (Frikadellen, wörtlich übersetzt Frauenschenkel)
- D Tavuk budu (Hähnchenschenkel)

4. Was sind siamesische Zwillinge?

- A Zwillinge, die in Siam, heute Thailand geboren sind
- B Menschen, die sich sehr ähneln
- C Eineiige Zwillinge, die sich in der Embryonalphase nicht vollständig getrennt haben
- D Zwillinge, die asiatisch aussehen

5. Was ist Polygamie?

- A Liebesritual der Polarvölker
- B Ein beliebtes Partnersuchespiel in Polen
- C „Vielehe", die Ehe mit mehreren PartnerInnen
- D ein berühmter Hafen am Mittelmeer

6. Was ist Salsa?

- A Eine mexikanische Soße, die aus Tomaten und Chili besteht
- B Eine lateinamerikanische tanzbare Musikrichtung
- C Ein moderner Gesellschaftstanz aus Lateinamerika, der paarweise oder in der Gruppe getanzt wird
- D Eine wichtige Stadt in Spanien, wo Salz gewonnen wird

7. Was ist ein „Aphrodisiakum"?

- A Ein Mittel, das zur Steigerung und Belebung sexueller Begierde dient
- B Die Geburtsstadt der griechischen Liebesgöttin Aphrodite
- C Gewürze der Hexenküche, die Männer gefügig machen
- D Ein Fest, das zur Partnersuche organisiert wird

Das kleine interkulturelle Sex-Quiz

8. Wer ist Casanova?

- A Casa (Haus), nova (neu) – ein Haus für geheime Liebschaften
- B Ein Mann, der unter Eroberungssucht Frauen gegenüber leidet
- C Ein virtueller Raum im Internet, wo man Tipps über Flirten und Baggern bekommt
- D Ein berühmter italienischer Schriftsteller, der über seine Verführungskünste und sexuellen Abenteuer geschrieben hat

9. Wann haben Muslime keinen Sex?

- A Wenn sie kein Kind haben möchten
- B Im Ramadan, vor dem Fastenbrechen
- C Tagsüber, weil es zu hell ist und der Koran Sexualität dann verbietet
- D Wenn sie sich nicht gewaschen haben

10. Was ist eine „arrangierte Ehe"

- A Eine Zwangsehe
- B Wenn Eheleute sich gegenseitig aussuchen
- C Wenn der Mann sich eine Ehefrau aussucht
- D Wenn die Familie oder Verwandte das Paar zur Ehe zusammenführen

11. Was ist 1001 Nacht?

- A Ein orientalisches Wohndesign, das ein farbenfrohes Ambiente schafft
- B Eine Seekarte vom Roten Meer, die durch Beobachtungen von 1001 Nächten entstand
- C Eine Bauchtanzart, die vor allem nachts getanzt wird
- D Eine Sammlung orientalischer Erzählungen, die 1001 Geschichten umfasst

12. Was ist eine Hochzeitsnacht?

- A Die erste Nacht nach der Hochzeit, wenn Vollmond ist
- B In der Türkei findet sie nach der Hochzeitsfeier statt
- C In Ägypten findet sie nach der religiösen Eheschließung statt
- D Eine durchtanzte Nacht nach der Eheschließung

13. Was ist Lesbos?

- A Ein Ferienort, der touristisches Ziel lesbischer Touristinnen ist
- B Ein lästiger Liebhaber, den man nicht wieder los wird
- C Eine Insel in der Nordägäis
- D St. Lesbos, Schutzheilige der lesbischen Frauen

3

Körper- und Sexualaufklärung

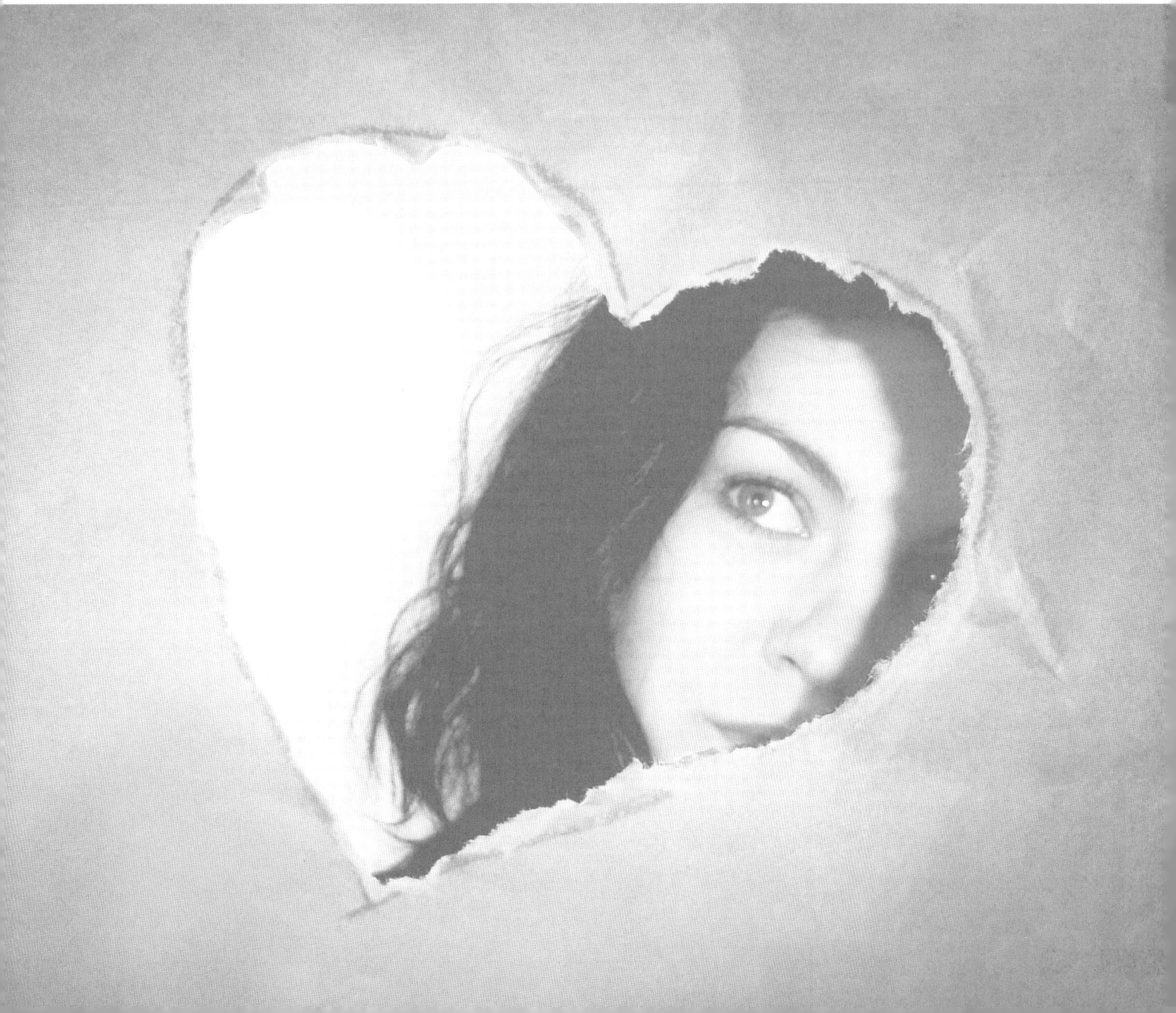

Viele Jugendliche mit Migrationshintergrund unterscheiden sich in ihrer Wahrnehmung der Körper- und Sexualaufklärung von deutschen Jugendlichen und orientieren sich nicht an der Mehrheitskultur. Auch wenn die folgenden Beispiele sich hauptsächlich mit türkischen MigrantInnen und Angehörigen anderer muslimischer Gruppen befassen, gilt die stark geschlechtsspezifische Erziehung auch für viele andere Migrantengruppen, wie z.B. Aussiedler, MigrantInnen aus Asien, Afrika oder auch aus dem Mittelmeerraum. Für viele Lehrende stellt aber gerade der Umgang mit Kindern und Jugendlichen aus muslimischen Kulturkreisen eine große Herausforderung dar, da oft genaue Vorstellungen über die Tabus, aber auch über die Möglichkeiten fehlen, sodass sich viele PädagogInnen verunsichert fühlen. Trotz der vielen Schwierigkeiten und Tabus ist es im Islam durchaus möglich, über Sexualität offen zu sprechen. Hierbei sollten jedoch einige Besonderheiten, z.B. die Notwendigkeit der Geschlechtertrennung oder die zeichnerische Abbildung von Sexualorganen, auf die ich im Verlauf dieses Kapitels noch näher eingehen werde, berücksichtigt werden.

Sexualaufklärung in den Familien

„Schon vor der Geburt machen sich türkische Eltern über das Geschlecht des Kindes viele Gedanken und projizieren geschlechtsspezifische Wünsche und Aufgaben auf die noch nicht Geborenen. Sexualerziehung in türkischen (und muslimischen) Familien fängt mit der **Geschlechterdifferenzierung der Kinder** an. ... Jungen dürfen nackt sein, nackig rumkrabbeln, Mädchen dagegen in Anwesenheit anderer Personen nicht einmal gewickelt werden.“[1]

Nachdem bekannt wurde, dass ein männlicher Mitarbeiter in einem Kindergarten auch für das Wickeln der Kinder zuständig ist, reagierten einige türkische und marokkanische Eltern darauf mit Empörung und meldeten ihre Kinder von der Einrichtung ab. Sie wollten nicht zulassen, dass ein „fremder Mann“ ihre kleinen Töchter wickelt. „In den Jahren, besonders in den Monaten vor seiner Beschneidung kommt ein Junge auf Grund seines Penis ständig ins Gespräch. Aber: nach der Beschneidung darf der Penis noch nicht mal im Hamam, dem türkischen Bad, unter Männern gezeigt werden. In den ersten Kinderjahren besteht eine eindeutige Diskrepanz zwischen der Erziehung türkischer (und anderer muslimischer) Jungen, deren Sexualorgan ein wichtiges Gesprächsthema ist, und türkischen Mädchen, deren Sexualorgane versteckt werden und mit deren Bewahrung die ganze Familie beschäftigt ist.“[2]

Die Mehrheit muslimischer Eltern empfindet **deutsche Sexualnormen** – oder die, die sie für solche halten – als moralisch verwerflich. Sie kennen sich widersprechende Sexualnormen, die vor allem bei den Themen Jungfräulichkeit, Partnerschaft und Ehe deutlich werden. Muslimische Eltern in Deutschland sind oft noch stärker auf die Bewahrung ihrer **„eigenen“ Sexualnormen** bedacht als die Menschen in ihren Herkunftsländern. Ihre Handlungsstrategien reichen von absoluter Kontrolle und Sanktionen bis hin zur Verdrängung und Verleugnung der Verhaltensweisen ihrer Kinder. In den Heimatländern, in denen es zum größten Teil eine gesellschaftliche normative Übereinstimmung mit den Institutionen gibt, gibt es mehr Vertrauen in die Institutionen wie Kindergarten oder Schule. Wenn zum Beispiel türkische Eltern in der Türkei ihre Kinder auf eine Klassenfahrt schicken, gehen sie davon aus, dass Lehrerinnen und Lehrer sowie die mitfahrenden Jugendlichen die gesellschaftliche Norm – keinen Geschlechtsverkehr vor der Ehe – akzeptieren und dementsprechend handeln würden. Im Gegensatz dazu würden muslimische Eltern sich nicht trauen, diese Befürchtung gegenüber deutschen Lehrerinnen und Lehrern zu äußern oder die Unterstützung der Einhaltung der Ent-

[1] Yetimoglu-Renz, Meral: Zwischen allen Stühlen. Sexualität ausländischer Kinder und Jugendlicher in Deutschland. In: Profamila Magazin 02/2002, S. 26.

[2] A.a.O.

haltsamkeit vor der Ehe zu fordern. In der Elternarbeit wird allerdings die Frage gestellt, ob es nicht zu früh ist, Kinder aufzuklären.
Dabei wird eine andere Befürchtung der Eltern sichtbar, nämlich dass durch die schulische **Aufklärung** sexuelle Bedürfnisse der Kinder und Jugendliche geweckt werden. „Die Mädchen und jungen Frauen mit Migrationshintergrund werden in erster Linie von Freundinnen, der älteren Schwester und Medien wie Jugendzeitschriften oder dem Fernsehen in Fragen von Sexualität und Liebe aufgeklärt ... Sexualität scheint in den meisten MigrantInnengruppen ein Tabuthema zwischen Mutter und Tochter zu sein."[1]

Wenn man muslimische Jugendliche fragt, ob sie in der Familie aufgeklärt worden sind, verneinen sie diese Frage. Um herauszufinden, welches Wissen, welche Werte und Einstellungen Jugendliche durch die Familie mitbekommen haben, müsste die Frage genauer formuliert werden, wie z.B.: „Was habt ihr in eurer Familie im Bezug auf **Sexualität und Körperpflege** mitbekommen?"
Bei näherem Hinsehen wird deutlich, dass Kinder und Jugendliche in den Familien, in denen nicht offen über Sexualität gesprochen wird, indirekt vieles über das Thema erfahren. Diese Kinder und Jugendlichen sind empfänglich für das Tabuthema Sexualität und sammeln Informationen durch die Medien, aus Gesprächen und Andeutungen von Erwachsenen oder Freunden/Freundinnen. Mädchen mit Migrationshintergrund verbringen einen Großteil ihrer Zeit mit Frauen. Sie übernehmen oft die Aufgabe eines Übersetzers in der Familie oder gehen mit der Mutter zum Gynäkologen. „Frauenthemen" sind schon sehr früh normaler Bestandteil ihres Lebens. In der Arbeit mit Mädchengruppen begegnet uns eine Mischung aus überlieferter Tradition, Erfahrung und Spekulationen. Die meisten Mädchen konsumieren regelmäßig türkisches, arabisches, iranisches etc. Fernsehen. Häufig werden Fragen zu Sendungen gestellt, die Sexualität und Partnerschaft zum Thema haben. **Geschlechtertrennung** ist unter den Muslimen ein Ordnungsprinzip, das zwar unterschiedlich stark verinnerlicht oder befolgt wird, jedoch das Zusammenleben der Geschlechter in der Öffentlichkeit beeinflusst. Beispielsweise das Nennen oder Betrachten von Bildern von Geschlechtsorganen in gemischtgeschlechtlichen Gruppen kann die Schamgrenzen der Jugendlichen verletzen und sie verunsichern. Deshalb gewinnt die nach Geschlechtern getrennte Aufklärungsarbeit von Mädchen und Jungen in einem multikulturellen Kontext an Bedeutung. Dadurch erhalten Mädchen und Jungen jeweils die Möglichkeit, Fragen zu ihrem Körper, zu ihren Gefühlen und Ängsten freier zu stellen.

Mädchen und Jungen, die die Namen der **Sexualorgane** benutzen, wissen häufig nicht genau, wo sich die Organe befinden und welche Funktionen sie haben. Es wäre hilfsreich, die Organe auf deutsch und in der Muttersprache der Jugendlichen zu erklären.

In dem Kapitel „Sexualität und Lebensplanung" wird deutlich, dass Heirat und Familiengründung für Migrantenjugendliche sehr wichtig sind. Das Prinzip „keinen Geschlechtsverkehr vor der Ehe" oder „jungfräulich in die Ehe gehen" spielt für viele eine wichtige Rolle. Es existieren bei Jugendlichen oder bei PädagogInnen viele Mythen über das **Hymen.** Wir treffen in der Arbeit junge Mädchen, die Angst haben, Fahrrad zu fahren, Sport zu treiben oder zu masturbieren, damit das Jungfernhäutchen nicht „kaputtgeht" oder PädagogInnen, die Mädchen ermuntern, bei der Monatsblutung einen Tampon zu benutzen, da sie der Meinung sind, es könnte das Hymen nicht schädigen, obwohl diese Aussage teilweise falsch ist. Deshalb wird in der interkulturellen Sexualpädagogik dem Thema „Jungfernhäutchen/Hymen" ein adäquater Platz eingeräumt.

[1] Boos-Nünning, Karakaşoğlu: „Viele Welten leben." Lebenslage von Mädchen und jungen Frauen mit griechischem, italienischem, jugoslawischem, türkischem und Aussiedlerhintergrund. Hg. vom Bundesministerium für Familie, Senioren, Frauen und Jugend. Berlin 2004, S. 30.

Mädchen und Jungen interessieren sich dafür, wo sich das Jungfernhäutchen befindet und wodurch es „kaputtgehen" kann. Das Zeigen von Abbildungen von unterschiedlichen Hymen und Information über die Beschaffenheit und Möglichkeit des „Reparierens" des Häutchens ist ein Teil der interkulturellen Sexualpädagogik.

In der Sexualpädagogik wird ein relativ großer hölzerner **Penis** zur Demonstrationszwecken eingesetzt. Diese übertriebene Penisdarstellung ist kein geeignetes Mittel für Mädchen, die noch nie einen erigierten Penis gesehen und Angst vor dem ersten Geschlechtsverkehr haben. Gleichermaßen werden Jungen durch den hölzernen Penis verunsichert, die sich in der momentanen Lebensphase viele Gedanken über die Größe und das Aussehen ihres Penis machen.

Aus Erfahrungen mit Jugendlichen mit Migrationshintergrund wissen wir, dass Fotos oder fotoähnliche **Abbildungen von Geschlechtsorganen** die Schamgrenzen der Jugendlichen verletzen können. Deshalb werden in den Materialien gezeichnete Bilder von Geschlechtsorganen verwendet. Ebenfalls wird es von muslimischen Jugendlichen als anstößig empfunden, wenn auf den Abbildungen der Geschlechtsteile Schamhaare zu sehen sind. Zur Körperhygiene vieler Muslime gehört das Entfernen der Schambehaarung bei Frauen und Männern. (Dazu: Hygieneverständnis bei muslimischen Frauen und Männern.) Ein weiteres Thema der interkulturellen Sexualpädagogik ist Körperhygiene und Sexualität.

Es gibt bei Muslimen einige Vorschriften und Praktiken, die die Sexualität betreffen. Deshalb kommt den Themen wie Waschung („gusül abdesi") und Beschneidung bei Jungen eine besondere Aufmerksamkeit zu.

Das Thema **„Verhütungsmittel"** wird detailliert behandelt, da die Erfahrungen zeigen, dass junge MigrantInnen in einer festen Partnerschaft auf sichere Verhütungsmittel zurückgreifen. Viele Mädchen, die das Konzept „erst die Ehe, dann die Sexualität" vorziehen, zeigen sich im sexualpädagogischen Unterricht, bei dem das Thema Verhütungsmittel behandelt wird, zwar interessiert, aber das Thema geht an ihren Bedürfnissen teilweise vorbei. Es empfiehlt sich jedoch, mit diesen Mädchen die Verhütung vor dem „ersten Mal" zu thematisieren, z.B., dass mit der Einnahme der Pille bei der letzten Periode vor der Hochzeitsnacht angefangen werden soll. Denn oft kommt es schon in der Hochzeitsnacht oder kurz danach zu einer (ungewollten) Schwangerschaft, mit der das oft noch sehr junge Paar häufig überfordert ist.

Es gibt durchaus Jugendliche, die, damit das Hymen intakt bleibt, **Analverkehr** praktizieren. Dieses Thema kann man im Unterricht durchaus ansprechen und dabei auf Analkondome, die vor ansteckenden Krankheiten schützen, aufmerksam machen. Bei Jungen gehören Themen, wie verantwortungsbewusste **Vaterschaftsverhütung** und Schutz vor ansteckenden Krankheiten durch Benutzung von Kondomen zum Unterrichtsinhalt.

Weibliche und männliche Geschlechtsorgane

Intention:

Wissensvermittlung über die Geschlechtsorgane.

Ziele:

Geschlechtsorgane mit korrekter Bezeichnung benennen. Gemeinsamkeiten und Unterschiede der weiblichen und männlichen Geschlechtsorgane herausfinden.

Verlauf und Instruktionen:

1. Fotokopieren Sie für die Jugendlichen die Arbeitsblätter „Weibliche Geschlechtsorgane" (S. 82) und „Männliche Geschlechtsorgane" (S. 83).
2. Verteilen Sie Arbeitsblätter an alle. Dann versuchen die Jugendlichen in Zweier- oder Dreier-Gruppen, die sie (wegen der Schamgrenzen) selbst nach Vertrautheit und Sympathie gebildet haben, die Bezeichnungen in die nummerierte Liste einzutragen.
3. Im Plenum werden dann die richtigen Bezeichnungen genannt.
4. Wieder in Kleingruppen diskutieren und markieren die Jugendlichen, welche Bezeichnungen sowohl für weibliche als auch für männliche Geschlechtsorgane verwendet werden.
5. Im Plenum werden die Arbeitsergebnisse besprochen und ggf. korrigiert.
6. Dann beschäftigen sich die Mädchen in Kleingruppen mit den weiblichen Geschlechtsorganen, ihren Eigenschaften und den Unterschieden zu den männlichen Geschlechtsorganen. Die Jungen beschäftigen sich entsprechend mit den männlichen Geschlechtsorganen.
7. Die Lösungen der Arbeitsblätter sind auf S. 186 und S. 187.

Material:

Arbeitsblatt „Weibliche Geschlechtsorgane" (S. 82) und Arbeitsblatt „Männliche Geschlechtsorgane" (S. 83).

Alternative 1:
Die Ergebnisse werden im Plenum besprochen.

Alternative 2:
Die Jugendlichen schreiben Geschichten aus Sicht der Geschlechtsorgane, z.B.: Wir sind die Eierstöcke, in uns verbergen sich 400.000 unreife Eier …

Nachbearbeitungs- und Einsatzmöglichkeiten:

Hinweis: Als Ergänzung können die Übungen „Weibliche Geschlechtsorgane, Hymen, Penis, Beschneidung" (S. 84 – 108) eingesetzt werden.

Praxistipp für Lehrende:

Je nach Gruppe können zu Beginn der Übung Unsicherheiten seitens der Jugendlichen auftreten, die sich in Lachen oder lauten Kommentaren äußern. Je sicherer Sie als Pädagogin bzw. Pädagoge auftreten und je selbstverständlicher Sie mit dem Thema umgehen, desto schneller werden sich die Jugendlichen auf die Übungen konzentrieren.
Bei Gruppen, wo sie Verunsicherung oder Schamgrenzen seitens der Jugendlichen vermuten, kann die Übung geschlechtergetrennt erarbeitet werden.

Weibliche Geschlechtsorgane

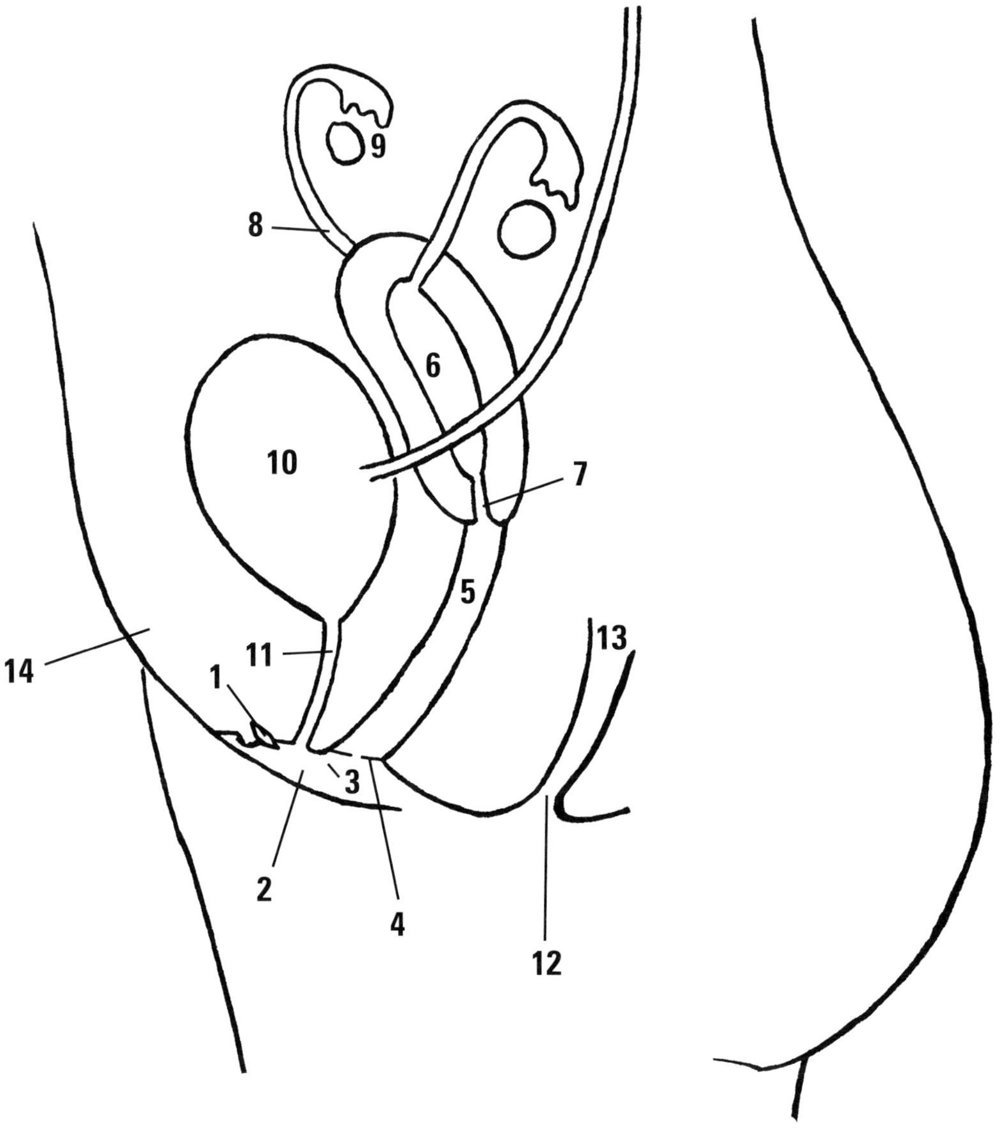

1. ______________________________ 8. ______________________________

2. ______________________________ 9. ______________________________

3. ______________________________ 10. ______________________________

4. ______________________________ 11. ______________________________

5. ______________________________ 12. ______________________________

6. ______________________________ 13. ______________________________

7. ______________________________ 14. ______________________________

Männliche Geschlechtsorgane

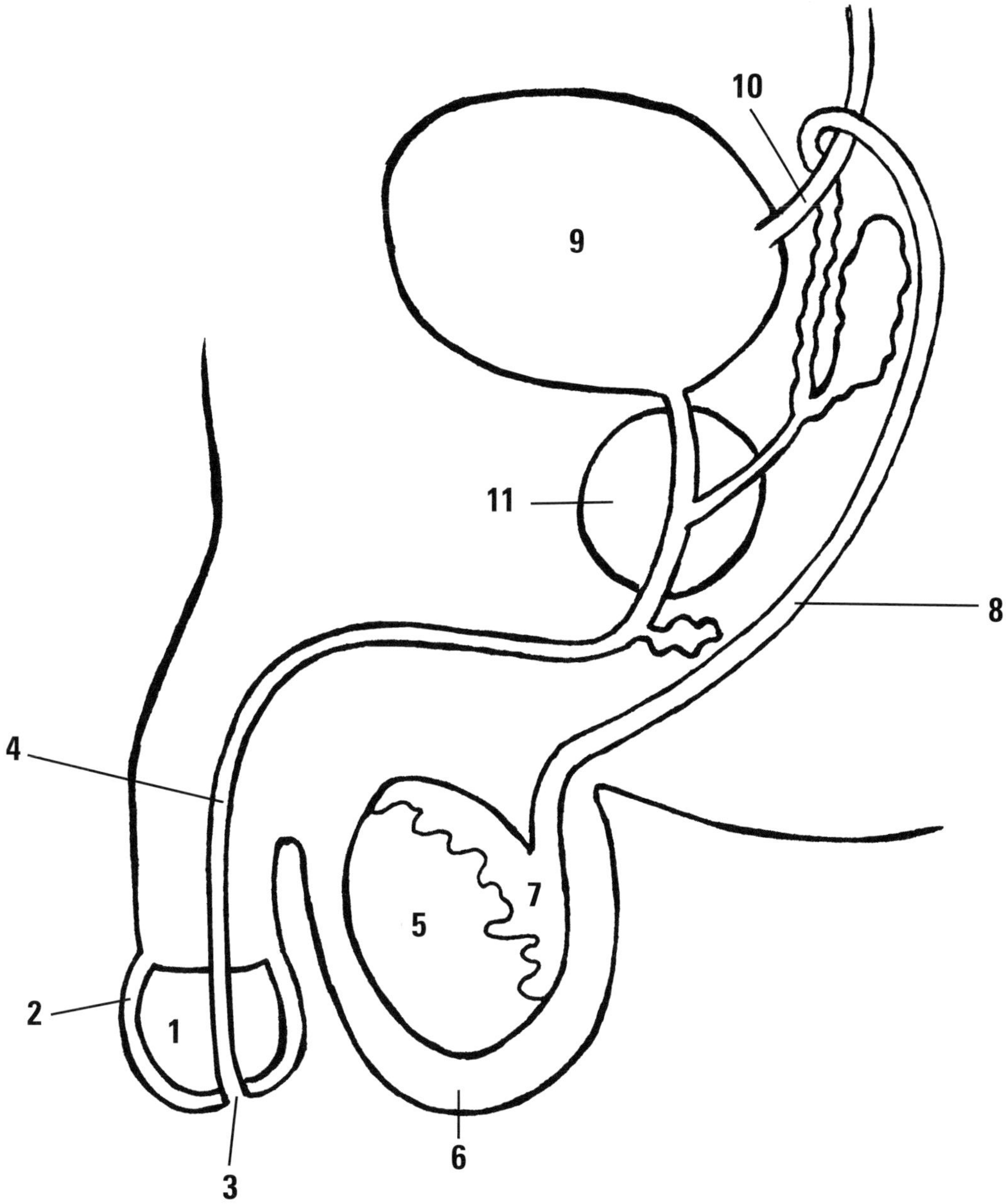

1. ______________________
2. ______________________
3. ______________________
4. ______________________
5. ______________________
6. ______________________
7. ______________________
8. ______________________
9. ______________________
10. ______________________
11. ______________________

Weibliche Geschlechtsorgane

Intention:

Wissensvermittlung über die weiblichen Geschlechtsorgane.

Ziele:

Information über die Funktionen der Geschlechtsorgane und Angabe der korrekten Bezeichnung.

Verlauf und Instruktionen:

Damit Sie auf die unterschiedlichen Wissensstände, Interessen und Bedürfnisse der Jugendlichen adäquat reagieren können, finden Sie hier unterschiedliche Arbeitsblätter. Die Arbeitsblätter S. 85f. und S. 90, die aus „Jules Sicht" die inneren und äußeren Geschlechtsorgane der Frau beschreiben, können das Interesse der Jugendlichen auf Grund der gleichaltrigen Erzählerin Jule wecken. Die Gefühlsäußerungen von Jule, die sie zu den Geschlechtsorganen und deren Funktionen macht, kann dazu führen, dass die Jugendlichen die Informationen besser behalten und es nicht bei einer stupiden Aufzählung bleibt.

Vorschläge für den Einsatz der Arbeitsblätter:

1. Verteilen Sie die Arbeitsblätter „Frau – Was im Körper so alles abläuft" (S. 85f.) und „Frau – Äußere Geschlechtsorgane" (S. 90ff.) an alle Jugendlichen.
2. Anschließend sollen diese in Zweier- oder Dreier-Gruppen (selbst nach Vertrautheit und Sympathie bilden lassen) versuchen, jedes Geschlechtsorgan, das im Text genannt wird, auf ein Blatt aufzulisten.
3. Im nächsten Schritt schreiben die Jugendlichen auf, welche Eigenschaften und Funktionen sie dem jeweiligen Geschlechtsorgan zuordnen.
4. Im Plenum werden die Ergebnisse vorgetragen und ggf. ergänzt.
5. Verteilen Sie die Arbeitsblätter der Seiten 87, 88, 89 und 92 (Abbildungen der inneren und äußeren Geschlechtsorgane, Menstruation, Befruchtung) an die Kleingruppen.
6. Die Gruppen erarbeiten die Themen anhand der Abbildungen und stellen ihre Ergebnisse im Plenum vor.

Material:

Arbeitsblätter (S. 85 – 92)

Alternative 1: Die Jugendlichen können ein Quizspiel zu den Arbeitsblättern entwickeln, z.B.: „Wie groß ist die Gebärmutter?", oder auf lustige Art und Weise: „Wer oder was springt regelmäßig im Körperinneren?" etc.

Alternative 2: Die Jugendlichen schreiben Geschichten aus Sicht der Geschlechtsorgane, z.B.: „Wir sind die Eierstöcke, in uns verbergen sich 400.000 unreife Eier …"

Nachbearbeitungs- und Einsatzmöglichkeiten:

Hinweis: Als Ergänzung kann die Übung „Die weiblichen und männlichen Geschlechtsorgane" eingesetzt werden.

Praxistipp für Lehrende:

In Gruppen mit Mädchen mit interkulturellem Hintergrund können Sie die Sprachkompetenzen der Jugendlichen aktivieren, in dem Sie sie ermutigen, die Geschlechtsorgane in der Muttersprache zu benennen.

Frau – Was im Körper so alles abläuft

Als ich mit Lena bei Toni saß, um eine Riesenportion Eis zu verdrücken, sagte sie plötzlich: **„Weißt du eigentlich, dass du Eier im Bauch hast?“** Ich dachte ehrlich, die wollte mich vergackeiern. „Eier! Na klar!“, kicherte ich. „Und wenn es Ostern wird, fange ich an, zu gackern!“ Aber dann hat sie so ein Heft aus der Tasche gekramt und mir ein paar Abbildungen gezeigt. Ich habe mich echt wie eine Oberglucke gefühlt. Es stimmt! Ich habe in jedem Eierstock Eier, die nur darauf warten, auf die Reise gehen zu können. Jetzt wollte ich es genauer wissen. Was war mit den Eiern, und wo steckten die? Kann man die fühlen? Können die kaputt gehen, wenn man unglücklich fällt? Und wozu sind die gut?

Ach, du liebe Zeit! So'n Körper ist doch ein ganz schön kompliziertes Ding! Kaum war ich wieder zu Hause, stürzte ich mich auf den Computer. Aber Miriam suchte noch irgendwelche Daten über die Französische Revolution. Nachdem sie endlich abgedampft war, klickte ich ein paar Websites an. Da gibt es nämlich wirklich einige, wo es echt zur Sache geht, rund ums Thema Pubertät.

Da stand also: Im Unterleib gibt es ebenfalls Geschlechtsorgane, die wachsen. O.k., das war nichts Neues.

Und weil man die nicht sehen kann, nennt man sie auch innere Geschlechtsorgane. Logisch. Aber wo sind denn nun meine Eier? Zum Zeitpunkt der Geburt hat ein Mädchen 400.000 unreife Eizellen in seinen Eierstöcken. Allerdings stirbt im Laufe der Jahre eine Menge davon ab. Wahnsinn! Ich werde nicht mehr! **Da hab ich über 400.000 Eier im Bauch und weiß nichts davon.** Aber weiter: Davon reifen während der geschlechtsreifen Zeit im Leben einer Frau 400 – 500 Eizellen aus.
Der Rest bildet sich zurück. Lena hatte also doch Recht! Und wie geht das weiter mit diesen Eiern? Am besten, ich fange ganz von vorne an, um zu kapieren, was bei mir im Bauch abläuft.

Die **Scheide** oder **Vagina** stellt die Verbindung zur Gebärmutter her. Sie sieht so aus wie ein Schlauch und ist mit Muskeln versehen. Ihr merkt das, wenn ihr die Scheide durch Muskelanspannung zusammenzieht oder ausdehnt. Innen ist die Scheide von einer Feuchthaut überzogen, die Scheidenflüssigkeit absondert. Der untere Teil der Scheidenwand ist vorn mit zahlreichen Nerven versehen. Er reagiert auf Berührungen sehr sensibel. An dieser Stelle befindet sich eine besonders empfindliche Zone.

Hinten in der Scheide ist der **Muttermund.** Der ist glatt und rund, und fühlt sich an wie eine Kirsche oder wie eine Nase mit einem kleinen Grübchen. Dieses „Grübchen“ ist die Öffnung zur **Gebärmutter.** Der Muttermund ragt wie ein runder Höcker in die Scheide hinein. Gebärmutter und Muttermund verändern innerhalb des Zyklus und bei sexueller Erregung ihre Lage, sodass der Muttermund nicht immer an derselben Stelle ist ... Bei einer Schwangerschaft verhindert er, dass der Embryo aus der Gebärmutter gleitet. Bei der Geburt kann er sich aber so stark dehnen, dass ein Baby hindurch passt.

Aha, dachte ich. Das ist also der Gang in die „Unterwelt“, der Eingang zur Gebärmutter. Für die **Spermien** das Tor zur großen weiten Welt, der nur mit einer Zauberformel zu öffnen ist. Sesam öffne dich, hier kommen Ali Baba und die 40.000 Spermien! Aber in Wirklichkeit sind es ja 20 – 40 Millionen pro Samenerguss. Das müsst ihr euch mal vorstellen! Und da müssen sie durch, wenn sie uns schwanger machen wollen. Aber das kommt später.

Dann kommt der **Gebärmutterhals,** der ist innen durch eine Schleimhaut ausgekleidet. Darin befinden sich zahlreiche Drüsen. Sie bilden einen zähflüssigen Schleim, der den Zugang zur Gebärmutter wie ein Pfropf verschließt. Der Pfropf bietet Schutz gegen das Eindringen von Krankheitserregern. Mit der Geschlechtsreife verändert sich der Pfropf.

Frau – Was im Körper so alles abläuft

Wusste gar nicht, was in meinem Körper alles abgeht. Und das, ohne einen Finger zu krümmen. Die **Gebärmutter** ist eine richtige Höhle. Da kann nämlich später mal das Baby heranwachsen. Sie liegt genau hinter und über der Blase und die Wände sind sehr elastisch. Bei jungen Mädchen ist die Gebärmutter nur 7–9 cm lang und hat die Form und Größe einer umgedrehten mittelgroßen Birne. Während einer Schwangerschaft kann ein Baby sie bis zu 50 cm ausdehnen. Wenn ein Mädchen geschlechtsreif ist, baut die Gebärmutter jeden Monat eine neue Schleimhaut auf. Die wird dann aber wieder abgestoßen, wenn du nicht schwanger bist, und du kriegst deine Periode.

Aber wo sind jetzt meine **Eier**? In die Gebärmutter führen zwei Tunnel, das sind die Eileiter. Eileiter! Habt ihr es gehört? Wenn es Eileiter gibt, sind die Eier nicht mehr weit. Aber wo stecken die nun? Ich klickte eine Zeichnung an und verfolgte die Eileiter weiter. Sie führen als kleine Röhrchen in die Bauchhöhle und am Ende ist so ein Trichter angebracht. Da! Ich hab sie! Wenn ihr euch das Bild genau anschaut, könnt ihr ahnen, wo sie stecken. Sehen kann man sie nämlich nicht. Die sind bestimmt in den beiden **Eierstöcken.** Die Eierstöcke sind so groß wie Pflaumen. Da reifen jeden Monat ein paar Eier umhüllt von einem Eibläschen heran. Einmal im Monat wird dann so ein Ei aus dem Eierstock ausgeschwemmt, wird aber gleich von einem der beiden Eileiter-Trichter aufgefangen. Das nennt man Ovulation. Zu Deutsch: Eisprung. Echt sportlich! Und dann geht's ab in den **Eileiter.** Weil so'n Ei ja nicht laufen oder schwimmen kann, gibt es im Eileiter Unmengen von kleinen Flimmerhärchen. Und die schubsen das Ei immer weiter in Richtung Gebärmutter. Echt heiße Angelegenheit.

Die **Eizelle** hat etwa die Größe eines i-Punktes. Man kann sie also mit dem Auge ganz winzig klein erkennen. Auf dem Weg zur Gebärmutter kann das Ei für wenige Stunden befruchtet werden, wenn sich Spermien im Eileiter befinden. Die Lebensdauer der Eizelle beträgt maximal 24 Stunden, danach löst sie sich dann auf. Ihre Bestandteile werden durch große weiße Blutkörperchen, sog. Fresszellen, aufgenommen und entsorgt. Iiiih! Das klingt ja echt nach einem Horrorfilm. Aber andererseits, irgendwo müssen die Reste ja bleiben. Ist schon genial von meinem Körper gemacht. Und jetzt kapiere ich: Wenn die Eier so klein sind wie i-Punkt, können sie bestimmt nicht kaputtgehen, so gut abgepolstert, wie ich bin! Also, weiter!

Das **Ei** will es sich in der Gebärmutter dann so richtig schön bequem machen. Aber es ist ja nicht befruchtet. Deswegen wird es wieder abgestoßen. Und dabei hilft die Gebärmuttermuskulatur. Indem sie sich zusammenzieht, wird die aufgebaute Haut abgelöst und jeden Monat mit etwas Blut ausgeschieden. Adios! Arrividerci! Good bye! Güle güle!

Bundeszentrale für gesundheitliche Aufklärung (Hg.): Aufregende Jahre. Jules Tagebuch. Köln 2004, S. 30–33.

Frau – Innere Geschlechtsorgane

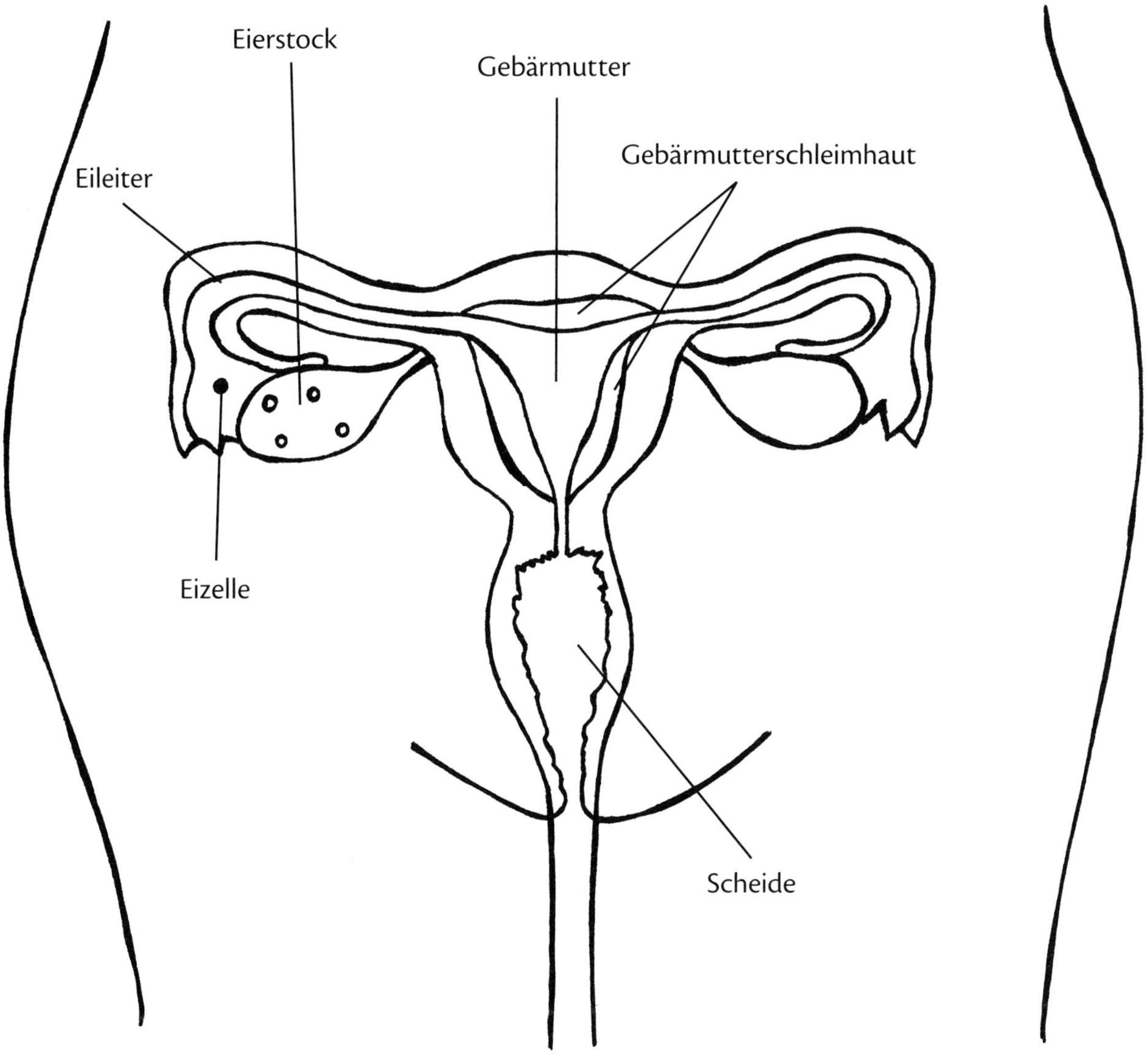

© Verlag an der Ruhr | Postfach 10 22 51 | 45422 Mülheim an der Ruhr | www.verlagruhr.de | ISBN 978-3-8346-0335-7

Frau – Menstruation

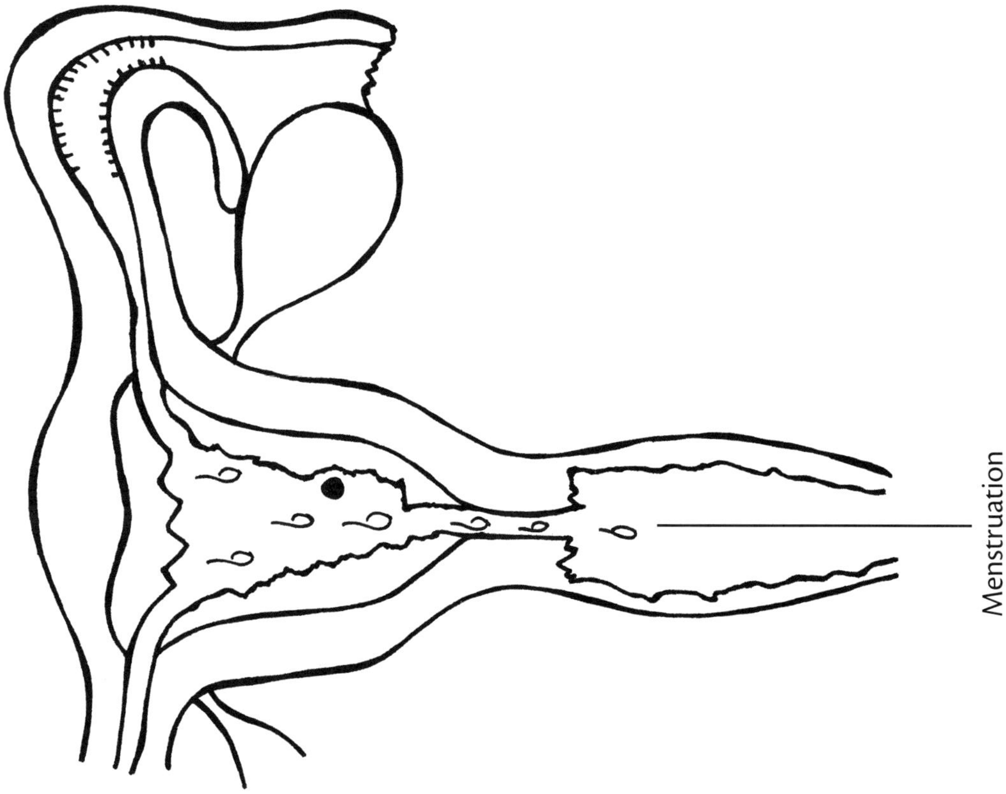

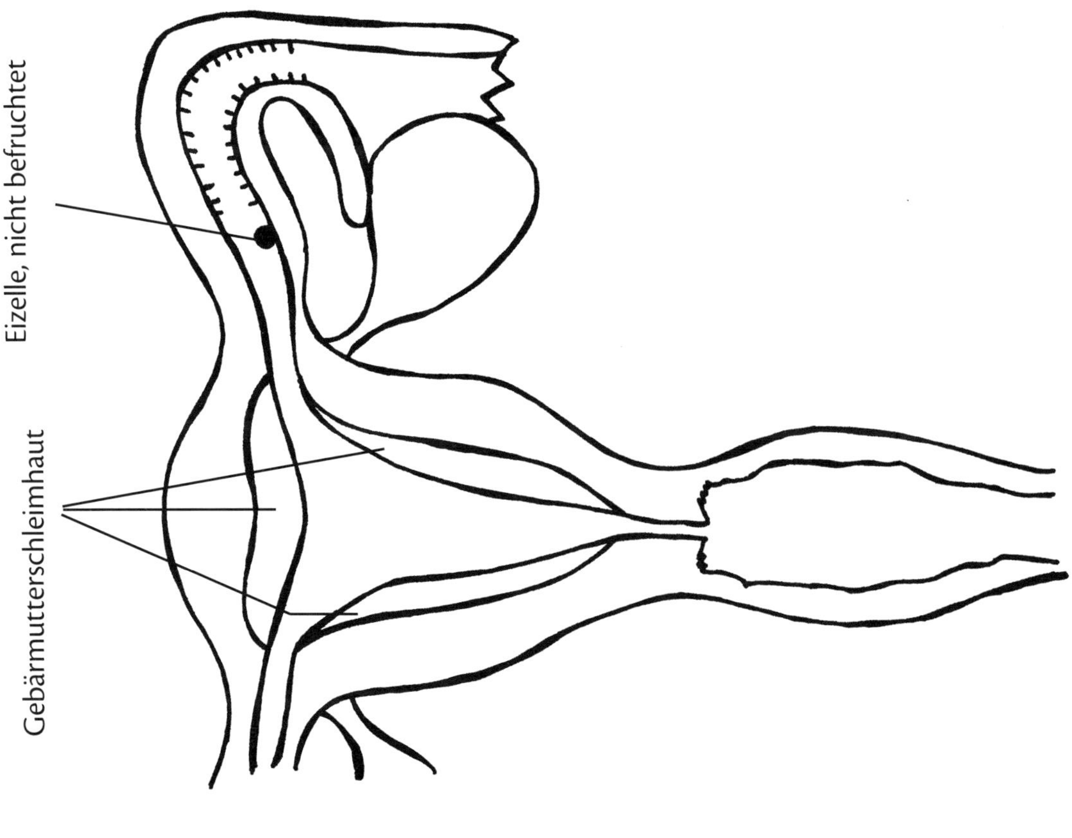

Frau – Befruchtung

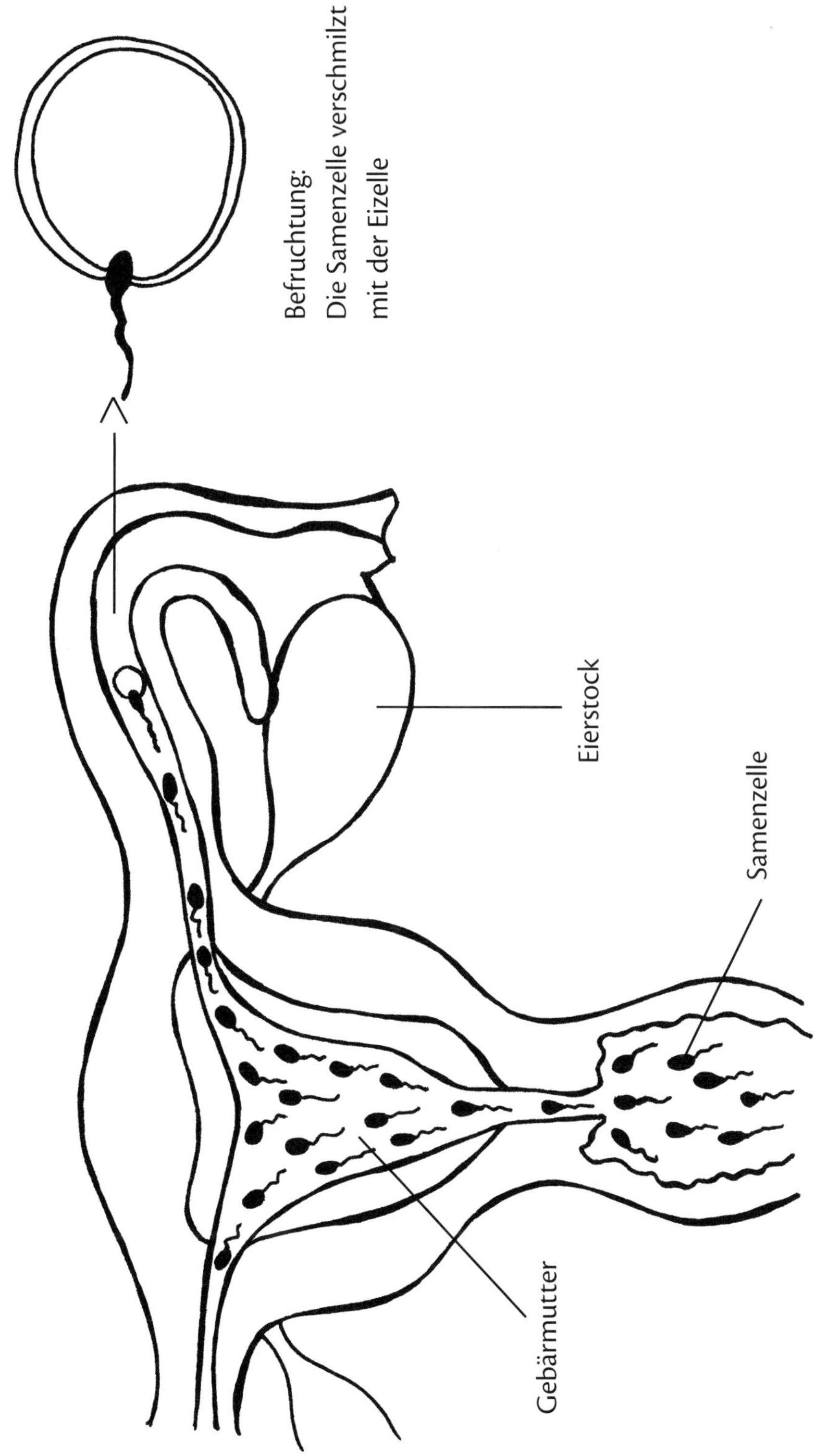

Frau – Äußere Geschlechtsorgane

Seitdem ich mit Lena gesprochen hatte, ging mir das Thema Sexualität nicht mehr aus dem Kopf. Als hätte ich meine Gehirnplatte mit Informationen über Brüste, Hormone und Geschlechtsorgane gefüttert, und die wollten jetzt vervollständigt und abgespeichert werden. O.k. Alles wächst. Auch die äußeren Geschlechtsorgane. Aber wie sehen die in Wirklichkeit aus? Ich ging mit Lena in unsere Stadtbücherei. Wir wollten jetzt unbedingt wissen, was sich bei uns zwischen den Beinen so alles tut. Die Abbildungen haben wir dann auch gefunden. Und wisst ihr, was darunter stand? „Nehmt euch einen Handspiegel, und schaut doch am besten selber mal nach, wie ihr da unten ausschaut."

Gute Idee dachte ich. Als ich zu Hause war, nahm ich einen Handspiegel, machte es mir auf dem Bett bequem, klappte mein schlaues Buch neben mir auf und untersuchte, was es da alles zu entdecken gab. Aber vorher schloss ich die Zimmertür ab. Obwohl keiner zu Hause war. Auch Wuff habe ich ausgesperrt. Jetzt wollte ich total meine Ruhe haben.

Komisch, dass man sich so dabei schämt. Dabei ist es doch das Normalste von der Welt, wenn man sich überall kennenlernt. Die Geschlechtsteile gehören doch zu mir wie meine Nase, mein Knie oder mein dicker Zeh. Jungen haben es da viel leichter. Die sind von klein auf daran gewöhnt, ihren Penis in die Hand zu nehmen und zum Beispiel weit pinkeln zu üben. Oder sich zu streicheln und auszuprobieren, ob das schön ist, wenn man die Vorhaut zurückzieht oder nicht. Bei uns Mädchen ist das schon anders und alles viel mehr versteckt. Vielleicht trauen sich viele deswegen nicht, offen über alles zu reden? Obwohl mir Mama alles erklärt, wenn ich es wissen will. Aber erst, wenn ich sie frage.

Also, ich saß mit meinem Spiegel auf dem Bett, lehnte ihn gegen einen Stapel Bücher und machte mich auf die Entdeckungsreise. Als Erstes haben wir da den **Venushügel.** Klingt doch richtig schön, oder? Das ist da, wo auf der Oberfläche die krausen Scham- oder Venushaare wachsen. Alles zusammen, was es „da unten" (wie man diesen Teil des weiblichen Körpers verschämt umschreibt) so gibt, das nennt man Vulva. Als Erstes sieht man die großen **Schamlippen** oder auch Scheidenlippen. Schamlippen! Eigentlich ein doofes Wort. Warum soll ich mich deswegen denn schämen? Venuslippen fände ich viel schöner. Also gut, jedenfalls sind das die dicken Hautfalten, die vom Venushügel runter zum Damm verlaufen. Der **Damm** liegt zwischen Scheideneingang und Poloch, oder auch After. Ich blätterte in dem Buch nach, was der Damm ist: *eine Muskelschicht, ca. 2 cm lang und trennt die beiden Körperöffnungen voneinander.* Aha! Das hatte ich kapiert.

Also, die großen **Scheidenlippen** sind außen mit Haaren bedeckt und wenn ich sie auseinander ziehe, spüre ich, dass sie innen ganz feucht sind. Aber woher kommt das? *Das liegt daran, dass sie innen mit einer Feuchthaut überzogen sind. Fälschlicherweise wird diese Haut auch als Schleimhaut bezeichnet, aber die Scheide hat keine Schleimdrüsen, sie sondert nur Flüssigkeit ab. Die Schamlippen bestehen auch aus Fett und sind unheimlich stark durchblutet. Außerdem führen da jede Menge Nerven durch.*

Kapiert. Deswegen sind sie ja auch so empfindlich. Ich mag da unheimlich gerne drüber streichen, weil das so schön ist. Wenn du sexuell erregt bist, schwellen sie ganz stark an. Das hatte ich noch nicht gewusst, werde ich mal ausprobieren.

Zwischen den großen Schamlippen liegen die kleinen Schamlippen. Die Haut ist so'n bisschen gekräuselt. Die Farbe ist von Frau zu Frau verschieden: rosa, hell- oder dunkelrot oder auch dunkel

Frau – Äußere Geschlechtsorgane

können sie aussehen. Häufig wachsen die inneren Schamlippen über die äußeren, großen hinaus. Die Schamlippen überdecken die Öffnung von der Harnröhre, also wo der Urin rauskommt und den Scheideneingang. Die Harnröhre bei Frauen ist sehr kurz. Aus diesem Grund kann es leicht zu Entzündungen in Blase und Niere kommen. Deswegen nervt mich Mama also immer so, dass ich im Schwimmbad nach dem Schwimmen den Badeanzug wechseln soll.

Wenn du manchmal in der Unterhose so feuchte Spuren findest, liegt das daran, dass Sekrete oder auch Flüssigkeiten abgesondert werden. Die sind ganz wichtig, weil der Schleim aus dem Gebärmutterhalskanal schädliche Bakterien abwehrt. Deswegen soll man sich am besten nur mit warmem Wasser waschen. Das genügt vollkommen. Wer allerdings während und außerhalb der Periode absolut nicht auf Seife verzichten will, soll auch keine Babyseife nehmen! Neuerdings gibt es da Waschlotionen auf Milchsäurebasis.

Ah ja! Sonst macht man ja die ganze Scheidenflora kaputt, und die Bakterien können mir nichts dir nichts ab in die Scheide wandern. Logisch, dass man die Scheidenlippen und alles sauber halten soll. Sonst wirst du ja eine wahre Oase für Pilze und so'n Zeugs. Und fängst an zu müffeln. Nach Schweiß oder Sekreten. Wäre echt peinlich, weil man das ja selbst gar nicht so mitkriegt. ... (Es ist aber wunderschön, den Eigenduft des geliebten Menschen zu riechen.) Also: Wascht das nicht alles weg. Und überdeckt nicht alles mit Parfüm und Deos. Hygiene ja, aber so'n Körperduft ist doch das Schönste, was man an dir erschnüffeln kann.

Bundeszentrale für gesundheitliche Aufklärung (Hg.): Aufregende Jahre. Jules Tagebuch. Köln 2004, S. 24–28.

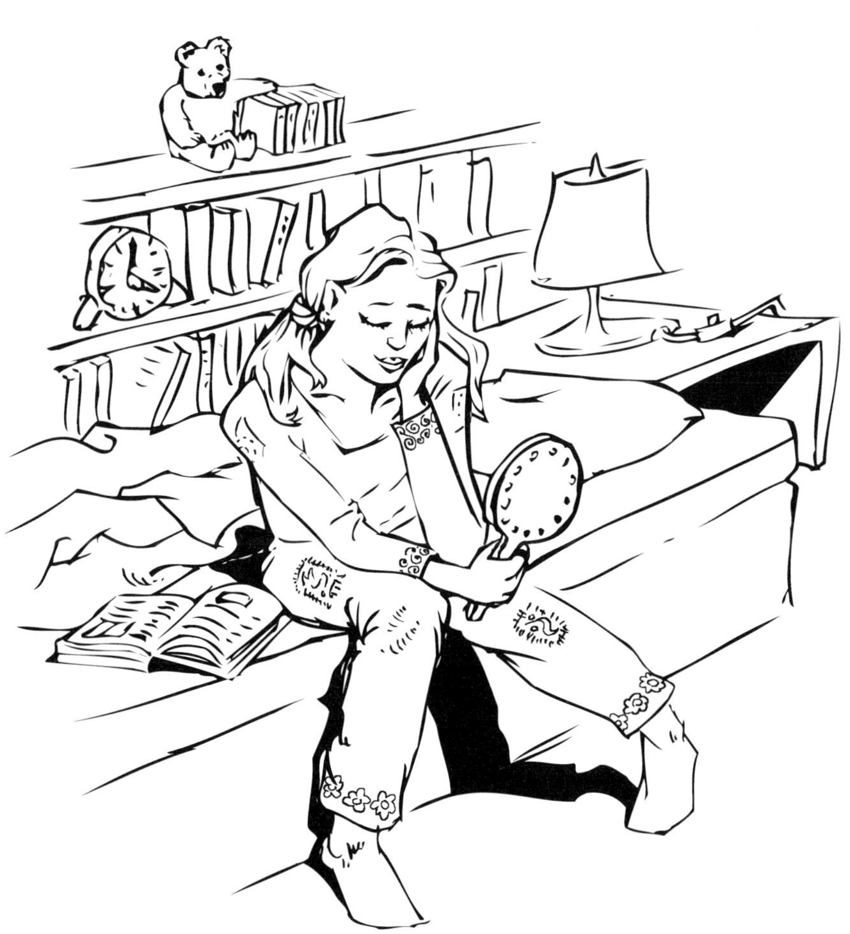

Frau – Äußere Geschlechtsorgane

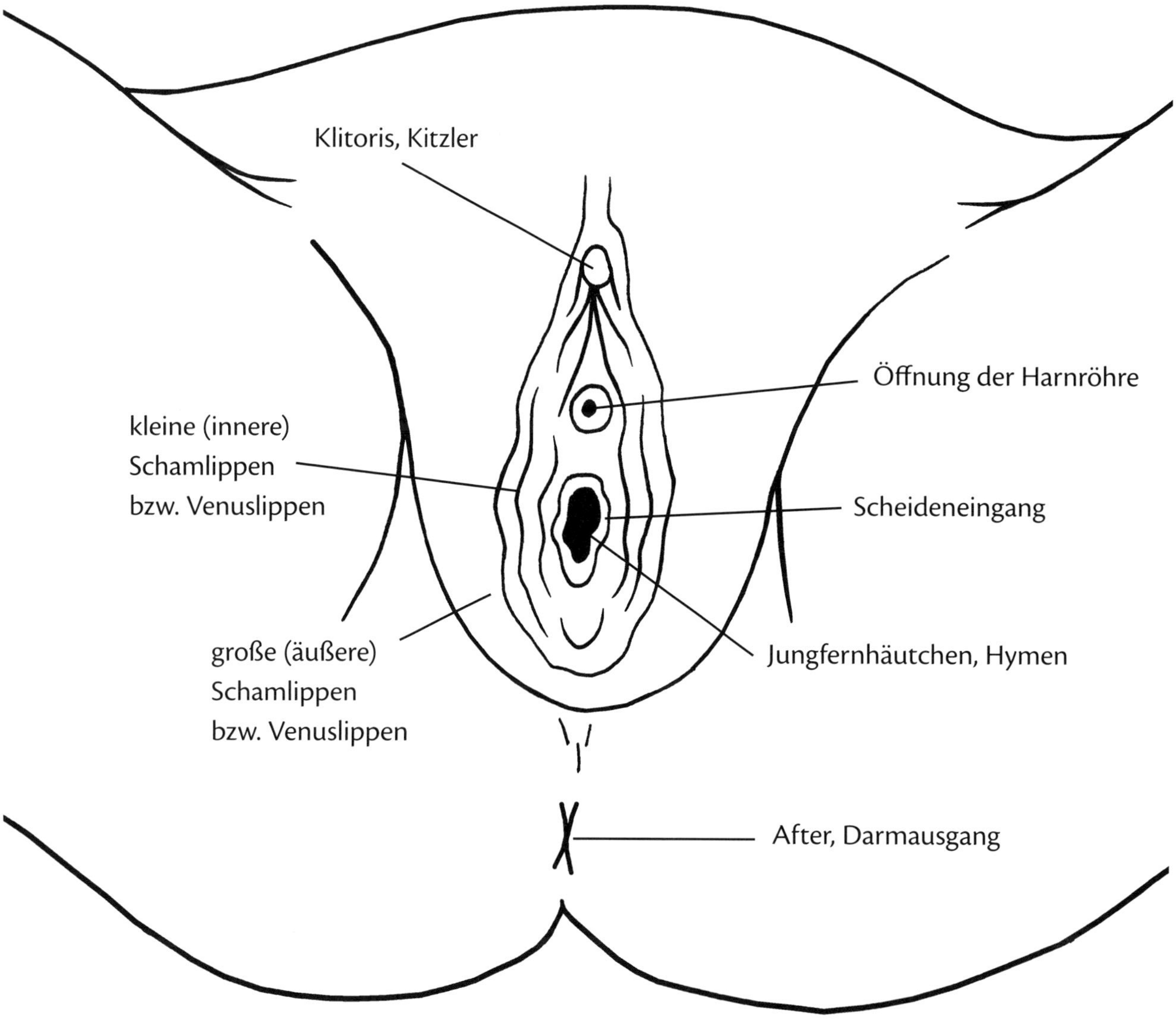

Jungfernhäutchen

Intention:

Reflexion und Auseinandersetzung mit dem Thema, kulturelle Gemeinsamkeiten und Unterschiede.

Ziele:

Verstehen und Auseinandersetzung mit dem Thema unter Einbeziehung religiöser, kultureller Hintergründe, anatomische Aufklärung, Entwicklung eigener Positionen.

Verlauf und Instruktionen:

Das Thema kann je nach Gruppenzusammensetzung und Wissensstand primär aus biologischer, religiöser oder kultureller Sicht behandelt werden. Mit dem Arbeitsblatt „Unterschiedliche Formen des Jungfernhäutchens" (S. 94) können Sie die unterschiedlichen Formen des Jungfernhäutchens veranschaulichen. Durch den kurzen Text „Hymen" (S. 95) erhalten die Jugendlichen differenzierte Informationen zu den biologischen Aspekten des Jungfernhäutchens.
Der Text „Jungfräulichkeit" (S. 95) informiert die Jugendlichen darüber, dass das Thema die Kirche in Europa schon lange beschäftigt hat.
Der Text „Von Jungfernhäutchen und Kitzler" (S. 96) eignet sich zur Vervollständigung der Kenntnisse der Jugendlichen über die äußeren Geschlechtsorgane der Frau. Der Textauszug aus Jules Tagebuch kann aber auch als Informationstext eingesetzt werden, wenn den Jugendlichen die ersten Abschnitte (S. 85f., S. 90f.) nicht bekannt sind. Im Text werden die biologischen Aspekte mit religiösen und kulturellen Sichtweisen verknüpft.
Die Arbeitsblätter „Geschichten zur Jungfräulichkeit" (S. 98 f.) zeigen eine kritische Haltung verschiedener muslimischer Länder zum Thema Hymen.

Vorschläge für den Einsatz der Arbeitsblätter:

1. Verteilen Sie das Arbeitsblatt „Unterschiedliche Formen des Jungfernhäutchens" (S. 94) und den Text „Hymen" (S. 95) an die Jugendlichen. Bitten Sie sie, die verschiedenen Formen des Hymens zu beschreiben und zu erläutern, was beim ersten Geschlechtsverkehr mit dem Hymen passiert.
2. Bitten Sie die Jugendlichen, anhand des Textes „Jungfräulichkeit" (S. 95) darzulegen, welche Bedeutung dem Hymen aus religiöser Sicht zukommt. Lassen Sie die Jugendlichen im Anschluss daran die Position der Kirche aus ihrer Sicht bewerten.
3. Verteilen Sie das Arbeitsblatt „Von Jungfernhäutchen und Kitzler" (S. 96). Geben Sie den Jugendlichen ausreichend Zeit für die Lektüre. Beantworten Sie anschließend Verständigungsfragen. Bitten Sie die Jugendlichen mit ihren Worten zu beschreiben: Was ist die Klitoris/der Kitzler? Was passiert beim Orgasmus? Teilen Sie das Plenum anschließend nach Geschlechtern in 2 Gruppen auf: Mädchen, Jungen. Bitten Sie die Mädchen zu diskutieren, welche Ängste sie vor dem ersten Geschlechtsverkehr haben. Bitten Sie die Jungen festzuhalten, wie sie sich verhalten würden, wenn sie merken, dass ihre Freundin Angst vor dem ersten Geschlechtsverkehr hat. Die Ergebnisse dieser Gruppenarbeit sollten nur im Plenum ausgetauscht werden, wenn sich alle Mitglieder sehr vertraut sind.
4. Teilen Sie das Plenum in 3 Gruppen auf. Verteilen Sie die 3 „Geschichten zur Jungfräulichkeit" (S. 98 f.) an diese Gruppen. Bitten Sie die Gruppenmitglieder, den jeweiligen Text zusammenzufassen und zu diskutieren. Anschließend werden die Ergebnisse dem Plenum vorgestellt.

Material:

Arbeitsblätter (S. 94 – 99).

Unterschiedliche Formen des Jungfernhäutchens

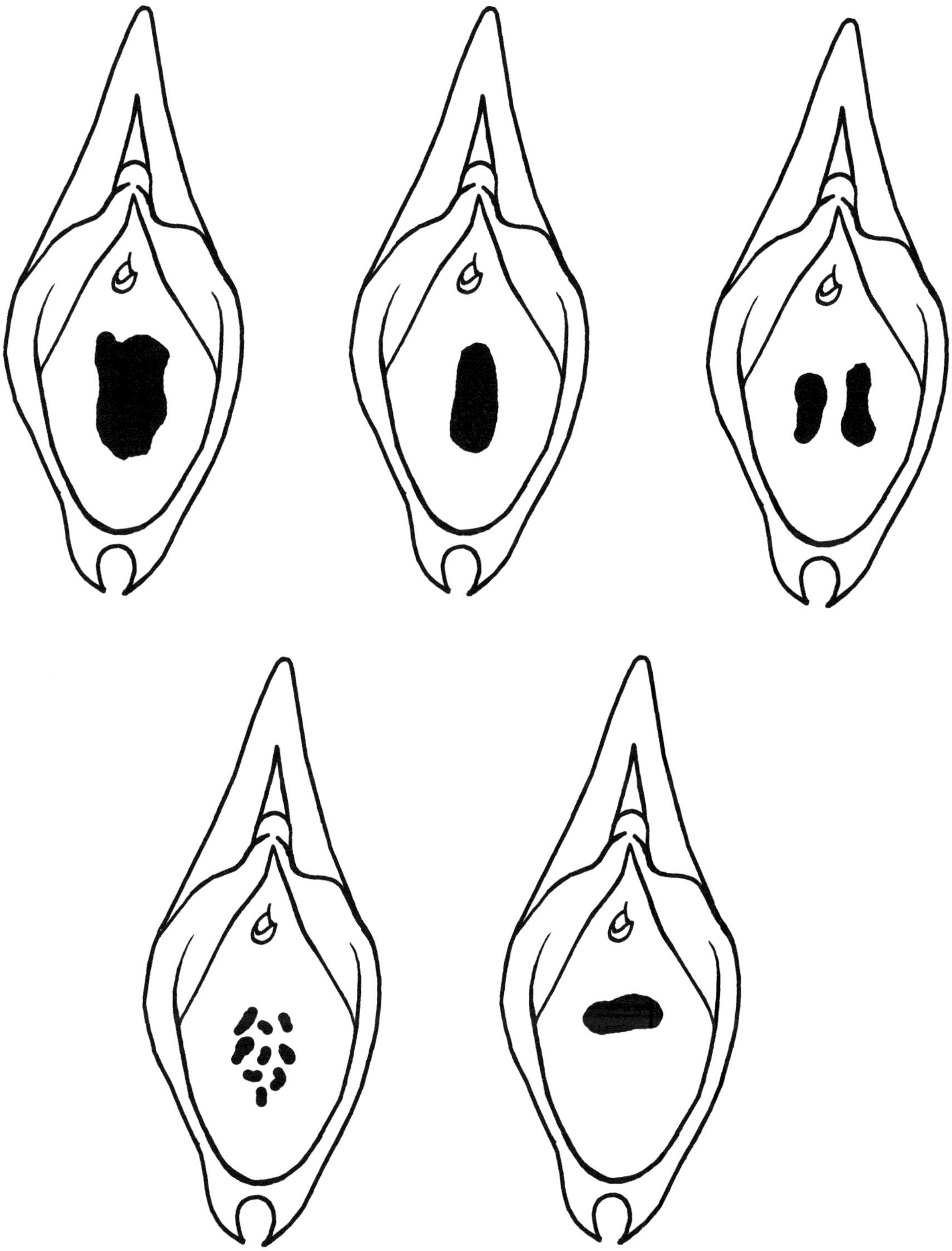

Hymen und Jungfräulichkeit

Hymen (gr. Häutchen)

Das Jungfernhäutchen verschließt den Scheideneingang unvollständig. Es ist eine Schleimhautfalte mit kleiner Öffnung. Es reißt in der Regel beim ersten Koitus ein (Defloration), und wird bei der ersten Geburt zerstört ... Dem intakten Hymen wird in zahlreichen Kulturen erhebliche Bedeutung zugeschrieben, weil es als Zeichen der Jungfräulichkeit gilt ... Form und Dehnbarkeit des Hymens sind individuell sehr verschieden. Deshalb kann aus einer eventuell ausbleibenden Blutung beim ersten Geschlechtsverkehr nur eingeschränkt auf vorangegangene sexuelle Erfahrungen geschlossen werden.

Vgl. Pschyrembel Wörterbuch Sexualität, Walter de Gruyter, Berlin New York 2003, S. 225 f.

Jungfräulichkeit (Jungfernschaft, Virginität)

So wird der Zustand der weiblichen Geschlechtsorgane vor dem ersten Geschlechtsverkehr bezeichnet.
In der Theologie der christlichen (v.a. katholischen und orthodoxen) Kirche erfuhr die Jungfräulichkeit besondere Ausprägung und Wertschätzung. Maßgebend waren dabei die asketischen Ideale, die durch den Hellenismus auf das Christentum einwirkten. In der alten Kirche bildeten Jungfrauen einen eigenen Stand. Der geistliche Anspruch dieses Standes wird an den zahlreichen Schriften der Kirchenväter über die Jungfräulichkeit erkennbar. Im Mönchtum wurde die Jungfräulichkeit im Sinne von Keuschheit und Ehelosigkeit zum ersten und wichtigsten Ordensgelübde. Eine Nonne wird zur „Braut Christi". Für Frauen war dabei das Jungfräulichkeitsideal von besonderer Bedeutung:
Nur wer sich zur Jungfräulichkeit (oder als Witwe zur Keuschheit) verpflichtete, konnte nach Ansicht der Theologen die durch die „Sünde Evas" gegebene Minderwertigkeit überwinden. Als „gottgeweihte" Jungfrauen konnten sie dann von der Kirche als den Männern annähernd gleichwertig anerkannt werden.

Vgl. Schülerduden Sexualität. Mannheim 1997, S. 155.

Von Jungfernhäutchen und Kitzler

In ihrem **Tagebuch** hält Jule fest:
Die Scheidenöffnung liegt hinter der Harnröhrenöffnung zwischen den kleinen Schamlippen und teilweise von einer feinen Haut verdeckt. Aha! Das ist also das berühmt-berüchtigte **Jungfernhäutchen,** auch **Hymen** genannt.

> Das **Jungfernhäutchen,** ein dünnes ring- oder halbmondförmiges Hautläppchen, umgibt den Scheideneingang, verschließt ihn aber nicht. Man spricht von Entjungferung, wenn ein Junge und ein Mädchen das erste Mal miteinander schlafen und das Häutchen sich dehnt oder dabei reißt. Dieses Einreißen tut bei manchen weh, andere spüren kaum etwas. Dabei kann es bluten, bei einigen mehr, bei anderen weniger, manchmal auch gar nicht. Aber keine Sorge: Wenn ihr euch vertraut und zärtlich miteinander seid, wartet, bis ihr sehr erregt seid und die Scheide richtig feucht ist, und sich der Junge sanft und vorsichtig bewegt, dann kann auch das „erste Mal" sehr schön sein.

Alles klar! Kapiert!
Das Häutchen hat eine Öffnung, damit Schleim oder auch später das Blut von der Periode herausfließen kann. Es ist äußerst dehnbar, besonders bei Mädchen, die Tampons verwenden. Wenn es erst einmal zerrissen ist, bleiben oft noch kleine Hautfalten um die Scheide herum zurück. Der kleine Riss heilt nach wenigen Tagen. Jedes Mädchen hat so ein Häutchen, aber es sieht bei jedem Mädchen anders aus, mal ist es siebförmig, mal hat es einen schmalen gekräuselten Saum, mal hat es eine große Öffnung, mal eine kleine. Deshalb muss es nicht immer bluten, wenn es zerreißt.
... Ich nahm das Buch und las weiter: Neben dem Scheideneingang befinden sich zwei bohnengroße Drüsen, die Bartholin-Drüsen. Diese sondern ein schleimartiges Sekret ab, das den Scheideneingang vor allem bei sexueller Erregung befeuchtet. Die Scheide ist am Eingang besonders empfindlich. In einigen Kulturen und Religionen gilt eine unverheiratete Frau als ehrlos, wenn sie kein Jungfernhäutchen mehr besitzt. Die heile Jungfernhaut gilt als Beweis für Unschuld und Unberührtheit. Für viele Mädchen und junge Frauen ist daher der Erhalt des Jungfernhäutchens von großer Bedeutung. Sie möchten – oder die Familie oder Religion erwartet es von ihnen – vor der Heirat keinen Geschlechtsverkehr, sondern als **Jungfrau** in die Ehe gehen. Dabei ist ein unversehrtes Hymen nicht immer ein Beweis dafür, dass das Mädchen noch Jungfrau ist. Ein besonders dehnbares Häutchen kann durchaus das „erste Mal" überstehen, ohne ganz einzureißen. Durch Sport (z.B. Fahrradfahren) oder Tanzen kann es nicht verletzt werden. Tatsächlich kann das Jungfernhäutchen nur beim Geschlechtsverkehr reißen, manchmal durch die Verwendung eines Tampons oder wenn man einen Finger oder Gegenstand in die Scheide einführt. Es reißt auch nicht bei einer fachgerechten Untersuchung beim Frauenarzt/bei der Frauenärztin. Bei der Befürchtung, dass Jungfernhäutchen sei nicht mehr intakt, kann man sich bei der Frauenärztin, einer Sexualberatungsstelle oder Mädchen- oder Frauengesundheitszentren informieren und eventuell auch untersuchen lassen. Manchmal arbeiten hier auch Fachfrauen aus anderen Ländern und Kulturen, die dich auch in deiner Muttersprache und zu diesen speziellen Fragen aufklären können.

Da erzählt ihr mir nichts Neues! Aber jetzt kommt's. Da, wo die beiden kleinen Scheidenlippen nämlich zusammenwachsen, da liegt die **Klitoris** oder auch der **Kitzler.** Fühlt sich an, wie eine kleine Perle, die sich hin und her bewegen lässt. Die hat es vielleicht in sich!

Von Jungfernhäutchen und Kitzler

Äußerlich ist die kleine Eichel sichtbar. Und darüber liegt die Vorhaut, wie eine Kapuze. Klitoris und Scheide sind über die beiden Schenkel der Klitoris miteinander verbunden.

Wenn du sexuell erregt bist, wird die Klitoris größer, schwillt an und kommt unter der Vorhaut hervor. Die gut sichtbare Eichel der Klitoris misst etwa 1 cm. Aha! Von der Spitze der Klitoris bis zum Ende ihrer Schenkel misst sie jedoch etwa 10 cm. Der Schaft und die beiden Schenkel der Klitoris befinden sich nicht sichtbar im Innern des Körpers. Der Kitzler ist vielleicht berührungsempfindlich! Aber das habt ihr bestimmt schon selbst raus gekriegt. Der hat nämlich genau so viele Nerven wie die Lippen oder die Fingerspitzen.

Jedes Mädchen kann selbst herausfinden, was schön ist und was erregt. Eine ganz empfindsame und für die Lust ganz entscheidende Stelle am Körper eines Mädchens ist die **Klitoris,** auch **Kitzler** genannt. Die meisten Mädchen befriedigen sich selber, indem sie ihre Finger befeuchten und die Klitoris oder deren Umgebung streicheln und sanft massieren. ... Mit zunehmender Lust und Erregung wird die Scheide feucht. Der Höhepunkt sexueller Erregung, auch **Orgasmus** genannt, ist nicht immer eindeutig als solcher zu erkennen. Da ziehen sich die Muskeln in der Scheide und um die Klitoris zusammen. Die Gefühle beim Orgasmus sind unterschiedlich und jedes Mal anders; eine Mischung aus Entspannung, Kribbeln im Körper, dem Gefühl, auf Wellen zu reiten oder für einen Moment vollständig die Kontrolle zu verlieren. Manchmal braucht es auch eine Weile, bis du entdeckt hast, was dir gefällt. Setz dich nicht unter Druck! Aber je besser du deinen Körper kennst, desto schöner ist das für eine spätere Partnerschaft.

Bundeszentrale für gesundheitliche Aufklärung (Hg.):
Aufregende Jahre. Jules Tagebuch. Köln 2004, S. 24 –28.

Geschichten zur Jungfräulichkeit

Die erste Geschichte

Die verlorene Jungfernschaft: Uqba al-Azdi war berühmt durch seine Macht über böse Geister und die Kraft seiner Beschwörungen. So brachten sie ein Mädchen zu ihm, das in ihrer Hochzeitsnacht von einem bösen Geist befallen worden war. Als er seine Beschwörungen über sie sprach, stürzte sie plötzlich zu Boden. Da sagte er zu ihren Angehörigen: „Lasset mich allein mit ihr."
Sie willfahrten ihm. Als er nun mit ihr allein war, sprach er zu ihr: „Sage mir die Wahrheit über dich, und es soll meine Aufgabe sein, dich zu erlösen!" Sie erwiderte: „Ich habe einen Freund gehabt, als ich noch zu Hause war. Meine Angehörigen haben mich nun meinem Bräutigam zuführen wollen, und weil ich keine Jungfrau mehr bin, habe ich Angst vor der Schande bekommen. Weißt du einen Ausweg in meiner Lage?" Jener bejahte dies. Dann ging er zu ihren Angehörigen hinaus und sprach: „Der böse Geist hat mir zugesagt, sie zu verlassen. Wählet, durch welchen Körperteil er es tun soll, doch wisset, dass der Körperteil, durch den der Geist weicht, zwangsläufig zerstört und vernichtet wird. Weicht er durch ihre Augen, so werden sie blind, durch ihre Ohren, so werden sie taub, durch ihre Hände, so verdorren sie, durch ihre Füße, so werden sie lahm, und weicht er durch ihren Schoß, so geht ihre Jungfernschaft verloren." Da sagten ihre Angehörigen: „Wir sind der Meinung, dass der Verlust ihrer Jungfernschaft am ehesten zu verschmerzen ist. Treibe den Satan deshalb durch ihren Schoß aus!" Da machte er die Leute glauben, er habe dies getan, und die Frau wurde ihrem Bräutigam zugeführt.

Weisweiler, Max: Arabesken der Liebe. Früharabische Geschichten von Liebe und Frauen. Leiden/Brill 1954, S. 288 und 289.

Die zweite Geschichte

„Es ist kein Geheimnis, dass manche Braut ihre Jungfräulichkeit in der Hochzeitnacht einem medizinischen Kunstgriff verdankt. Zur Freude der Gynäkologen, die solche Techniken beherrschen, gibt es genug junge Frauen, die sich kurz vor der Hochzeit einer kleinen Operation unterziehen, um alle Spuren ihrer vorehelichen Erfahrungen zu tilgen. Um ihre Rolle im traditionellen Schauspiel jungfräulicher Demut und patriarchalischer Arglosigkeit übernehmen zu können, braucht die junge Frau also einen verständnisvollen Arzt, der sie im Handumdrehen verwandelt in eines der kostbarsten Güter des Mannes in der mediterranen Welt: eine Jungfrau mit einem unversehrten Hymen, als Siegel auf der Vagina, als Garantie, dass noch kein anderer Mann sie dort berührt hat … Außerdem gibt es das Phänomen der vorgetäuschten Jungfräulichkeit ja nur deshalb, weil die Männer einen absurden Anspruch stellen: vor der Ehe wollen sie ihre ‚Erfahrungen' machen, dazu brauchen sie Frauen, die sich auf unverbindliche sexuelle Beziehungen einlassen, aber sobald sie beschlossen haben, in den Ehestand zu treten, suchen sie verzweifelt nach einer Jungfrau, die noch kein anderer Mann ‚geschändet' hat."

Mernissi, Fatema: Die vergessene Macht. Orlando Frauenverlag, Berlin 1993, S. 67 und S. 70.

Geschichten zur Jungfräulichkeit

Die dritte Geschichte

Wenn man bedenkt, wie viele Anomalien des Hymens sich bereits während der Entwicklung des Embryos bilden und folglich bei der Geburt vorhanden sind, lässt sich ermessen, welche Leiden viele Mädchen zu erdulden haben, ohne sich eines Fehlers bewusst zu sein. Nach einer Statistik kommen 11,2 % aller Mädchen mit einem dehnbaren Hymen zur Welt, 16,16 % mit einem Hymen, das sehr dünn ist und leicht zerreißen kann, 31,32 % mit einem festen, elastischen Hymen – und nur 41,32 % besitzen bei der Geburt ein Jungfernhäutchen, das man als normal bezeichnen kann. Veränderungen zeichnen sich ab, aber die große Mehrheit der arabischen Männer fordert noch immer, dass ihre Frauen bis zur Ehe jungfräulich bleiben …

Nawal el Saadawi: Tschador. Frauen im Islam. In: Von Liebe, Lust und Last. Frauen aus aller Welt schreiben über Sexualität. Hg. vom Familienplanungszentrum Hamburg 1997, S. 49.

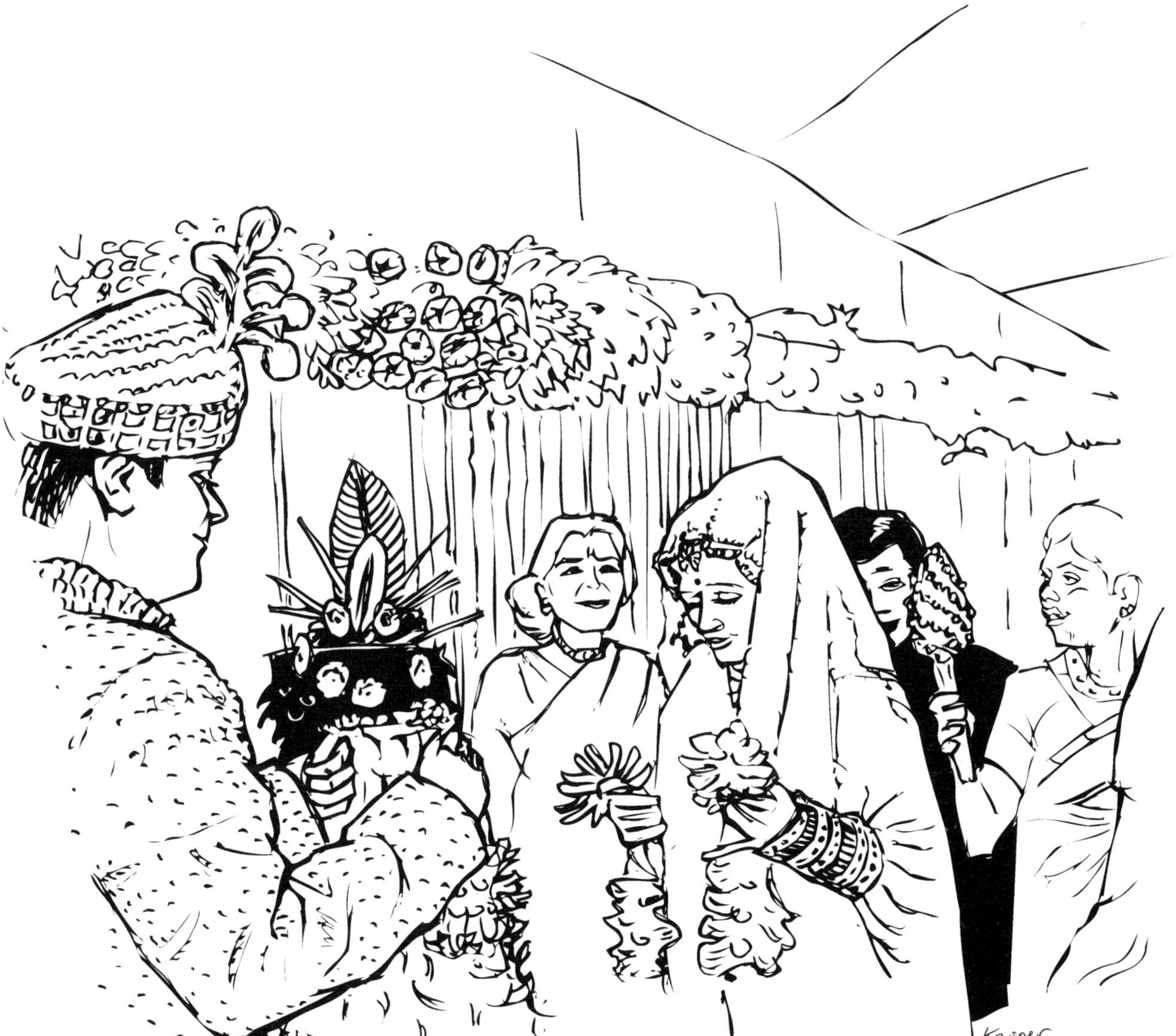

Penis

Intention:

Für die meisten Jungen (und Männer) ist der Penis stark schambesetzt. Sie sind verunsichert über die Größe und die Form des Penis, da in der Zeit des Internets falsche Vorstellungen und Bilder verbreitet werden.

Ziele:

Kennenlernen und Akzeptanz der individuellen körperlichen Entwicklung, Wissensvermittlung über die Größe und Beschaffenheit des Penis, Ejakulation, männliche Geschlechtsorgane, Phimose und Beschneidung.

Verlauf und Instruktionen:

1. Als Einstieg in das Thema eignet sich ein Fragespiel. Dabei werden zwei (oder mehrere) Fragen gestellt. Zum Beispiel: „Welche anderen Bezeichnungen – auch in anderen Sprachen – fallen euch für Penis ein?“ (Dazu die Arbeitsblätter aus dem Kapitel „Sexualität und Sprache“ verwenden, S. 29 ff.) oder: „Wie groß sollte der ‚ideale‘ Penis sein?“ etc. Die Jugendlichen beantworten die Fragen anonym auf DIN-A4-Blättern. Bei schreibschwachen Jugendlichen sollte man darauf hinweisen, dass es auf eine korrekte Rechtschreibung nicht ankommt.
2. Die Blätter werden eingesammelt, gemischt und an die Wand gehängt.
3. Nun können Fragen geklärt werden, die beim Einstiegsspiel aufgekommen sind.
4. Verteilen Sie das Arbeitsblatt „Penis“ (S. 102) an die Jugendlichen. Bitten Sie sie, den Text zu lesen und folgende Fragen zu beantworten: „Welche Funktionen hat der Penis?“, „Aus welchen Teilen besteht der Penis?“, „Was ist das so genannte Smegma?“
5. Ergänzend können Sie nun folgende Fragen stellen: „Warum und wie wird ein Penis steif?“, „Was ist eine ‚Morgenlatte‘?“, „Wie groß ist ein durchschnittlicher erwachsener Penis?“, „Was passiert bei einer Beschneidung?“, „Was ist Smegma?“, „Wie und über welchen Weg gelangen die in den Hoden produzierten Samenzellen in den Körper hinein und durch den Penis heraus?“ usw.
6. Um diese Fragen beantworten zu können, müssen die Jugendlichen die mit dem Arbeitsblatt „Penis“ (S. 102) erworbenen Kenntnisse einbringen und das Arbeitsblatt „Penisgröße“ (S. 103) vorliegen haben. Verteilen Sie dieses daher und bitten die Jugendlichen, es sorgfältig zu lesen.
7. Damit die Jugendlichen eine Vorstellung vom erigierten Penis bekommen, können Sie die Abbildung „Erigierter Penis“ (S. 101) zu Beginn oder am Ende der Übung verteilen. Die Abbildung sollte im Plenum besprochen werden.

Material:

DIN-A4-Blätter und gleichfarbige Stifte (um die Anonymität zu gewährleisten). Arbeitsblätter der Seiten 83 und 101–103.

Praxistipp für Lehrende:

Die Arbeit mit geschlechtgetrennten Gruppen ermöglicht, dass die Jungen mit weniger Verunsicherung oder Schamgefühlen arbeiten. Dabei ist zu berücksichtigen, dass sich Mädchen und Jungen in der Pubertät unterschiedlich reif zeigen. In weiteren Einheiten kann u.a. mit geschlechtsgemischten Gruppen gearbeitet werden.

Erigierter Penis

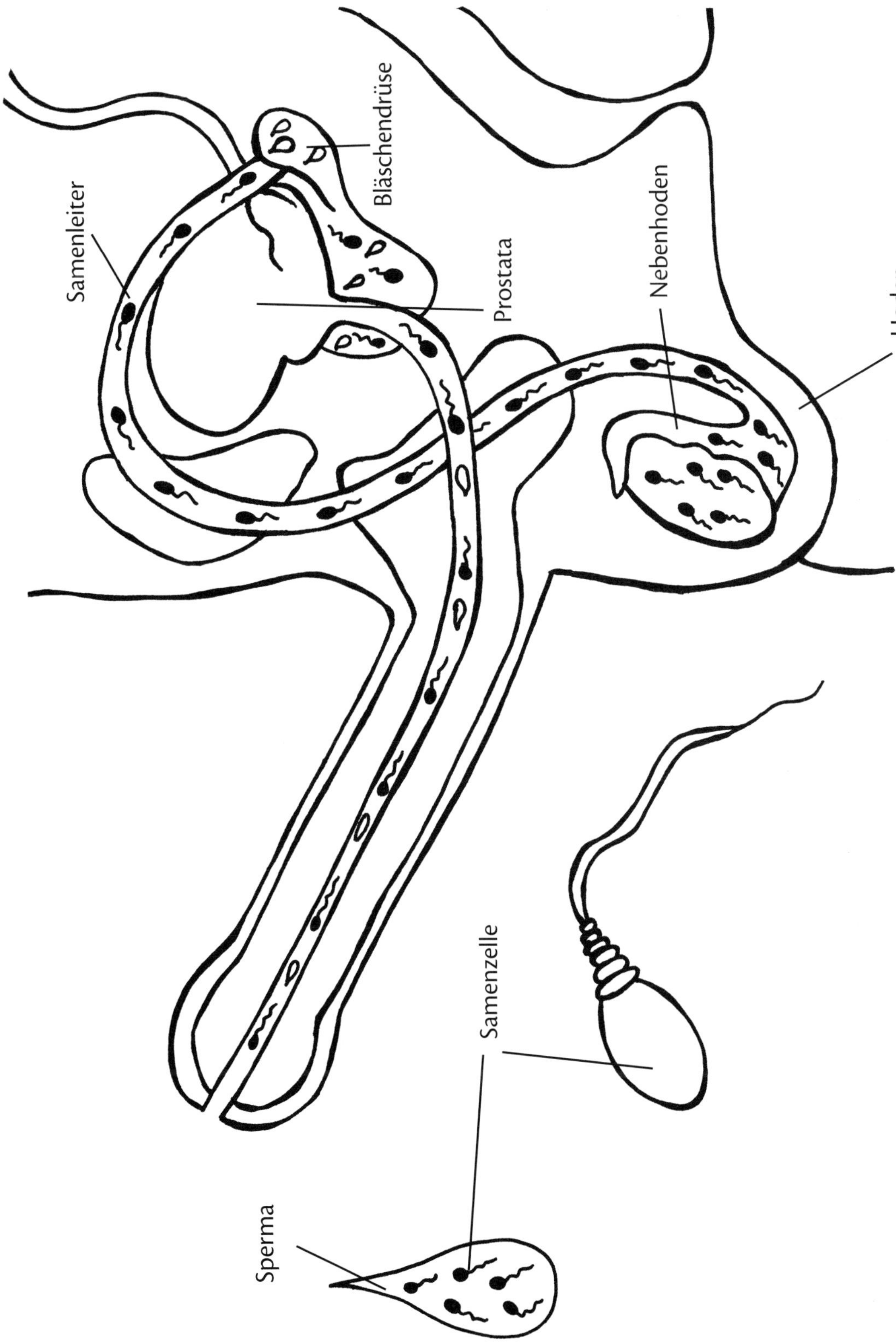

Penis

Die Natur hat den **Penis** mit zwei Aufgaben betraut: Durch ihn wird nicht nur die Harnblase entleert, sondern auch der Samen nach draußen gefördert. Beides, der Urin (Harn) und der Samen, verlässt den Körper also durch die Harnröhre. Bei den Mädchen und Frauen ist das anders: Sie scheiden den Urin nicht durch die Scheide aus. Ihre Harnröhre hat einen eigenen Ausgang, der dicht oberhalb der Scheidenöffnung liegt.

Für den **Samenerguss** muss der Penis steif sein. Um Wasser lassen (pinkeln) zu können, muss er schlaff herunterhängen. Deshalb ist der Penis die meiste Zeit schlaff und nur manchmal steif. Schließlich gehen Jungen und Männer häufiger zur Toilette, als dass sie einen Samenerguss haben.

Ist der Penis steif, was man in der Fachsprache eine **Erektion** nennt, ist es praktisch unmöglich, die Harnblase zu entleeren. Hart und steif steht er ausschließlich dem Vergnügen zur Verfügung und – falls gewünscht – der Fortpflanzung.

Der Penis besteht aus der **Peniswurzel,** dem **Penisschaft** und der **Eichel.** Die **Peniswurzel** befindet sich im Inneren des Körpers und ist dort mit Muskeln und Gewebebändern des Beckens verwachsen. Wer diese Muskeln anspannt (z.B., indem er den After zusammenkneift), kann das innere Ende des Penis mit dem Finger am Damm ertasten. Der Damm ist der Bereich zwischen After und Hodensack. Der **Penisschaft** beginnt unter dem so genannten Schambein und reicht bis zur Eichel. Das Schambein ist der Beckenknochen, den man direkt unter der Schambehaarung fühlen kann. Die **Eichel** bildet die für sexuelle Erregung sehr empfindsame Spitze des Penis. Sie ist etwas dicker als der übrige Penis und setzt sich vom Schaft durch die so genannte Kranzfurche ab, eine leichte, ringförmige Vertiefung, die sich direkt hinter dem Wulst der Eichel befindet. Ist ein Penis nicht beschnitten, wird die Eichel von der Vorhaut bedeckt. Die Vorhaut ist beweglich und sollte sich vollständig bis hinter die Eichel zurückziehen lassen. Wenn die Vorhaut zu eng ist, nennt man das eine Phimose.

Übrigens: Die Innenseite der Vorhaut und die Oberfläche der Eichel stoßen unaufhörlich Zellen ab, die zusammen mit Resten von Urin und Bakterien das so genannte **Smegma** bilden. Das Smegma ist eine riechende, käseartige Substanz, die sowohl am Penis als auch in der Scheide zu Entzündungen führen kann. Man sollte sich deshalb möglichst täglich unter der Vorhaut waschen, und zwar am besten mit viel warmen Wasser und nur wenig Seife. Beschnittene Jungen und Männer haben mit diesem Problem natürlich weniger zu kämpfen. Vom After aus zieht sich eine feine Linie über den Damm und Hodensack hinweg und weiter an der Unterseite des Penis entlang bis zum letzten Zipfel der Vorhaut. Die Linie sieht aus wie eine „Schweißnaht" und ist sehr empfindlich für zärtliche Berührungen.
Beim beschnittenen Penis endet die Linie an der Unterseite der Eichel. Dort befindet sich auch das so genannte Vorhautbändchen. In der Fachsprache wird das Vorhautbändchen „Frenulum" genannt, was übersetzt „Zügelchen" bedeutet. Wird beim Geschlechtsverkehr der Penis eingeführt, verhindert das „Frenulum", dass die Vorhaut zu weit zurückgezogen wird.

BZgA (Hg.): „Wie geht's – wie steht's?" Wissenswertes für Jungen und Männer. Köln 2002, S. 2–5.

Penisgröße

Jeder fünfte ist zu klein – Studie zur Penisgröße ermittelt Norm

Der durchschnittliche (erigierte) Penis ist 14,48 cm lang und misst 3,95 cm im Durchmesser. Die Maße des „besten Stücks" sind für die meisten Männer eine zentrale Frage. Angaben zu Länge und Durchmesser entbehrten bisher jeglicher wissenschaftlicher Grundlage. Wissenschaftler der Uniklinik Essen sorgten jetzt im Auftrag von Pro Familia und dem Kondomhersteller Condomi für Fakten.

Durchschnitt ist gefragt

Zu klein oder zu dick? Damit haben Jungen und Männer Probleme. Das ist das Fazit aus neun Jahren Jugendarbeit und Beratung bei Pro Familia. Immer wieder tauchte in Gesprächen die Frage danach auf, was normal sei. Die Penisgröße steht, so Pro Familia, in direkter Relation zum Maß der Männlichkeit und hat damit großen Einfluss auf das sexuelle Erleben. Deshalb beauftragte Pro Familia die Wissenschaftler mit der Erhebung objektiver Daten.
Bei 111 jungen Männern zwischen 18 und 19 Jahren legten die Forscher die Messlatte an. Sie untersuchten auch 32 Männer zwischen 40 und 68 Jahren. Das Ergebnis: der Durchschnittsmann ist mit 14,48 cm ausgestattet, wobei das Spektrum zwischen 10 und 19 cm liegt. An der Basis wurden zwischen 3 und 5 cm Durchmesser gemessen, das ergibt einen Durchschnitt von 3,95 cm.

20 % zu dünn

Für immerhin 20 % der deutschen Männer ergibt sich aus den ermittelten Werten ein Problem: Ihr Penis ist zu schmal für die Standardkondome nach EU-Norm. Europaweit normiert ist ein Durchmesser von 3,31 cm. Wird ein zu weites Kondom benutzt, ist eine sichere Verhütung nicht mehr garantiert, so Pro Familia. Die Normlänge von 18 cm bereitet hingegen weniger Sorgen. Ist das Kondom zu lang, wird es einfach nicht ganz abgerollt.

Kleinere Kondome anbieten

Für die Kondomhersteller bedeutet dies: Verschiedene Größen müssen her. „Wir tragen ja auch verschieden große Socken", erklärte Condomi-Vorstand Oliver Grothe. In den Condomi-Fachgeschäften habe es schon Anfragen nach unterschiedlichen Größen gegeben. Besonders junge Männer zwischen 14 und 18 Jahren würden von der Einführung eines kleineren Kondoms profitieren, denn „Erstanwender" hätten besonders oft Pass-Schwierigkeiten, berichtet Pro Familia.

„Individuelle Ausprägungen" festgestellt

Im Auftrag der Kondomhersteller waren die Wissenschafter auch der Frage nachgegangen, ob es bestimmte Penisformen oder -typen gebe. Die Forscher stellten bei ihren Testpersonen fest: Egal wie lang oder dick, offensichtlich ist jeder Penis ein Einzelstück. Vielleicht verhilft diese Erkenntnis manchem vermeintlich zu kurz gekommenen zu einem Lustgewinn.

www.wdr.de/online/news/kondom/index.phtml

Beschneidung

Intention:

Information und Auseinandersetzung mit dem Thema Beschneidung.

Ziele:

Information über kulturell-religiöses Verhalten, unterschiedliche Positionen verstehen, Reflektion der Beschneidung bei muslimischen Jugendlichen.

Verlauf und Instruktionen:

1. Frage: „Was fällt euch ein, wenn ihr an die Beschneidung von Jungen denkt?" Die Ergebnisse werden für die Jugendlichen sichtbar gesammelt: Phimose, Beschneidung bei Muslimen, Beschneidung bei Juden etc.
2. Das Thema Phimose wird anhand des Arbeitsblattes von S. 105 mit allen Jugendlichen bearbeitet, anschließend wird die Aufmerksamkeit mit den Arbeitsblättern der Seiten 106–108 auf die kulturell-religiöse Beschneidung gelegt.
3. In Bezug auf die Vorhautverengung sollten wesentliche Merkmale erarbeitet und Behandlungsformen besprochen werden.
4. Im Rahmen der kulturell-religiösen Beschneidung sollte sowohl auf die Beschneidung der Jungen als auch auf die Beschneidung der Mädchen eingegangen werden. Im Plenum sollte herausgearbeitet werden, dass es sich bei der Beschneidung von Mädchen/Frauen nicht (wie bei den Jungen) um eine religiöse/medizinische/hygienische/ästhetische Maßnahme handelt, sondern dass es hier ausschließlich darum geht, die weiblichen Genitalien zu verstümmeln, um die sexuelle Lust einzuschränken.
5. Der Vergleich der Beschneidung von Jungen und Mädchen darf nicht mit der Nennung der Fakten enden. Eine kritische Stellungnahme zur Praxis der Mädchenbeschneidung ist unerlässlich.
6. Die Arbeitsblätter „Beschneidung" (S. 106–108) sollte daher im Plenum gelesen und bearbeitet werden. Mögliche Aufgaben:
   „Warum werden die Jungen beschnitten?"
   „Warum werden die Mädchen beschnitten?"
   Vergleicht die Jungenbeschneidung mit der Mädchenbeschneidung.
   „Was haltet ihr von der Beschneidung der Jungen bzw. von der Beschneidung der Mädchen?" Haltet Pro- und Kontra-Argumente schriftlich fest.
   Recherchiert im Internet das Thema „Beschneidung bei Mädchen". Stellt eure Informationen zusammen.
7. Das Thema „Beschneidung bei Juden" (S. 107) und „Beschneidung in der Türkei" (S. 107 f.) können Sie als religiöse Rituale spezifischer Kulturkreise thematisieren. Je nach Zusammensetzung und Interesse Ihrer Übungsgruppe empfiehlt es sich, Schwerpunkte zu setzen. Die hier dargelegten Themen sind daher nur als zwei mögliche Vorschläge zu verstehen.

Material:

Arbeitsblätter der Seiten 105–108, evtl. von den Jugendlichen mitgebrachte Einladungen, Kostüme, Fotos oder Videofilme einer Beschneidung.

Alternative:
Sie können die Jungen, die selbst beschnitten sind, fragen, ob sie einen Videofilm oder Fotos von der Beschneidungsfeier mitbringen wollen. Vielleicht gibt es Einladungen oder die landesübliche Bekleidung der Jungen bei einer Beschneidung, die ihre Übungsteilnehmer zum Anschauen mitbringen möchten.

Vorhautverengung (Phimose)

Was ist eine Vorhautverengung?

Bei einer Vorhautverengung ist die Vorhaut des Penis entweder mit der Eichel fest verklebt oder weist eine ringförmige Vernarbung auf und lässt sich nicht über die Eichel zurückschieben. Man unterscheidet eine vollständige und eine unvollständige Phimose. Bei der vollständigen Phimose können Sie die Vorhaut auch bei erschlafftem Glied nicht zurückschieben, bei der unvollständigen Phimose ist es nicht möglich, die Vorhaut beim erigierten Glied zurückzuschieben. Nach Angaben der Deutschen Gesellschaft für Urologie haben etwa 1 % der 16- bis 18-Jährigen eine Phimose.

Wie entsteht eine Vorhautverengung?

Eine Vorhautverengung ist im Neugeborenen- und Säuglingsalter durchaus normal. Während des zweiten, spätestens dritten Lebensjahrs lässt sich die Vorhaut dann aber üblicherweise leicht zurückschieben. Ist dies nicht möglich, besteht eine Vorhautverengung. Weitere Ursachen der Phimose sind genetische Veranlagung und Entzündungen.

Welche Symptome treten bei einer Vorhautverengung auf?

Eine Vorhautverengung kann das ganze Leben hindurch ohne Beschwerden bestehen. Allerdings kann sie auch Anlass zu Entzündungen oder Schwierigkeiten beim Harnlassen sein. Eine angeborene narbige Enge der Vorhaut sollte spätestens bis zur Einschulung operiert werden. Ausnahmen hiervon sind Vorhautverengungen, die zu einer Beeinträchtigung des Wasserlassens führen, diese sind in jedem Alter umgehend zu operieren. Man erkennt sie meist an einem abgeschwächten oder stark verdrehten Harnstrahl. Oft „bläst" sich die Vorhaut beim Wasserlassen wie ein kleiner Ballon auf. Die Versteifung des Gliedes bei der Erektion kann durch die verengte Vorhaut gestört werden, sodass das anschließende Zurückziehen der Vorhaut Schmerzen bereitet. Oder die Vorhaut kann nicht wieder zurückgezogen werden, bis der Penis erschlafft. Bei zu enger Vorhaut kann es passieren, dass die beim Geschlechtsverkehr zurückgestreifte Vorhaut hinter der Glans (Penisspitze) einen Schnürring bildet, die so genannte Paraphimose (spanischer Kragen). Bei Verdacht auf eine Entzündung (Rötung, Schwellung, Schmerzen beim Wasserlassen) unter der Vorhaut müssen Sie einen Arzt aufsuchen.

Wie wird die Vorhautverengung behandelt?

Es gibt verschiedene Möglichkeiten, eine Vorhautverengung zu behandeln:

Kortisoncreme: Sechs Wochen lang wird 3-mal täglich die Spitze des Penis eingecremt. Der Hausarzt kann diese Behandlung durchführen. Die Vorhaut soll so weit wie möglich ohne Kraftanwendung zurückgezogen werden, danach wird die Creme aufgetragen. Bleibt diese Behandlung ohne Erfolg, kann eine Operation erfolgen.

Phimose-Operation: Diese Operation nennen Mediziner auch Beschneidung oder Zirkumzision. Sie erfolgt unter lokaler Betäubung. In einigen Ländern lassen sich Jungen und Männer aus rituellen Gründen beschneiden. Die Vorhaut wird dabei entweder ganz oder teilweise entfernt. Es gibt unterschiedliche Operationsmethoden, die sich nur in Einzelheiten unterscheiden und prinzipiell alle gleichwertig sind. Wichtig ist eine regelmäßige Wundkontrolle nach der Operation. Es werden fast immer Nähte verwendet, die sich selbst nach der Wundheilung auflösen, sodass eine Fadenentfernung nicht notwendig ist.

Dr. med. Heribert Schorn, Facharzt für Urologie. In: www.netdoktor.de/krankheiten/fakta/vorhautverengung.htm

Beschneidung

Bei der **Beschneidung des Mannes** wird die Vorhaut des Penis ganz oder teilweise chirurgisch entfernt. Dies kann **aus religiösen, medizinischen, hygienischen oder ästhetischen Gründen** erfolgen. In Deutschland übernehmen die Krankenkassen die Kosten, sofern es sich um eine medizinische Indikation handelt (z.B. eine Vorhautverengung). Im Judentum und Islam findet die Beschneidung in ritueller Form und in einem festlichen Akt statt. In den USA wurden bis vor wenigen Jahrzehnten fast alle männlichen Kleinkinder beschnitten. Im Jahr 2000 waren es noch rund 60 %. Die Zirkumzision beim Jungen beziehungsweise Mann ist – unter Einhaltung der hygienischen Bedingungen – ein relativ komplikationsarmer Eingriff. Dagegen entspricht die **Beschneidung von Mädchen und Frauen einer hochgradigen genitalen Verstümmelung**. Es wird entweder die Klitoris („Kitzler") alleine oder die Klitoris mitsamt der Schamlippen entfernt. Damit soll das sexuelle Verlangen der Frauen reduziert bzw. zerstört werden – auf Kosten ihrer psychischen wie körperlichen Gesundheit. Zahlreiche Organisationen und Selbsthilfegruppen haben gegen diese Menschenrechtsverletzung seit Jahren Partei ergriffen, z.B. die UNO, die WHO, die UNICEF und amnesty international. In betroffenen Ländern haben sich mittlerweile vor allem Frauen zu nationalen Hilfsorganisationen zusammengeschlossen. Die internationale Dachorganisation hat ihren europäischen Sitz in Genf und fungiert dort unter dem Namen „Inter-African-Committee on Traditional Practices Affecting the Health of Women and Children (IAC)". (...)

Jungen und Männer

Die Beschneidung ist eine sehr früh überlieferte, vorwiegend religiöse Handlung. Die Vorhaut wird in der Regel unter örtlicher Betäubung entfernt, bei Kindern auch in Vollnarkose. Im **Judentum** beruht das Beschneidungsritual auf einer biblischen Überlieferung: Gott Abraham hat „angewiesen", dass alle Neugeborenen am achten Lebenstag und nicht vorher, beschnitten werden sollen. Noch heute wird daher im Judentum meist am achten Lebenstag dieser Akt vollzogen.
Neben den religiösen Gründen vermutet man auch rationale Überlegungen hinter der Beschneidung: Sie könnte vor allem aus hygienischen Gründen praktiziert worden sein, da es in den Ursprungsregionen an Wasser mangelte und man auf diese Weise eine gewisse Sexualhygiene erreichen konnte. Smegma, ein Sekret zwischen Vorhaut und Eichel, in dem sich Krankheitserreger tummeln können, ist eine mögliche Quelle für Penisinfektionen. Wird die Vorhaut entfernt, kann sich Smegma nicht mehr ansammeln, was die Infektionsgefahr senkt. Bei ausreichender Hygiene ist ein „präventives" Entfernen der Vorhaut aus medizinischer Sicht jedoch nicht nötig.

Mädchen und Frauen

Die Beschneidung von Mädchen und Frauen, die noch heute in vielen Ländern der Erde üblich ist, dient ausschließlich der Einschränkung der sexuellen Lust der Frauen. In diesen Kulturen hat nur der Mann das Recht auf Lust und Befriedigung. Diese genitale Verstümmelung, der jährlich rund zwei Millionen Mädchen zum Opfer fallen, wird vor allem in bestimmten Ländern Afrikas, den Vereinigten Arabischen Emiraten, in Oman, in Jemen, in Teilen Indonesiens und in Malaysia praktiziert. Nach Schätzungen sind pro Jahr weltweit über 100 Millionen Frauen davon betroffen.

www.onmeda.de/sexualitaet_und_partnerschaft/lexikon_der_sexualitaet/beschneidung.html, 20.8.2007.

Beschneidung

Beschneidung bei Juden

Die Brit Mila (der „Bund der Beschneidung") ist das älteste jüdische Ritual … und kennzeichnet die besondere Beziehung zwischen Gott und dem jüdischen Volk. Für die Eltern ist die Beschneidung eine äußerliche Ausdrucksform des Glaubens und der Tradition, in die hinein das Kind geboren wurde und die sie ihm vermitteln werden. Sie findet am achten Tag nach der Geburt statt (der Tag der Geburt zählt als der erste Tag), auch wenn dieser Tag ein Schabbat oder ein Festtag ist. Die einzigen Gründe, die Beschneidung aufzuschieben, sind die Gesundheit und das Gewicht des Kindes. Mit der Beschneidung wird dann solange gewartet, bis das Kind gesund ist; in diesem Fall wird sie nicht an einem Schabbat oder Feiertag stattfinden. Die Person, die die Beschneidung durchführt, der Mohel, sollte fachlich ausgebildet sein, am besten ein Arzt oder ein Ärztin … So weit dies möglich ist, findet die Brit Mila in der Wohnung der Eltern statt, wo sie sich am wohlsten fühlen werden … Familienmitglieder oder enge Freunde können eine Aufgabe bei der Zeremonie übernehmen: die Kvatterin („Patin") nimmt das Baby von der Mutter, bringt es in das Zimmer und überreicht es dem Kvatter („Pate"), der es dem Mohel übergibt. Während der Beschneidung wird das Kind von dem Sandek (Halter) gehalten. Der Vater gibt eine Erklärung ab und rezitiert einen Segensspruch.

www.liberale-juden.de/cms/index.php?id=61, 20.8.2007.

Beschneidung in der Türkei

Die Tradition der Beschneidung

In Anatolien ist eine der wichtigsten und gebräuchlichsten Traditionen bezüglich der Kinder die Beschneidung. Diese stellt auch gleichzeitig die strengste Tradition der religiösen und sittlichen Gebräuche dar …

Das Wort „Sünnet" (Beschneidung) hat arabische Wurzeln und bedeutet in seinem Kern „işlek yol" (betriebsamer Weg). In seiner weiteren Bedeutung ist darunter die gute oder schlechte Verhaltensweise, die der Mensch auf Grund seiner gewöhnlichen Situation zu Tage legt, beziehungsweise der Weg Gottes zu verstehen. In der islamischen Religion bedeutet „Sünnet" die Anpassung an die Praktiken, die der Prophet ausführte oder lehrte. Die Gesellschaft zeigt bei Abweichungen diesem Thema gegenüber fast keine Toleranz und Einsicht. Aus diesem Grunde erleben Jugendliche, bei denen sich die Beschneidung aus verschiedenen Gründen verzögerte, eine gewisse Unbehaglichkeit. Häufig begegnen Jugendliche, bei denen die Beschneidung nicht zeitgemäß durchgeführt wurde, einem abwertenden und kritisierenden Verhalten. Was die Beschneidung betrifft, so kann – ebenso wie in der Vergangenheit – auch in der Gegenwart die Gesetzeskraft dieses tief verwurzelten Brauches beobachtet werden …

Bezüglich des Alters des Kindes bei der Beschneidung oder der Jahreszeit der Beschneidungszeremonie gibt es keine festgelegten Regeln. Die Kinder werden meist kurz vor dem Schulalter oder in den Grundschuljahren, also vor der Pubertät, dieser Zeremonie unterworfen. Allerdings entscheiden sich zunehmend mehr Eltern in den größeren Städten dazu, die Beschneidung sofort nach der Geburt im Krankenhaus durchzuführen. Diese frühe Beschneidung hat vorwiegend das Ziel, das Kind nicht den bewussten Schmerzen und Ängsten auszusetzen. Diese Form der frühen Beschneidung ist in traditionellen Gesellschaftsschichten nicht anzutreffen. Innerhalb der Gesellschaftsstruktur übernimmt die Beschneidung verschiedenste Funktionen. Eine prachtvolle Beschneidungszeremonie hebt nicht nur das Ansehen der Familie in ihrer Gruppe, sondern man erlebt gleichzeitig auch die Freude am Kind. In Anatolien wird es als Pflicht der Eltern angesehen,

Beschneidung

das Kind großzuziehen, die Beschneidung durchzuführen und es zu verehelichen.
Die Beschneidung von armen oder Waisenkindern wird von wohlhabenden Personen oder Verwandten übernommen, die deren Beschneidung mit der der eigenen Kinder gemeinsam durchführen ...

Vorbereitung der Zeremonie der so genannten „Beschneidungs-Hochzeit"

Wenn das Alter der Beschneidung für das Kind gekommen ist und je nach ökonomischer Situation beginnt die Familie ungefähr zwei Monate vor der Beschneidung mit den Vorbereitungen. Nachdem der Zeitpunkt für die Zeremonie bestimmt wurde, werden die Gäste eine Woche oder zehn Tage vor dem Termin eingeladen ...

Vorbereitung des Kindes

Mit der eigentlichen Vorbereitung des Kindes beginnt man einige Tage vor der Beschneidungszeremonie. Allerdings wird das Kind schon sehr viel früher auf dieses Ereignis vorbereitet, indem die Freude auf dieses Ereignis gesteigert wird und ihm die Angst genommen wird. Mit traditionellen Erziehungsmethoden bereiten die Eltern das Kind bereits Monate vor dem Ereignis auf diesen Wendepunkt des Lebens vor. Den wichtigsten Teil der Vorbereitung stellt die Anfertigung der speziellen Bekleidung des Kindes dar. In den Städten werden die Kinder von wohlhabenden Familien mit Edelsteinen geschmückt, in den Kleinstädten bildet eine hellblaue Kopfbedeckung mit einem Talisman (Maşallah) in der Mitte das wichtigste Element der Bekleidung. In den Dörfern erhalten Kinder für die Beschneidungszeremonie neue Kleider, an den Schultern und am Hals werden feine, reich bestickte Tücher befestigt, am hinteren Teil der Kopfbedeckung wird eine Art „Brautschleier" angebracht. Das Kind wird einige Tage vor der Beschneidung oder am Tag der Beschneidung unterhalten, indem es gemeinsam mit Freunden mit einem Pferd oder Auto herumspaziert wird. Gleichzeitig wird damit auch die Beschneidung des Kindes der Umgebung mitgeteilt.

Durchführung der Beschneidung und „Beschneider"

Bei der Beschneidung wird die Vorhaut an der Spitze des Geschlechtes ringsherum abgeschnitten. Das zu beschneidende Kind wird auf den Schoß des Vaters oder einer nahe stehenden Person, die man auch als „Kirve" bezeichnet und der man durch dieses Rituell eine Form von Patenschaft überträgt, gesetzt. Die Beine des Kindes werden gespreizt, seine Arme werden fest umklammert. Dabei werden dem Kind gute Worte, die vor allem auf die Männlichkeit abzielen, zugeredet, um ihm die Angst zu nehmen. Vor und während der Beschneidung werden die Worte „Allahu ekber Allahu ekber" (Gebetsformel) ausgesprochen. Eine weitere gebräuchliche Formel ist auch „oldu da bitti maşallah" (es ist beendet, was Gott gewollt hat; d.h. Ausruf der Bewunderung).
Die Person, die die Beschneidung durchführt, wird im Allgemeinen als „sünnetçi" (Beschneider) bezeichnet ... Heutzutage wird die Beschneidung großteils von Beamten des Gesundheitsministeriums ausgeführt, die sich selbst in städtischen Kreisen als „fenni sünnetçi" (wissenschaftliche Beschneider) bezeichnen.

Geschenke – Aufmerksamkeiten

Die Beschneidung als wichtiger Wendepunkt im Leben, der zeremoniell gefeiert wird, wird durch verschiedenste Geschenke bereichert. Diese Geschenke können Gold, Geld, Bekleidung oder auch häusliche Gegenstände sein. Auch heutzutage wird die Tradition der Überreichung von Beschneidungsgeschenken weiterhin ausgeübt.

www.kultur.gov.tr/DE/BelgeGoster.aspx?48BD9BC89B9B89DA1A9547B61DAFFE2A882D53A8A1E323A5, 20.8.2007.

Religiöse Rituale und Sexualität

Intention:

Viele Menschen sehen die Begriffe „Sexualität und Religion" als fremde, sogar gegensätzliche Bereiche der menschlichen Erfahrung an. In vielen Jahrhunderten war die Religion Mittelpunkt und Maßstab des Lebens. Heute spielt sie für viele Menschen nur noch eine untergeordnete Rolle. Sexualität dagegen hat für viele an Bedeutung gewonnen. „Als zentrale Bereiche des menschlichen Lebens aber haben Religion und Sexualität mehr Gemeinsamkeiten, als der erste Blick vermuten lässt."[1] Religionen regeln das Zusammenleben miteinander und somit auch die Sexualität und die sexuellen Beziehungen. Ob wir uns als mehr oder weniger religiös bezeichnen und die religiösen Einstellungen der Gesellschaften, in denen wir groß werden, haben Einfluss auf unser Sexualverhalten, unsere sexuellen Gefühle oder Beziehungen. In interkulturellen Gruppen ist es unumgänglich diese Themen zum Gegenstand der Diskussion zu machen.

Ziele:

Erforschen und Verstehen von religiösen Einflüssen der Gesellschaften, in denen die Jugendlichen aufgewachsen sind.

Verlauf und Instruktionen:

1. Die Jugendlichen teilen sich in Kleingruppen und setzen sich mit der Frage auseinander, was sie bei sich oder in ihren Familien an religiösen Ritualen und Einflüssen bezüglich der Sexualität kennen (Beschneidung, Geschlechtsverkehr, Verhütung etc.).
2. Achten Sie darauf, dass die Gruppen so gebildet werden, dass Jugendliche mit gleicher Herkunft zusammen sind und sich ergänzen können.
3. Um das Thema „Religiöse Rituale und Sexualität" exemplarisch zu vermitteln, können Sie das Arbeitsblatt „Körperliches Hygieneverständnis bei Muslimen" (S. 110) heranziehen.
4. Lassen Sie die Jugendlichen das Arbeitsblatt unter folgenden Aufgabenstellungen bearbeiten: Welche Art von Waschungen unterscheiden Muslime? Beschreibe die beiden Arten von Waschungen. Wie behelfen sich Muslime, wenn sie die Waschungen nicht vornehmen können?

Material:

Arbeitsblatt „Körperliches Hygieneverständnis bei Muslimen" (S. 110).

Nachbearbeitungs- und Einsatzmöglichkeiten:

Die Übung „Sexualität und Religion" (S. 57) kann als Ergänzung eingesetzt werden.

Alternative:
Die Jugendlichen können ihre Eltern, Familienangehörige, einen katholischen, evangelischen, jüdischen oder muslimischen Geistlichen zum Thema befragen und so Informationen sammeln.

Praxistipp für Lehrende:

Achten Sie darauf, dass eine tolerante Atmosphäre entsteht. Es geht nicht um bessere oder schlechtere religiöse Rituale oder Familienwerte, sondern um das Erkennen der Einflüsse auf die Sexualität.

[1] Schülerduden Sexualität, Mannheim 1997, S. 240.

Körperliches Hygieneverständnis bei Muslimen

Im Alltag eines Muslims werden zwei Arten von rituellen Waschungen unterschieden: Die Ganz- und die Teilkörperwaschung (Sure 5/6). Die Ganzkörperwaschung (arab. Ghusl, türk. Gusül Abdesi) umfasst die Reinigung des gesamten Körpers durch ein Vollbad. Sie wird nach der Menstruation, dem Wochenbett, dem Geschlechtsverkehr, dem Samenerguss im Schlaf oder oft vor dem Freitagsgebet und je nach Bedarf durchgeführt. Manche Muslime würden gerne auch nach einer gynäkologischen Untersuchung oder Darmspiegelung diese große Waschung vornehmen, auch wenn dies keine religiöse Vorschrift ist.

Bei der rituellen Teilkörperwaschung (arab. Wudu, türk. Abdest), die vor einem Pflichtgebet stattfindet, werden Hände, Mund- und Nasenhöhlen, Gesicht, Arme bis über die Ellenbogen sowie Füße bis über die Knöchel unter fließendem Wasser gewaschen. Vor einem Pflichtgebet wird sie nach Stuhlgang, nach dem Wasser lassen, bei Blähungen oder nach Austritt jeglicher Substanzen aus dem Körper, wie Blut oder Eiter wiederholt. Auch nach dem Tiefschlaf soll sie erneut vollzogen werden. Diese beiden rituellen Waschungen können nicht durch die im Krankenhaus mit dem Waschlappen durchgeführte übliche Waschung ersetzt werden. Besteht nicht die Möglichkeit, diese Waschungen z.B. durch das Fehlen von Wasser etc. vorzunehmen, so werden sie symbolisch praktiziert (Tayammum). Bei Fehlen des dazu nötigen Wassers werden die Hände bis zu den Ellenbogen und das Gesicht mit Erde oder Sand bestrichen. Das Schneiden der Nägel, das Rasieren der Achselhöhlen und der Schamhaare gehört ebenso zur Grundhygiene der muslimischen Frauen und Männer.

Dr. Ilhan Ilkiliç: Das muslimische Gesundheits- und Krankheitsverständnis und die medizinische Praxis. In: Zeitschrift der Arbeitsemeinschaft MigrantInnen und Flüchtlinge in Niedersachsen (AMFN) Nr. 25/2004, S. 7.

Verhütungsmittel

Intention:

Wissensvermittlung, Auseinandersetzung mit Verhütungsmitteln.

Ziele:

Informationen über Verhütungsmittel, Vorstellung verschiedener Verhütungsmittel, Vor- und Nachteile der einzelnen Methoden, lust- und angstfreie Sexualität durch eine sichere Schwangerschaftsverhütung.

Verlauf und Instruktionen:

1. An die Tafel und auf Kärtchen werden die Verhütungsmittel geschrieben, die die Jugendlichen kennen.
2. In der Kleingruppe werden die Kärtchen mit den Bezeichnungen der Verhütungsmittel sortiert nach Methoden für den Mann (Kondom, Sterilisation) und Methoden für die Frau.
3. Im Plenum werden die Arbeitsergebnisse der Gruppenarbeit besprochen und ggf. korrigiert.
4. Anschließend beschäftigen sich die Jugendlichen in Kleingruppen mit der Wirkungsweise der einzelnen Methoden. Dazu werden die Verhütungsmittel sortiert nach hormonellen Verhütungsmitteln (Pille, Minipille, Mikropille, Hormonpflaster, Hormonring/Vaginalring, Depot-Injektion/Dreimonatsspritze, Implantate), Spiralen (Kupferspirale, Hormonspirale), Barriere-Methoden (Kondom, Kondom für die Frau/Femidom, Vaginalzäpfchen, Diaphragma, Lea contraceptivum, Portiokappen), periodische Enthaltsamkeit (Temperatur-Methode, Schleimmethode, Kalendermethode), Coitus interruptus, Notfall-Verhütung (Pille danach, Spirale danach) und Sterilisation.

Informationen zur Wirkungsweise einzelner Methoden finden Sie im Internet z.B. unter *www.onmeda.de/sexualitaet_und_partnerschaft/verhuetung/pearl_index/methoden_sicherheit.html*
Die Seite ist systematisch aufgebaut; dies ermöglicht auch den Jugendlichen, gezielt unter sie interessierenden Begriffen zu suchen. Durch diese Vorgehensweise unterstützen Sie den selbstständigen Umgang der Jugendlichen mit Fragen der Schwangerschaftsverhütung.

Material:

Kärtchen für Gruppenarbeit, Materialien für die Wandzeitung.

Alternative 1:
Die Verhütungsmittel können nach Sicherheit geordnet werden. Dazu können Sie im Internet unter Begriffen wie Kondom, Pille, Spirale, Vaginalzäpfchen usw. recherchieren. Oder Sie stellen den Jugendlichen folgende Aufgabe: Stellt eine Liste mit Fragen an eine Apothekerin/einen Apotheker bezüglich der Vor- und Nachteile einzelner Verhütungsmethoden zusammen. Geht zu zweit in eine Apotheke, stellt eure Fragen und haltet die Antworten schriftlich fest.

Alternative 2:
Die Jugendlichen besprechen Vor- und Nachteile einzelner Methoden. Die Ergebnisse können anschließend an einer Wandzeitung ausgestellt werden.

Praxistipp für Lehrende:

Bitte achten Sie darauf, dass auch die Jungen wegen der Vaterschaftsverhütung angesprochen werden. Verhütung ist nicht nur Frauensache.

AIDS und sexuell übertragbare Krankheiten

Intention:

Die Jugendlichen können ihren Wissensstand über HIV, AIDS und sexuell übertragbare Krankheiten überprüfen, korrigieren und erweitern.

Ziele:

Überprüfung des Wissensstands auf spielerische Weise. Korrektur und Erweiterung des Wissensstands.

Verlauf und Instruktionen:

1. Es werden Kleingruppen gebildet.
2. Jede Gruppe erhält das Arbeitsblatt „HIV/AIDS" (S. 113) und das Arbeitsblatt „Sexuell übertragbare Krankheiten" (S. 114). Die Fragen werden von den Mitgliedern der jeweiligen Kleingruppe gemeinsam beantwortet.
3. Für jede richtige Lösung bekommt die Gruppe einen Punkt.
4. Am Ende werden die Punkte zusammengerechnet. Die Siegergruppe erhält einen Preis (z.B. Broschüren etc.).
5. Um die bei der Vorstellung der Gruppenarbeitsergebnisse deutlich gewordenen falschen bzw. unpräzisen Vorstellungen der Jugendlichen zu den Themen HIV/AIDS und sexuell übertragbare Krankheiten zu korrigieren und zu erweitern können Sie auf Informationen z.B. von pro familia (*www.profamilia.de/article/show/939.html*) und onmeda: Das Gesundheitsportal (*www.onmeda.de/krankheiten/sexuell_uebertragbare_krankheiten.html*) zurückgreifen. Dort finden Sie klar gegliederte Übersichten und detailliertes Informationsmaterial, das Sie für Ihre spezifische Jugendlichengruppe gezielt auswählen können.
6. Es empfiehlt sich, das Informationsmaterial in arbeitsteiliger Kleingruppenarbeit oder in Partnerarbeit aufbereiten zu lassen. Aufgabe der Jugendlichen ist es dann, wesentliche Informationen aus den Texten (z.B. Krankheitssymptome, Krankheitsursachen, Vorbeugungsmaßnahmen) schriftlich festzuhalten, zu systematisieren und dem Plenum zu präsentieren (dabei kann ggf. die Tafel, ein Flipchart, ... genutzt werden).

Material:

Arbeitsblatt „HIV, AIDS" (S. 113) und Arbeitsblatt „Sexuell übertragbare Krankheiten" (S. 114).

Nachbearbeitungs- und Einsatzmöglichkeiten:

Die Lösungen stehen auf den Seiten 188 und 189. Das Sex-Quiz zu HIV und AIDS (S. 122) eignet sich zur Ergänzung.

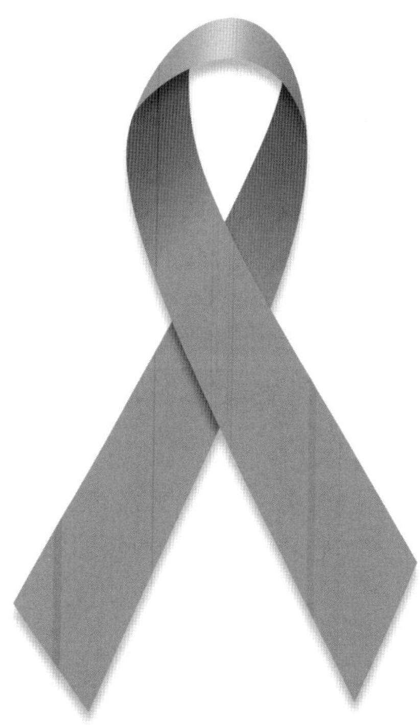

HIV, AIDS

Fragen zu HIV/AIDS	**Antworten**
Was ist der Unterschied zwischen HIV und AIDS?	
Was zerstört der HI-Virus im Körper des Menschen?	
Schätze! Wie viele Menschen haben in Deutschland HIV und AIDS? Mehr Männer oder Frauen?	
Stimmt das: Sex gleich AIDS: ja oder nein? Warum?	
Nenne mind. drei Übertragungswege oder Situationen, in denen HIV übertragen werden kann.	
Was schützt sicher vor einer Ansteckung mit dem HI-Virus?	
In welchen Körperflüssigkeiten ist bei Infizierten der HI-Virus in großer Menge enthalten?	
Welchen Zeitraum deckt ein Test auf HIV/AIDS ab?	
Ist Küssen gefährlich? Ja oder nein?	

Sexuell übertragbare Krankheiten

Fragen	Antworten
Welche sexuell übertragbaren Krankheiten kennst du?	
Was sind die wichtigsten Warnsignale für eine Ansteckung mit einer Geschlechtskrankheit?	
Welche Beschwerden treten bei einer Ansteckung mit Chlamydien auf?	
Was können Chlamydien verursachen?	
Wie werden Chlamydien und Gonorrhöe übertragen?	
Wie kann man sich vor sexuell übertragbaren Krankheiten schützen?	
Wie werden sie behandelt?	

Chat-Beratung

Intention:

Die Jugendlichen können sich mit der Möglichkeit der Chat-Beratung auseinandersetzen. Durch die Methode erhalten sie die nötige Distanz, um sich mit persönlichen Fragen und Problemen zu befassen. Versetzt in die Rolle des Beratungsteams, können sie ihre Ressourcen und Möglichkeiten aktivieren.

Ziele:

Bereitschaft entwickeln, sich mit „heiklen" Themen auseinanderzusetzen.

Verlauf und Instruktionen:

1. Die Jugendlichen werden gebeten, Kleingruppen zu bilden.
2. Jede Gruppe erhält das Arbeitsblatt „Chat-Beratung" (S. 116), das sie als Team zusammen beantworten.
3. Die Antworten werden im Plenum ergänzend zusammengetragen.

Material:

Arbeitsblatt „Chat-Beratung" (S. 116).

Nachbearbeitungs- und Einsatzmöglichkeiten:

Die Jugendlichen können selbst Beratungsfragen aus dem Internet mitbringen.

Alternative:
Die Fragen oder Probleme aus den Chat-Beispielen können auch im Rollenspiel bearbeitet werden. Die Beratungssuchende/der Beratungssuchende geht zu einer Beratungsperson oder zu einem Beratungsteam.

Praxistipp für Lehrende:

Machen Sie bitte auf die Adressen der seriösen Beratungsangebote im Anhang aufmerksam.

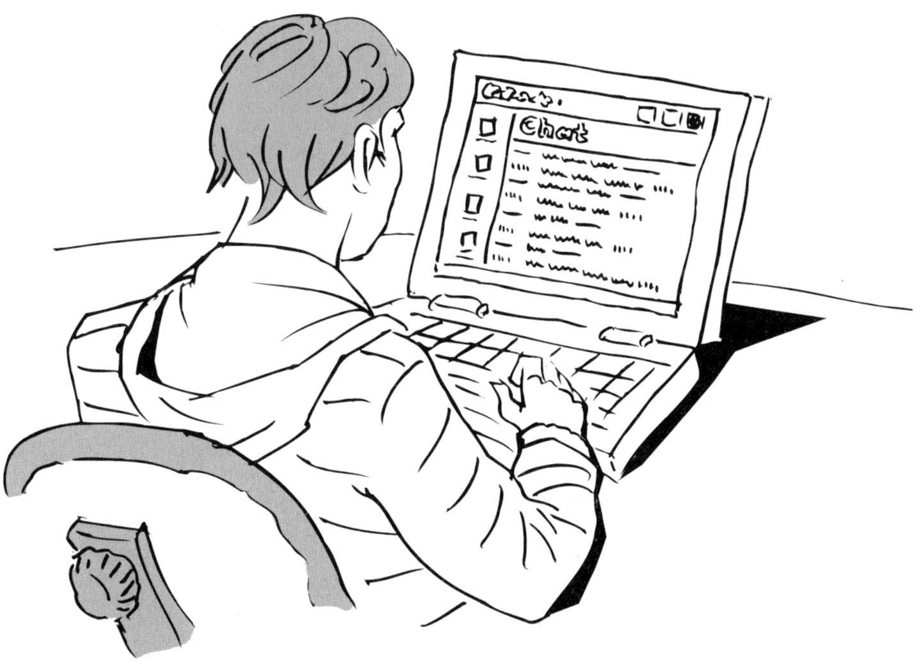

Chat-Beratung

Hallo,
ich bitte um Ihre Hilfe ...
Ich bin ein muslimisches Mädchen, ich habe meine Jungfräulichkeit verloren ... Es ist eine Katastrophe, wenn meine Eltern das erfahren ...
Ich wollte Sie fragen, ob Sie einen Arzt kennen, der mir dabei helfen könnte? Ich bin hilflos und weiß nicht, was ich machen kann ...
Ich warte verzweifelt auf Ihre Antwort.
Danke

Hallo,
ich brauch mal Informationen. Ich bin in einem Fußballverein. Einige Jungs machen sich beim Duschen über mich lustig.
Sie sagen, dass ich einen zu kleinen Penis habe. Es ist mir recht peinlich, ich gehe nicht mehr zum Training.
Wie groß ist ein Penis? Was kann ich machen, wenn er doch zu klein ist?
Bitte antworten Sie bald, ich bin sehr verzweifelt.

Hallo,
meine Freundin erzählt, dass sie über die Zeit ist. Sonst bekommt sie recht regelmäßig ihre Periode. Sie nimmt seit einem Jahr die Pille. Kann sie schwanger sein? Sie will auf keinen Fall ein Kind. Sie ist noch zu jung, macht gerade eine Ausbildung. Was kann sie machen?

Hi,
ich habe ein Problem, bin 16 Jahre alt und mache fast jeden Tag Selbstbefriedigung. Ich habe gehört, dass Onanieren, wenn man es zu viel macht, schädlich ist. Stimmt das wirklich?

Hallo,
ich weiß keinen Ausweg mehr, vielleicht können Sie mir helfen. Ich gehe seit sechs Monaten mit einem Jungen aus. Er will unbedingt mit mir schlafen. Er sagt, dass es für ihn wichtig ist und dass er mich verlässt, wenn ich nicht mitmache. Ich fühle mich noch nicht dazu bereit, will meinen Freund aber auch nicht verlieren. Was soll ich machen?

Das Sex-Quiz für Mädchen und Jungen

Intention:

Informations- und Wissensvermittlung durch Quiz-Fragen macht Spaß und weckt Neugier auf lockere und spielerische Art und Weise.

Ziele:

Neugierde wecken und Informationen im interkulturellen Bereich sammeln.

Verlauf und Instruktionen:

1. Verteilen Sie die Arbeitsblätter „Das Sex-Quiz für Mädchen“ (S. 118f.) an die Mädchen und „Das Sex-Quiz für Jungen“ (S. 120f.) an die Jungen.
2. Eine gemischtgeschlechtliche Gruppe erhält „Das Sex-Quiz für Mädchen und Jungen“ zu HIV und AIDS (S. 122).
3. Bitten Sie die Jugendlichen, einzeln oder zu zweit das Quiz zu lösen.
4. Die Lösungen werden im Plenum besprochen.

Alternativ:
Für jede richtige Antwort Punkte verteilen und die Gruppe mit dem höchsten Punktestand belohnen.

Material:

Arbeitsblätter „Das Sex-Quiz für Mädchen“ (S. 118f.), Arbeitsblätter „Das Sex-Quiz für Jungen“ (S. 120f.), Arbeitsblätter „Das Sex-Quiz für Mädchen und Jungen“ (S. 122f.)

Nachbearbeitungs- und Einsatzmöglichkeiten:

Lösungen auf den Seiten 190–194.
Die Jugendlichen können selbst Quiz-Fragen formulieren.

Alternative:
Die Jugendlichen teilen sich in gleich große Gruppen und lösen die Quizfragen als Gruppe nacheinander unter bestimmten Zeitvorgaben.

Praxistipp für Lehrende:

Sie können auch „Das kleine interkulturelle Sex-Quiz“ (S. 75) als Einstieg oder als Abschluss lösen lassen.

Das Sex-Quiz für Mädchen

... und alle, die etwas über Mädchen wissen wollen.

(Bedenke: Mehrere Antworten möglich!)

1. Woran merke ich, dass ich verliebt bin?

A Wenn ich die Person sehe, werde ich rot, und mein Herz schlägt schneller

B Ich sehe alles in einem rosa Licht

C Die Person, in die ich mich verliebt habe, merkt es sofort und schickt mir Blumen am Valentinstag

D Meine Mutter oder meine beste Freundin sagt mir, wenn ich verliebt bin

2. In welchen Situationen kann das Jungfernhäutchen reißen?

A Beim Fahrradfahren

B Beim Geschlechtsverkehr

C Beim Sportunterricht

D Wenn das Mädchen einen Gegenstand (z.B. Tampon) in die Scheide einführt

3. Was ist ein Orgasmus?

A Ein Organ, das die sexuellen Gefühle steuert

B Sexueller Höhepunkt, den nur Jungen und Männer erreichen

C Ein Liebesgott in der griechischen Mythologie

D Der Höhepunkt sexueller Erregung für Mädchen und Jungen

4. Wen sollte ein Mädchen heiraten?

A Einen Jungen, der aussieht wie Brad Pitt und singen kann wie Tarkan, er wird bestimmt mal berühmt

B Einen Jungen, der es ernst mit ihr meint und klare Vorstellungen von seinem Leben hat (Familie/Beruf)

C Einen Jungen, den die Familie ausgesucht hat, denn sie weiß, was gut für sie ist

D Einen Jungen, der das gleiche Sternzeichen wie sie hat. Das ist Voraussetzung für eine gute Beziehung

5. Was ist ein Mutterkuchen?

A Mein Lieblingskuchen, den mir meine Mutter immer zu meinem Geburtstag backt

B Ein Kuchen, den Frauen in der Schwangerschaft zur Stärkung essen sollten

C Entsteht in der Schwangerschaft in der Gebärmutter und ernährt das Kind

D In der ländlichen Sprache ein Wort für Gebärmutter

6. Was ist die Klitoris, auch Kitzler genannt?

A Ein Mädchen, das sehr kitzlig ist

B Eine kleine Eichel, die sich zwischen beiden Scheidenlippen befindet und Mädchen und Frauen zum Orgasmus bringt

C Sehr empfindliches weibliches Organ, das sich tief in der Scheide befindet

D Eine ägyptische Liebes- und Fruchtbarkeitsgöttin

Das Sex-Quiz für Mädchen

7. Wie groß ist die Gebärmutter?

- A So groß wie ein Fußball
- B Bei Asiatinnen sehr klein, bei Europäerinnen normal groß
- C Etwa so groß wie die Faust des Mädchens/ der Frau
- D So groß wie eine Wassermelone, darin muss ja ein Kind wachsen

8. Wo befindet sich der Venushügel?

- A Auf der Krim-Insel am Schwarzen Meer
- B Eine durch Fettgewebe bedingte leichte Erhebung oberhalb der weiblichen Schamlippen, die das Schambein bedeckt
- C Der höchste Hügel auf dem Planeten Venus
- D In Italien, wo sich auch die Grabstätte von Venus, der römischen Göttin der Liebe, des erotischen Verlangens befindet

9. Was ist ein Femidom?

- A Ein Bauwerk in Istanbul zu Ehren der Mütter
- B Ein Dom im Vatikan für Frauen
- C Ein Kondom für Männer, das feminine Farben wie Rosa, Rot etc. hat
- D Ein Kondom für Frauen

10. Warum haben Mädchen ein Jungfernhäutchen?

- A Damit sie rein sind, so werden Gebete besonders wirksam
- B Damit die inneren Geschlechtsorgane im Mutterbauch bis zur Geburt geschützt sind
- C Damit Mädchen Angst vor dem Geschlechtsverkehr haben und nicht vor der Ehe sexuell aktiv werden
- D Damit Mädchen ihre Keuschheit beweisen können

11. Wozu haben Mädchen die Periode?

- A Sie zeigt, dass ein Mädchen geschlechtsreif ist
- B Damit das schmutzige Blut aus dem Körper herausbefördert wird
- C Damit das reife, unbefruchtete Ei aus dem Körper herausbefördert wird
- D Damit die Mädchen jeden Monat schmerzlich daran erinnert werden, dass sie kein Kind mehr sind und keinen Blödsinn machen

12. Wie viele Eizellen hat ein Mädchen bei der Geburt?

- A Gar keine, die werden erst mit der Pubertät produziert
- B Etwa 400.000
- C Etwa 40.000
- D Etwa 4.000

Das Sex-Quiz für Jungen

... und alle, die etwas über Jungen wissen oder erfahren möchten.

(Bedenke: Mehrere Antworten möglich!)

1. Woran erkenne ich eine gute Partnerin?

- A Ich überlasse die Entscheidung meiner Mutter, die kennt sich mit Mädchen besser aus
- B Sie sollte aussehen wie Lara Croft und singen wie Shakira, so habe ich ausgesorgt
- C Ich führe mit ihr den Test „Passt sie zu mir?" durch
- D Sie liebt und achtet mich, man kann mit ihr „Pferde stehlen"

2. Wodurch wird das Geschlecht eines Kindes bestimmt?

- A Beim Vollmond wird es immer ein Mädchen
- B Abwechselnd mal Eizelle, mal Samenzelle
- C Hängt davon ab, ob der Mann beim Sex oben oder unten ist
- D Durch die Samenzelle

3. Was ist eine Vaterschaftsverhütung?

- A Ist für Jungen uninteressant, Verhütung ist Frauensache
- B Wenn ich mich (wenn ich Unsinn gemacht habe) vor meinem Vater hüten muss
- C Ein Talisman, der vor Unfruchtbarkeit schützt
- D Wenn ich kein Kind haben will, beim Sex Kondom benutzen

4. Warum werden Jungen beschnitten?

- A Wenn die Vorhaut zu eng ist und sich nicht vollständig hinter die Eichel zurückziehen lässt
- B Aus hygienischen Gründen, um Entzündungen zu vermeiden
- C Aus religiösen und teilweise aus hygienischen Gründen bei Juden und Muslimen
- D Um damit die Fruchtbarkeit und die Lust bei Jungen zu fördern

5. Was ist ein Orgasmus?

- A Ein Organ, das sexuelle Gefühle steuert
- B Sexueller Höhepunkt, den nur Jungen und Männer erreichen
- C Ein Liebesgott in der griechischen Mythologie
- D Der Höhepunkt sexueller Erregung für Mädchen und Jungen

6. Wie lange ist die weibliche Eizelle nach dem Eisprung befruchtungsfähig?

- A Kommt auf die Stellung an, wenn die Frau länger liegen bleibt
- B Bei jungen Frauen 3 Tage, bei älteren 2 Tage
- C 12–24 Stunden
- D Etwa 1 Woche

Das Sex-Quiz für Jungen

7. Wie viele Spermien werden bei einem Samenerguss freigesetzt?

A Im Sommer mehr als im Winter

B 1 Million

C 20 – 40 Millionen

D 40 Tausend

8. Wie groß ist der durchschnittliche Penis?

A Bei Asiaten kleiner, bei Afrikanern größer

B Etwa 13,9 – 14,5 cm lang

C 19,5 – 21 cm lang

D 21 – 22 cm lang

9. Was ist ein Coitus Interruptus?

A Beim Geschlechtsverkehr zieht der Mann seinen Penis aus der Scheide, bevor er kommt

B Der Mann unterbricht den Geschlechtsverkehr, da seine Lust plötzlich wegbleibt

C Ein Mittel, das „zu früh kommen" verhindert

D Früchte des Coitus-Tals in Rumänien, die die Potenz steigern

10. Wie lange sind die Samenzellen im Körper der Frau befruchtungsfähig?

A 3 – 5 Stunden

B Bis zum nächsten Geschlechtsverkehr

C 3 – 7 Tage

D Bis zur nächsten Periode

11. Was ist eine Morgenlatte?

A Latten, die morgens auf die Baustelle gebracht werden

B Latte macchiato, der morgens vor dem Aufstehen getrunken wird

C Unwillkürliche Erektion am Morgen

D Eine Sportart zum Muskelbau, die nur morgens durchgeführt werden sollte

12. Welche dieser Aussagen trifft zu?

A Je kleiner der Penis, desto größer ist vergleichsweise die Erektion.

B Bei der Stimulation kommt es besonders auf die Reibung in den ersten 2 – 4 cm der Scheide (bzw. die Stimulierung der Klitoris) an

C Die Scheide passt sich an jede Penisgröße an

D Ein dicker Penis ist besser als ein langer

Das Sex-Quiz für Mädchen und Jungen

..., die sich über HIV und AIDS informieren wollen.

(Bedenke: Mehrere Antworten möglich!)

1. Wie kann man sich mit HIV anstecken?

A Wenn man von einem HIV-Infizierten angehustet wird

B Bei der Geburt, wenn die Mutter infiziert ist

C Über Blut, Sperma und Scheidenflüssigkeit

D Durch den Biss eines infizierten Hundes

2. Was schützt sicher vor einer Ansteckung mit dem HI-Virus?

A Sex mit viel Gefühl und Liebe schützt vor AIDS

B Sich vor und nach dem Geschlechtsverkehr gut waschen

C Ein Kondom, Femidom (Frauenkondom) richtig benutzen

D Einige Heilungsgebete und Rituale vor dem Geschlechtsverkehr praktizieren

3. Wie kann man feststellen, ob man sich mit dem Virus angesteckt hat?

A Es gibt einen neuen Test, den man selbst zu Hause durchführen kann

B Bei den Gesundheitsämtern kann man einen kostenlosen und anonymen Test durchführen lassen

C Der Arzt kann über einen Bluttest feststellen, ob man sich angesteckt hat

D Wenn man keine Anzeichen wie Husten, Fieber und Schmerzen hat, braucht man keinen Test

4. Was ist „Safer Sex"?

A Eine Stellung im Sex, wobei das Paar arabische Rituale vollzieht

B Sexuelle Praktiken, bei denen Blut, Sperma oder Scheidenflüssigkeit nicht in die Blutbahn des Partners/der Partnerin gelangen kann, z.B. durch Benutzung eines Kondoms oder Femidoms

C Sexualverkehr unter Aufsicht eines Geistlichen

D Sex nur mit dem Partner/Partnerin, der/die sehr treu ist

5. Was ist bei Analverkehr zu beachten?

A Mindestens ein Partner sollte Unterwäsche anhaben

B Beide sollten damit einverstanden sein

C Nur homosexuelle Männer sollten Analverkehr durchführen

D Man sollte speziell für Analverkehr geeignete Kondome verwenden, um sich vor einer HIV-Infektion und sexuell übertragbaren Krankheiten zu schützen

4

Sexualität und Lebensplanung

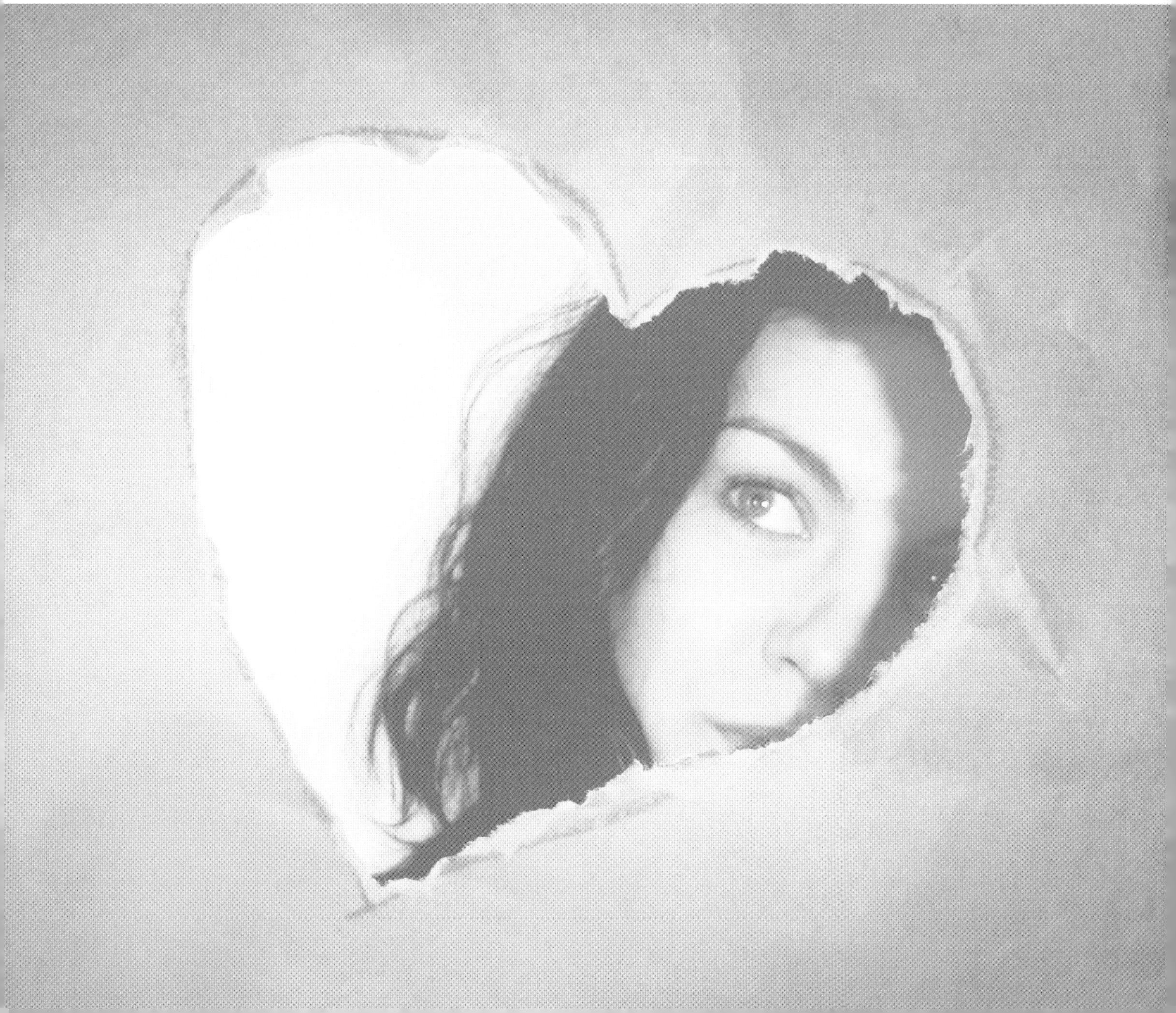

Interkulturelle Sexualpädagogik bemüht sich, die Lebenswelten und Einstellungen von jungen MigrantInnen zu verstehen und zu berücksichtigen. Im Folgenden werden die Besonderheiten dieser Gruppe beim Thema Sexualität und Lebensplanung konkretisiert, um diese als Ressourcen in der praktischen Arbeit zu nutzen.

Für junge MigrantInnen spielen der **Familienzusammenhalt** und die emotionale Bindung an die Herkunftsfamilie eine große Rolle. Nach der Untersuchung „Viele Welten leben" leben zwischen 82 und 95 % der Mädchen mit Migrationshintergrund im Alter von 15–21 Jahren bei den Eltern.[1] Und zwar in der Regel solange, bis sie ihre eigene Familie gegründet haben. In eine eigene Wohnung ziehen sie nur dann, wenn sie aus Ausbildungs- oder Berufsgründen den Wohnort wechseln müssen. Bezüglich der Einstellung der Mädchen hinsichtlich eines Zusammenlebens ohne bzw. vor der Heirat mit dem Partner zeigt die oben genannte Untersuchung deutliche Unterschiede der Herkunftsgruppen auf. „Während sich dies nur 13 Prozent der Mädchen türkischer Herkunft und 37 Prozent der Mädchen italienischer Herkunft vorstellen können, erwägen dies 52 Prozent der Befragten griechischer Herkunft und sogar 62 Prozent der jungen Spätaussiedlerinnen."[2] Durch diese Zahlen wird ein starker **Familialismus**[3] deutlich, der noch unterstrichen wird durch die recht große Zahl der Mädchen und jungen Frauen, die sich dafür aussprechen, auch nach der Heirat weiter bei den Eltern wohnen bleiben zu wollen (15% aus Aussiedlerfamilien, 30% mit italienischem und 37% mit türkischem Hintergrund).

Heirat

Migrantinnen heiraten im Vergleich zu deutschen Frauen in jüngeren Jahren. 5,7% der Migrantinnen zwischen 15 und 20 Jahren sind bereits verheiratet, bei den deutschen Frauen dagegen nur 0,6%. Diese Differenz zeigt sich auch bei 20- bis 30-Jährigen. In dieser Altersgruppe sind Migrantinnen zu 45% verheiratet, deutsche Frauen dagegen nur zu 35,8%.[4]

Bei Migranten gibt es in jüngeren und mittleren Altersgruppen einen Männerüberschuss (siehe WAZ-Artikel „Liebste kommt aus der Ferne"). Auch in dieser Altersgruppe ist die Quote der Verheirateten höher als bei deutschen Männern. Migranten zwischen 15–20 Jahren sind zu 0,6% verheiratet, deutsche Männer dagegen nur zu 0,1%. Bei 20- bis 25-jährigen Migranten liegt die Verheiratungsquote bei 10,2% und bei deutschen Männern bei 3,7%.[5]

Mit zunehmender Aufenthaltsdauer der Migranteneltern in der Bundesrepublik wächst die Akzeptanz **interethnischer Ehen**. Während z.B. 1985 etwa 32% der türkischen Eltern die Heirat ihrer Kinder mit einem deutschen Partner oder einer deutschen Partnerin bejahten, waren 1995 über 50% damit einverstanden.[6]

---

[1] Boos-Nünning, Ursula/Karakaşoğlu, Yasemin: Viele Welten leben. Lebenslage von Mädchen und jungen Frauen mit griechischem, italienischem, jugoslawischem, türkischem und Aussiedlerhintergrund. Hg. vom Bundesministerium für Familie, Senioren, Frauen und Jugend. Berlin 2004, S. 1.0

[2] A.a.O., S. 11.

[3] Familialismus wird folgendermaßen beschrieben: „Gesellschaften werden nach solchen unterschieden, die Individualismus pflegen und individualisierte Persönlichkeiten hervorbringen, und Gesellschaften, in denen die Bindung zwischen den Individuen locker ist: Man erwartet von jedem, dass er für sich selbst und seine unmittelbare Familie sorgt. Sein Gegenstück, der Kollektivismus beschreibt Gesellschaften, in denen der Mensch von Geburt an in starke, geschlossene Wir-Gruppen integriert ist, die ihn ein Leben lang schützen und dafür bedingungslose Loyalität verlangen. In der Einwanderungsgesellschaft kann es Subkulturen geben, die Personen mit kollektivistischer/familialistischer Orientierung hervorbringen, wobei nach vorliegenden Untersuchungen dieses ein Ergebnis des in der Migration entstandenen hohen Zusammenhalts der Familie ist. Auch in unserer Untersuchung gibt es Ergebnisse, die auf familialistische Werte und Orientierungen hindeuten." A.a.O., S. 10.

[4] Deutscher Bundestag (Hg.): Sechster Familienbericht. Familien ausländischer Herkunft in Deutschland, 20.10.2000, Drucksache 14/4357, S. 73.

[5] A.a.O., S. 74.

[6] A.a.O., S. 84.

Trotz dieser wachsenden Akzeptanz denken viele Migranteneltern, dass die Ehe mit einem deutschen Partner oder einer Partnerin nicht gut funktionieren würde. Ihre Bedenken begründen sie mit Unterschieden in kulturell-religiösen Einstellungen zu Partnerschaft und Ehe. Die Tatsache bleibt, dass die größte Zahl der MigrantInnen innerhalb ihrer Ethnie heiraten. Vor allem Mädchen mit türkischem und griechischem Hintergrund wünschen sich dies. Die Ehe mit einem deutschen Mann lehnen 66% der Mädchen mit griechischem und 78% mit türkischem Hintergrund ab.[1]

Männliche Jugendliche mit Migrationshintergrund zeigen sich für Beziehungen mit deutschen Partnerinnen offen, wünschen sich aber ebenfalls Ehepartnerinnen aus der eigenen Ethnie. Die Ethnie bestimmt nicht nur das Herkunftsland, sondern auch die konfessionelle Abstammung (z.B. für die Migranten aus der Türkei sunnitische oder alevitische Glaubensrichtung) oder eine bestimmte regionale Abstammung innerhalb des Herkunftslandes oder ethnische Unterschiede innerhalb eines Landes (z.B. Menschen mit kurdischer, armenischer, berberischer, lazischer, arabischer etc. Abstammung).

In der letzten Zeit wird über die **„Zwangsheirat"** diskutiert. Darunter wird verstanden, dass die Mädchen oder Jungen ohne ihre Einwilligung von den Eltern zur Heirat gezwungen werden. Sowohl in den Untersuchungen „Viele Welten leben" und „Eheschließung"[2] als auch in der Arbeit mit Migrantenjugendlichen beobachten wir, dass Zwangsheirat kein Regelfall ist. Aus populistischen Gründen finden solche „exotischen" Themen, auch wenn sie nur einen kleinen Teil der real geschlossenen Ehen ausmachen, hohe Beachtung. Wenn ein Mädchen mit Migrationshintergrund Sie als Pädagogin bzw. Pädagoge auf das Thema Zwangsheirat anspricht, ist dies allerdings ernst zu nehmen. Dabei empfehlen wir Ihnen, bei Beratungsstellen, beim Jugendamt, in Migrationsnetzwerken etc. Hilfe zu holen und strategisch durchdacht zu handeln.

Unter einer **„arrangierten Ehe"** wird verstanden, dass sich die zukünftigen Ehepartner durch eine traditionelle Vermittlung kennenlernen und beide der Heirat zustimmen. Auch in den oben aufgeführten Untersuchungen sprechen sich Mädchen und junge Frauen alle für ein Mitspracherecht bei der Wahl ihres Ehemannes aus. (Dazu die Übung: „Wer entscheidet, wen du heiratest?")

Partnerschaft und Geschlechterrollen

Die Orientierung auf Familie und ein starker Familialismus bewirkt, dass Migrantenjugendliche früh und kontinuierlich mit dem Heiratsgedanken konfrontiert werden.

Sehr früh machen sie sich Gedanken über eine zukünftige Ehepartnerin/über einen zukünftigen Ehepartner und haben teilweise relativ klare Vorstellungen von den Eigenschaften des zukünftigen Ehemannes oder der Ehefrau. „Nahezu alle Mädchen und jungen Frauen wollen heiraten und wünschen sich Ehepartner mit konventionellen Tugenden. Er soll treu, verständnisvoll, zuverlässig, liebevoll und zärtlich sein."[3]

Obwohl diese Themen bei Migrantenjungen nicht untersucht wurden, wissen wir durch die Praxis, dass Jungen bei der zukünftigen Ehepartnerin Treue, Verständnis, Familiensinn und Zärtlichkeit hoch schätzen. (In der Übung „Kontaktanzeige" wird das Thema bearbeitet.) In unserer Gesellschaft

[1] Boos-Nünning, Ursula/Karakaşoğlu, Yasemin: Viele Welten leben. Lebenslage von Mädchen und jungen Frauen mit griechischem, italienischem, jugoslawischem, türkischem und Aussiedlerhintergrund. Hg. vom Bundesministerium für Familie, Senioren, Frauen und Jugend. Berlin 2004, S. 33.

[2] Bentzin, Anke: Die soziale und religiöse Bedeutung der Eheschließung für türkische Frauen der zweiten Generation in der Bundesrepublik Deutschland. Magisterarbeit im Fach Islamwissenschaft an der Philosophischen Fakultät III der Humboldt-Universität zu Berlin, 30. März 1998.

[3] Boos-Nünning, Ursula/Karakaşoğlu, Yasemin: Viele Welten leben. Lebenslage von Mädchen und jungen Frauen mit griechischem, italienischem, jugoslawischem, türkischem und Aussiedlerhintergrund. Hg. vom Bundesministerium für Familie, Senioren, Frauen und Jugend. Berlin 2004, S. 27.

herrscht ein relativ schlechtes Bild von „ausländischen" oder muslimischen Männern.
Diesem Stereotyp entsprechen u.a. nicht die Untersuchungsergebnisse des 6. Familienberichts der Bundesregierung. Dort wird festgestellt, dass Frauen aus der Türkei weitaus häufiger auf die Hilfe des Mannes bei der **Betreuung der Kinder** zurückgreifen als Aussiedlerfrauen oder Frauen ohne Migrationshintergrund. Bei der **Hausarbeit** und Aufgabenverteilung zeigt sich, dass Frauen aus der Türkei den Kindern mehr Hausarbeit zuweisen als Aussiedlerfrauen und Frauen ohne Migrationshintergrund. Deutsche Frauen teilten den Kindern den geringsten Anteil der Hausarbeit zu. Überraschenderweise zeigte sich, dass der Mann bei deutschen Frauen weniger Hausarbeit machen soll als bei den Aussiedlerinnen oder den Frauen aus der Türkei.[1] (Dazu die Übung: „Eine glückliche Familie ist für mich ...")
Für Jugendliche mit Migrationshintergrund ist neben der Familiengründung auch der Kinderwunsch selbstverständlich. Die Mehrzahl (57 %) der befragten Mädchen wünscht sich zwei Kinder; nur 2 % haben keinen Kinderwunsch.[2]
Im Gegensatz zu der üblich herrschenden Meinung finden Migranteneltern die Ausbildung der Töchter genauso wichtig wie die der Söhne. Das spiegelt sich auch in der Untersuchung wider. Nach Meinung der meisten Mädchen (83 %) sollen Mann und Frau gemeinsam zum Haushaltseinkommen beitragen. Der Beruf stellt für 79 % der Mädchen das beste Mittel zur Unabhängigkeit dar.[3] Sie sehen keinen Widerspruch zwischen dem Kinderwunsch und dem Wunsch, berufstätig zu sein. (Dazu die Übung: „Berufstätigkeit oder Kinder?")

Zusammenfassung

- Jugendliche mit Migrationshintergrund haben eine enge Bindung an die Familie. Das „Familialismus" genannte Orientierungsmuster äußert sich in dem Wunsch, dass Leben an den Erwartungen der Eltern zu orientieren und die familialen Traditionen zu bewahren.
- Junge MigrantInnen wollen heiraten. Dabei fällt auf, dass sie im Vergleich mit Deutschen in jüngeren Jahren heiraten.
- Die meisten bevorzugen die konventionelle Ehe (heiraten und dann zusammenleben).
- Die Mehrheit wünscht sich einen Ehepartner oder eine Ehepartnerin innerhalb der eigenen Ethnie.
- Junge MigrantInnen wollen (und haben) ein Mitspracherecht bei der Wahl des Ehemannes/der Ehefrau.
- Junge MigrantInnen wünschen sich Ehepartner oder Ehepartnerinnen mit konventionellen Tugenden (Treue, Familiensinn, Verständnis etc.).
- Kinder und Jugendliche in Migrationsfamilien werden mehr als in deutschen Familien in die Haushaltsarbeiten einbezogen.
- Männer mit Migrationshintergrund sind mehr bei Familienentscheidungen, Kinderbetreuung und Hausarbeit einbezogen als deutsche Männer.
- Die Mehrzahl der Mädchen mit Migrationshintergrund fühlt sich gegenüber den Jungen nicht benachteiligt.
- Jugendliche mit Migrationshintergrund wollen eine eigene Familie gründen und wünschen sich bis zu zwei Kinder.
- Mädchen mit Migrationshintergrund wollen berufstätig sein. Der Kinderwunsch stellt für sie keinen Widerspruch zur Berufstätigkeit dar.

---

[1] Deutscher Bundestag (Hg.): Sechster Familienbericht. Familien ausländischer Herkunft in Deutschland, 20.10.2000, Drucksache 14/4357, S. 73.

[2] Boos-Nünning, Ursula/Karakaşoğlu, Yasemin: Viele Welten leben. Lebenslage von Mädchen und jungen Frauen mit griechischem, italienischem, jugoslawischem, türkischem und Aussiedlerhintergrund. Hg. vom Bundesministerium für Familie, Senioren, Frauen und Jugend. Berlin 2004, S. 26.

[3] A.a.O. S. 27.

Kontaktanzeige

Intention:

Um eine gute Partnerwahl zu treffen, sollten sich Frauen und Männer realistisch einschätzen können. Mädchen und Jungen zeigen sich auf unterschiedliche Art. Diese Unterschiedlichkeit wird zum Thema gemacht, um Verständnis füreinander zu entwickeln.

Ziele:

Selbsteinschätzung mit Vorzügen und Nachteilen, gegenseitiges Verständnis fördern und voneinander lernen.

Verlauf und Instruktionen:

1. Die Jugendlichen werden in geschlechtshomogene Zweier-Gruppen aufgeteilt.
2. Die Jugendlichen interviewen sich gegenseitig mit den Fragen: Wer bist du? Wie siehst du aus? Was kannst du? Worauf legst du Wert? Was für eine Partnerin bzw. was für einen Partner stellst du dir vor?
3. Dann verfassen sie zusammen für jede/n eine Kontaktanzeige.
4. Die Kontaktanzeigen werden in Mädchen- und Jungengruppen getrennt besprochen. Mögliche Fragen: Wie finde ich meine Anzeige? Ist sie ansprechend? Ist das Bild von mir realistisch? Welche Gemeinsamkeiten gibt es mit den anderen Anzeigen? etc.
5. Dann werden die Kontaktanzeigen für alle sichtbar an die Wand gehängt. Die Jugendlichen gehen durch den Raum und lesen die Anzeigenausstellung.
6. Ergebnisse der Gruppen werden im Plenum besprochen. Auswertungsfragen: Geben die Anzeigen ein realistisches Bild von der Person? Gibt es Unterschiede zwischen den Anzeigen von den Mädchen und den Jungen?
7. Die Ergebnisse werden systematisiert und für alle sichtbar aufgeschrieben.

Material:

Schreibpapier, evtl. Kontaktanzeigen mitbringen.

Nachbearbeitungs- und Einsatzmöglichkeiten:

Im Anschluss daran können die Diskussionsergebnisse im Plenum daraufhin ausgewertet werden, ob und wo es geschlechtsspezifische oder kulturelle Unterschiede und/oder Gemeinsamkeiten gibt.

Alternative 1:
Es werden weitere Kontaktanzeigen unter einem bestimmten Motto (z.B. Südländer sucht Südländerin, Segelschiff sucht Hafen, Mr. Smith sucht Mrs. Smith) geschrieben.

Alternative 2:
Die Jugendlichen antworten auf die Anzeigen.

Alternative 3:
Die Jugendlichen bringen Kontaktanzeigen von Zeitschriften und aus dem Internet mit. Diese werden je nach Thema sortiert. Z.B.: Welche findet ihr am lustigsten? Welche sind übertrieben dargestellt und wecken Misstrauen? Auf welche Personen seid ihr neugierig geworden etc.?

Praxistipp für Lehrende:

Bitte achten Sie darauf, dass keine abwertenden Bemerkungen gemacht werden. Humor ohne Abwertung ist zulässig.

Traumfrau, Traummann

Intention:

Für Jugendliche mit Migrationshintergrund spielt die Partnersuche und die damit verbundene Frage: „Wen finde ich gut?“, eine wichtige Rolle. Dabei müssen sie sich oft mit den Erwartungen der Eltern auseinandersetzen.

Ziele:

Auseinandersetzung mit dem Thema Partnerwahl und Überprüfung der Erwartungen.

Verlauf und Instruktionen:

1. An die Jungen wird das Arbeitsblatt „Traumfrau“ (S. 129), an die Mädchen wird das Arbeitsblatt „Traummann“ (S. 130) verteilt.
2. Die Jugendlichen tragen auf die Arbeitsblätter ein, welche inneren und äußeren Werte die Traumfrau/der Traummann haben sollte.
3. Schreiben Sie an die Tafel oder auf ein Flipchart die Überschriften der Arbeitsblätter (Traumfrau/Traummann, innere und äußere Werte).
4. Dann werden die Ergebnisse zusammengetragen und schriftlich (besser auf Karteikarten) an der Tafel gesammelt.
5. Jede Eigenschaft, die mehrmals genannt wurde, bekommt einen Strich.
6. Die Ergebnisse werden je nach Häufigkeit der Benennung sortiert und eine „Hitliste“ der beliebtesten Eigenschaften erstellt.

Material:

Arbeitsblatt „Traumfrau“ (S. 129) und Arbeitsblatt „Traummann“ (S. 130), ggf. Karteikarten, Tafel/Flipchart.

Nachbearbeitungs- und Einsatzmöglichkeiten:

Im Anschluss können die Diskussionsergebnisse im Plenum nach geschlechtsspezifischen Eigenschaften ausgewertet werden.

Alternative:
Die Jugendlichen erstellen eine Liste, wie ihre Eltern sich die Traumschwiegertochter, den Traumschwiegersohn wünschen würden. Fehlende Eigenschaften können ergänzt werden.

Praxistipp:

Die Übung kann mit der Übung „Kontaktanzeige“ (S. 127) ergänzt werden.

Traumfrau

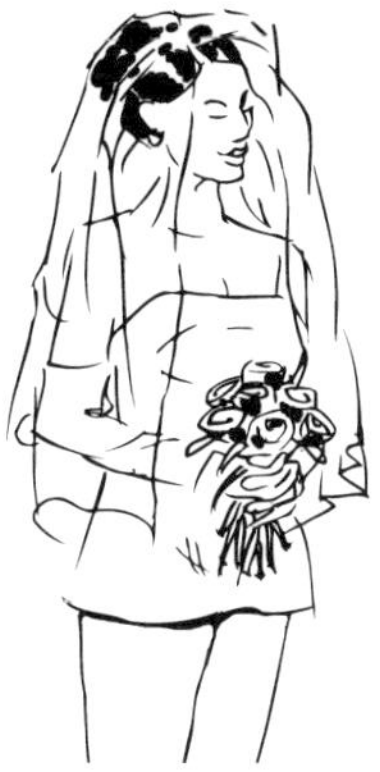

Aufgabe:

Welche inneren und äußeren Werte sollte deine Traumfrau haben?

Innere Werte

Sie sollte ...

Äußere Werte

Sie sollte ...

Traummann

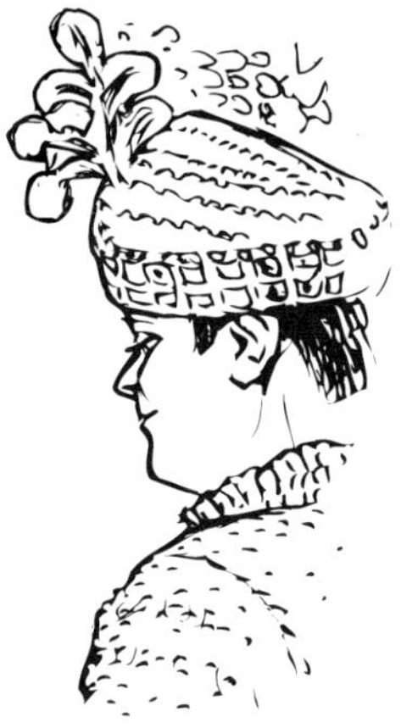

Aufgabe:

Welche inneren und äußeren Werte sollte dein Traummann haben?

Innere Werte

Er sollte ...

Äußere Werte

Er sollte ...

Heiratsrituale

Intention:

Reife zu entwickeln, bedeutet u.a., Begebenheiten unter geschichtlichen und kontextbezogenen Perspektiven zu sehen. So werden Grundlagen für eine tolerante Denkweise entwickelt.

Ziele:

Hintergrundinformation, Perspektivenwechsel, Gefühl entwickeln für geschichtliche Entwicklungen und Veränderungen.

Verlauf und Instruktionen:

1. Verteilen Sie die Arbeitsblätter „Heiratsrituale weltweit“ (S. 132 ff.), und bitten Sie die Jugendlichen, sich in kleinen Gruppen mit den unterschiedlichen Heiratsritualen auseinanderzusetzen.
2. Jede Gruppe sucht sich ein Land aus. Die Jugendlichen können auch Heiratsrituale, die sie von ihren Familien oder Herkunftsländern (Deutschland, Türkei, Spanien etc.) kennen, wählen.
3. Dann beantwortet jede Gruppe folgende Fragen:
   - **a.** Wie werden Braut und Bräutigam ausgesucht?
   - **b.** Welche Eigenschaften sind besonders wichtig?
   - **c.** Werden Brautgeld, Mitgift oder besondere Geschenke vereinbart?
   - **d.** Wie ist das Hochzeitfest?
   - **e.** Welche Besonderheiten gibt es noch?
4. Die Ergebnisse werden gemeinsam im Plenum diskutiert.

Material:

Arbeitsblätter „Heiratsrituale weltweit“ (S. 132 ff.).

Nachbearbeitungs- und Einsatzmöglichkeiten:

Die Jugendlichen können Bilder bzw. Filme von „typischen“ Hochzeitfeiern mitbringen.

Heiratsrituale weltweit

Heirat bedeutet für jeden Menschen einen radikalen Lebenseinschnitt. Deshalb haben alle Kulturen so genannte Heiratsrituale entwickelt: über Generationen gewachsene symbolische Handlungen, die den Übergang in die Ehe erleichtern und die Angst vor dem Neuen nehmen sollen. Mittelpunkt einer jeden Hochzeit ist die Trauung: In unserem Kulturkreis wechseln die Brautleute Ringe, um sich ewige Liebe zu versprechen. Auf Bali balanciert der Bräutigam auf einer Stange eine Kokosnuss – zum Zeichen, dass er immer für seine Frau sorgen will. Dass zwei Menschen heiraten, weil sie sich lieben, erscheint uns heute selbstverständlich. Doch zu anderen Zeiten war die Ehe meist eine Zweckgemeinschaft, um durch Arbeitsteilung das gemeinsame Überleben zu sichern oder um Familien, Clans oder Dynastien miteinander zu verbinden. Den künftigen Ehepartner suchten nicht die Kinder selbst, sondern ihre Eltern aus.

In Tibet bestimmen die Familien

In vielen Kulturen ist das noch heute so – z.B. in Indien oder bei den Nomaden des tibetischen Hochlands. In diesen Gesellschaften sind die Bedürfnisse der Familien wichtiger als die des Paares. Die Kinder werden nur dann verheiratet, wenn die Familien geprüft haben, ob sie selbst gut miteinander auskommen. Dazu treffen sich die Männer beider Seiten auf neutralem Boden. Während der Verhandlungen schenken sie sich immer wieder gegenseitig Bier in die Tassen, um es in hohem Bogen wegzuschütten. Sind sie sich einig geworden, reiten beide Parteien zum Zelt der Brautfamilie. Dort findet die Hochzeit statt.
Bei der Trauung sitzen Braut und Bräutigam getrennt: Er in der Reihe der Männer, sie bei den Frauen. Üblicherweise leitet ein buddhistischer Priester die Zeremonie. Die Vermählung ist rechtskräftig, wenn der Bräutigam seinen Finger 3-mal hintereinander in eine Tasse mit Bier getaucht und das Bier anschließend nach oben weggeschnippt hat. Die Braut wiederholt dieses Ritual – und sie sind Mann und Frau.

Polygamie bei den Nyinba

Auch bei den Nyinba, einem Volk im Himalaya-Gebirge, werden die Ehen von den Eltern arrangiert. Bei den Nyinba ist Polygamie weit verbreitet: In der Regel teilen sich mehrere Brüder eine Frau. Die Hochzeit läuft nach einem traditionellen Ritus ab: Die Männer der Bräutigamsfamilie holen die Braut in ihrem Zuhause ab. Bevor die Brautfamilie das Mädchen herausgibt, muss die Delegation der Bräutigamsfamilie Rätsel lösen. Die Antworten werden singend vorgetragen. Da die Rätselfragen jedoch schon im Vorherein bekannt sind, kann nichts mehr schiefgehen. Die Bräutigamsfamilie darf die Braut mitnehmen. Ihr zukünftiger Schwiegervater trägt das verschleierte Mädchen auf dem Rücken in ihr neues Zuhause, wo die Vermählung stattfindet.
Bei kaum einem Ereignis spielt die Kleidung eine derartig wichtige Rolle wie bei Hochzeiten. Die alten Römer heirateten in Gelb, unsere mittelalterlichen Vorfahren in Purpurrot. Später trugen die Bräute dann Schwarz. Erst seit ungefähr 200 Jahren ist es üblich, dass Frauen in Weiß heiraten. Die Farbe hatte ursprünglich eine ganz konkrete Bedeutung: Sie sollte die Unschuld und Reinheit der Braut zum Ausdruck bringen.

Verbotener Blick auf die Braut

Wann der Bräutigam das Hochzeitskleid seiner Braut zu Gesicht bekommt, ist je nach Land oder Religion verschieden. Nach jüdischer und christlicher Sitte z.B. darf er die weiße Pracht erst bei der Hochzeit bewundern. Würde der Bräutigam das Brautkleid vorher sehen, wäre das ein schlechtes Zeichen für die Ehe. Anders im Jemen: Hier sieht der Bräutigam seine künftige Frau bereits am

Heiratsrituale weltweit

Abend vor der Vermählung im traditionellen Brautkleid. Beide feiern zusammen mit ihren Familien und Freunden den so genannten Henna-Abend. Die Brautmutter bestreicht bei dieser Zeremonie die Handflächen des Paares mit dem alten orientalischen Färbemittel Henna – ein Ritual, das Freude und Glück bringen soll.

Indische Hochzeiten

Ähnlich wie in vielen islamischen Ländern spielt das natürliche Färbemittel Henna auch bei indischen Hochzeiten eine wichtige Rolle: Hände und Füße der Braut werden mit Mustern und Ornamenten verziert. Noch auffallender ist der Goldschmuck: Die Familie hat ihn seit der Geburt der Tochter gesammelt. Bei der Hochzeit trägt die Braut dann alles Gold, das sie besitzt. Es soll ihr Fruchtbarkeit schenken und eine Hilfe für schwere Zeiten sein, etwa wenn ihr Ehemann stirbt.
In kaum einem anderen Land werden Hochzeiten so prachtvoll gefeiert wie in Indien: Die Festlichkeiten dauern bis zu neun Tage. 1.500 Gäste und mehr sind keine Seltenheit. Die Familie der Braut verschuldet sich häufig auf Jahre: Sie bezahlt nicht nur die Hochzeit, sondern auch die Mitgift. Das Gesicht der Braut ist hinter einem Schleier verborgen: Dieses Bild ist nicht nur typisch für christliche Hochzeiten, sondern auch für die fremder Kulturen – wie der Nyinba in der Himalaya-Region. Der Brauch, das Gesicht eines Menschen zu verhüllen, geht auf Bestattungsriten zurück. Die Braut erscheint, nachdem sie ihr altes Leben zurückgelassen hat, im Ritual als Tote. In dem Moment, in dem ihr frisch angetrauter Ehemann den Schleier zurückschlägt, weckt er sie gleichsam von den Toten auf – in ein neues, andersartiges Leben.

Hochzeit als Taufe

Neugeboren zu werden, ist auch der Sinn der christlichen Taufe. Und in ähnlicher Weise der Trauungszeremonien, wie sie auf der indonesischen Insel Bali üblich sind. Denn zu Beginn wäscht der Priester das Brautpaar mit gesegnetem Wasser. Er reinigt sie dadurch von allen Sünden, sodass sie als neue reine Menschen den Lebensabschnitt „Ehe" beginnen können.

www.weltderwunder.de/archiv/2002/03/wdw/Mensch/Mythos/Heiratsrituale/index.html, 20.8.2007.

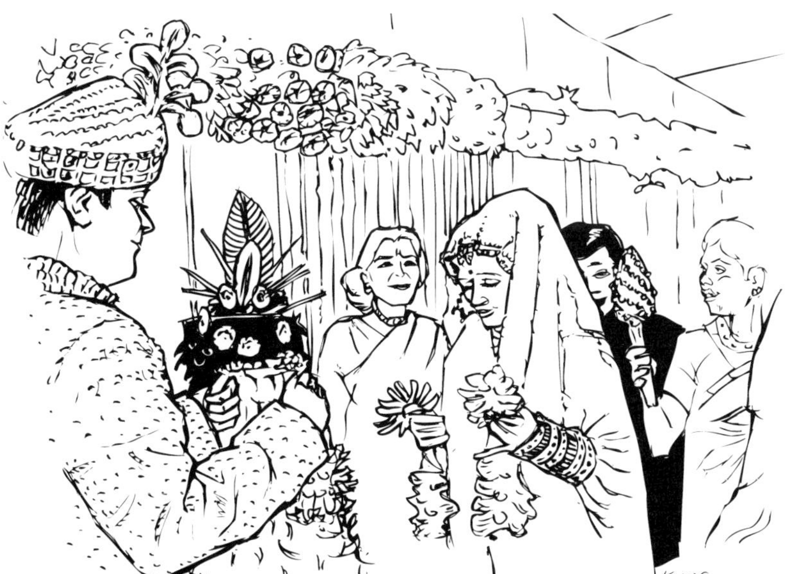

Heiratsrituale weltweit

Tepoztlan, ein Dorf in Mexiko

Hier wird der zukünftige Ehemann erst einmal gewarnt: Die Tochter sei oft unordentlich, habe nicht immer gute Laune und sonst einige Fehler. Aber wenn er sie trotzdem haben wolle, solle er nach der Hochzeit nicht sagen, er habe das alles nicht gewusst. Die Brauteltern gehen mit ihrer Tochter hart ins Gericht, fragen aber auch gewissenhaft nach, was für schlechte Eigenschaften denn der Zukünftige hat. Doch damit ist für den Bräutigam die Prüfung längst noch nicht beendet. Er muss auch einen Brautpreis entrichten und die Familie seiner Verlobten mit Holz und Wasser versorgen – ein bis zwei Jahre lang! Erst danach entscheiden die Brauteltern, ob er als Schwiegersohn überhaupt taugt. Geheiratet wird dann nach christlichem Ritual in einer Kirche, mit einer Braut in weiß und dem traditionellen Tausch der Ringe.

Die Magars, ein Volk in Nepal

Die Hochzeit kostet einem Huhn das Leben. Am Eingang zum Haus des Bräutigams wird das Federvieh geopfert. Mann und Frau müssen zuerst in das Blut treten, bevor sie ins Haus dürfen. Dies gilt als einzig wirksame Art, die neue Liaison vor bösen Geistern zu schützen. Anstatt eines Eherings überreicht der Bräutigam seiner Angebeteten ein Armband und roten Puder für ihr Haar. Doch dann wird es noch mal spannend: Erst wenn die Brautmutter Essen aus der Hand des Bräutigams entgegennimmt, ist die Ehe tatsächlich besiegelt.

Die Tausug, ein moslemischer Stamm auf den philippinischen Suluinseln

Drei Jahre lang muss der Mann alleine leben, bevor er an einen Bund fürs Leben denken kann. In dieser Zeit soll er Erfahrungen – auch sexuelle – sammeln, damit er nach der Hochzeit Affären mit anderen Frauen nicht mehr nötig hat. Will er dann heiraten, muss er zuerst einmal im Haus der zukünftigen Schwiegereltern kleine Dienstleistungen verrichten, z.B. Feuer machen, Wasser holen. Nur so kann er beweisen, dass er es ernst meint und auch in der Lage ist, seine Frau zu versorgen. Am Hochzeitstag muss der Bräutigam den gesamten ausgehandelten Brautpreis liefern. Vergisst er eine Kuh, einen Sack Reis oder auch nur eine Schachtel Zigaretten, droht die Hochzeit zu platzen. Schafft er jedoch alles herbei, wird er in einer lärmenden Prozession ins Haus seiner Auserwählten getragen. Indem er ihre Stirn berührt, sind die beiden Mann und Frau. Was folgt, ist für ihn keineswegs ein rauschendes Hochzeitsfest: Während die Gäste ausgelassen feiern, müssen die Jungvermählten, ohne zu sprechen und ohne auch nur zu lächeln, nebeneinander sitzen. Freude zu zeigen, das wäre unschicklich.

Die Konyak, ein Stamm im Grenzgebiet von Indien und Birma

Jungfräulichkeit und Treue sind unwichtig. Und die Heirat hat bei den Konyak nichts mit Liebe oder Leidenschaft zu tun, sondern bedeutet nur, dass die Familien von Braut und Bräutigam künftig füreinander sorgen werden. Die Hochzeitszeremonie ist entsprechend schüchtern: Die Braut wird von Freunden und Verwandten ins Haus des Bräutigams gebracht; der reicht dem künftigen Schwiegervater ein Bündel Speere, die dann im Clan verteilt werden. Ein Vermittler berührt mit einem Küken die Haare der Braut und wünscht dem Paar die Fruchtbarkeit eines Ficus-Baums. Danach schlafen die Eheleute zwar in einer gemeinsamen Hütte, leben tagsüber aber oft weiterhin bei ihren Eltern. Ihre Liebhaber können die beiden so lange behalten, bis die Frau end-

Heiratsrituale weltweit

gültig in die Hütte ihres Mannes einzieht. Doch auch dann gilt: Sollte der Ehemann sie beim Seitensprung erwischen, darf er seinen Rivalen zwar verprügeln, ein Trennungsgrund ist das aber nicht.

Die Dunus, ein Stamm im Norden von Borneo und Malaysia

Das Wichtigste für den Mann sind trinkfeste Freunde, denn sie müssen den Brautpreis aushandeln. Sie werden ins Haus der Brauteltern gebeten, dort ordentlich mit Alkohol versorgt und sollen über den „nApAN", den Brautpreis für die Tochter, verhandeln. Mit gelöster Zunge stimmen sie meist einem sehr viel höheren Preis zu als ursprünglich vorgesehen. Die erste Nacht verbringt das Paar im Haus des Bräutigams, ab dann schläft er mit seiner Ehefrau im Haus ihrer Eltern.

Die Abchasier, ein Volk in Georgien

Heiraten bedeutet für den Bräutigam reisen. Monatelang pilgert er durchs Land, lädt aus entlegenen Dörfern und Höfen die Gäste zu seiner Hochzeit ein. Damit ist sein Part erledigt, zum großen Tag wird er nicht gebraucht. Eine Zeremonie gibt es bei den Abchasiern nicht. Die Heirat ist beschlossene Sache, wenn alle eingeladenen Gäste kommen und auf das Wohl des Paares trinken. Der Bräutigam bleibt während der Feier im Haus eines Freundes versteckt. Erst spät in der Nacht geht er ins Zimmer seiner Gattin, schnürt sie aus ihrem Lederkorsett und zerschneidet das Brustband, das sie zum Zeichen ihrer Jungfräulichkeit trägt.

Die Zuni-Indianer im Südwesten der USA

Der Freier muss vor allem reden können: Er bittet erst die Eltern um die Hand der Tochter und fragt dann die Braut. Sind alle einverstanden, richtet die zukünftige Schwiegermutter ein Lager, auf dem die beiden die Nacht verbringen. Am nächsten Morgen wäscht die Ehefrau ihrem neuen Mann das Haar, und als Zeichen, dass er die Hochzeit akzeptiert, gibt der Ehemann seiner Schwiegermutter einen Sack Maismehl. Jetzt steht dem Eheglück nichts mehr im Wege.

Die Kung, ein Nomadenstamm in Südafrika und Namibia

Als Ehepartner kommt der Mann erst in Frage, wenn er ein wirklich großes Tier, beispielsweise eine Antilope, erlegt hat. So beweist er, dass er seine künftige Frau – die oft nicht älter als zwölf Jahre ist – auch ernähren kann. Sind sich die Brauteltern und der Bräutigam einig, wird die Braut mit einer weißen Kopfbedeckung zur Hütte ihres neuen Versorgers gebracht. Doch weil die jungen Mädchen oft Angst vor den ehelichen Pflichten haben, darf der Bräutigam die ersten Nächte nicht allein mit seiner Frau verbringen – immer liegt eine ältere Frau zwischen den Frischvermählten. Und zwar so lange, bis das Mädchen sich an den Mann gewöhnt hat.

Reichl, Karin: Dossier „Hochzeit, der schönste Tag im Leben eines Mannes?" In: Brigitte 9/95, S. 161f.

Wer entscheidet, wen du heiratest?

Intention:

Für Jugendliche mit Migrationshintergrund spielt die Meinung der Eltern/Angehörigen bei der Partnersuche eine wichtige Rolle. Mit unterschiedlichen Erwartungen und Interessen zurechtzukommen und eigene Positionen zu entwickeln, erfordert eigene Klarheit.

Ziele:

Auseinandersetzung mit unterschiedlichen Standpunkten, sich positionieren und die eigene Position verbal vertreten.

Verlauf und Instruktionen:

1. Im Raum werden drei voneinander entfernte Plätze zur Positionierung vereinbart. Dann wird die Frage gestellt: „Wer entscheidet, wen du heiratest?"
2. Um den Positionierungspunkt A gruppieren sich Jugendliche, die meinen: „Die Eltern entscheiden, wen ich heirate." Um den Positionierungspunkt B gruppieren sich Jugendliche, die meinen: „Andere Personen entscheiden (z.B. Freunde, andere Verwandte etc.), wen ich heirate." Um den Positionierungspunkt C gruppieren sich Jugendliche, die meinen: „Ich entscheide, wen ich heirate." Sollte es Jugendliche geben, die sich zu keiner der Aussagen gruppieren können, bilden sie eine Extragruppe.
3. Dann können sich einige der Jugendlichen aus jeder Gruppe äußern, aus welchen Gründen sie sich für die jeweilige Gruppe entschieden haben.
4. Lassen Sie die Gruppen miteinander ins Gespräch kommen oder zu ihren gewählten Positionen diskutieren.
5. Diskutieren Sie mit dem Plenum darüber, was für oder gegen eine Position spricht, z.B. welche Interessen Eltern haben könnten, welche Rolle die Freunde bei einem Entscheidungsprozess spielen könnten, welche Hilfestellungen sie geben könnten etc.

Material:

Ausreichender Raum.

Nachbearbeitungs- und Einsatzmöglichkeiten:

Im Anschluss können die Diskussionsergebnisse im Plenum dahingehend ausgewertet werden, ob es geschlechtsspezifische, kulturelle Unterschiede und/oder Gemeinsamkeiten gibt.

Praxistipp für Lehrende:

Aus der Praxis wissen wir, dass durch diese Übung eine spannende Diskussion in den Gruppen entsteht. Bitte achten Sie darauf, dass einzelne Einstellungen ohne Abwertung gleichwertig nebeneinander stehen können.

Typisch Hochzeit

Intention:

Empathiebildung und Perspektivenwechsel, sich in andere Menschen hineinversetzen. Mit anderen Menschen zu fühlen und ihre Gedankengänge nachvollziehen zu können, sind wichtige menschliche Eigenschaften, die zu Toleranz führen. In dem folgenden Zeitungsartikel wird die Sicht eines jungen türkischen Journalisten auf eine deutsch-türkische Hochzeit gezeigt.

Ziele:

Auseinandersetzung mit Vorurteilen, Perspektivenwechsel und Entwicklung von Verständnis.

Verlauf und Instruktionen:

1. Verteilen Sie das Arbeitsblatt „Typisch Hochzeit“ (S. 138).
   Lesen Sie dem Plenum den Zeitungsartikel vor.
2. Bitten Sie die Jugendlichen, in kleinen Gruppen folgende Fragen zu beantworten.

   Fragen:
   - **a.** Wo ist der Zeitungsartikel erschienen?
   - **b.** Wer ist der Verfasser des Artikels?
   - **c.** Was ist das Thema des Artikels?
   - **d.** Wie reagieren die Eltern oder Familien von Bräutigam und Braut?
   - **e.** Welche Vorurteile gibt es im Hinblick auf die jeweilige türkische oder deutsche Familie?
   - **f.** Welche Kompromisse sind im Hinblick auf das Hochzeitsfest gemacht worden?
   - **g.** Kennst du solche Heiratssituationen? Welche Kompromisse sind dort gemacht worden?
   - **h.** Wie willst du heiraten? Welche Wünsche hast du dazu?

3. Die Ergebnisse werden gemeinsam im Plenum diskutiert.

Material:

Arbeitsblatt „Typisch Hochzeit“ (S. 138).

Nachbearbeitungs- und Einsatzmöglichkeiten:

Im Anschluss können die Übungen „Wer entscheidet, wen du heiratest?“ (S. 136) und „Heiratsrituale“ (S. 131 ff.) durchgeführt oder ein Film über eine multikulturelle Hochzeit gezeigt werden.

Praxistipp für Lehrende:

Sie können als Übung auch andere aktuelle Themen aus der Migrantenperspektive nehmen.

Typisch Hochzeit

„Ihr geht aber nicht in die Kirche?", fragte meine Mutter aufgeregt. Das war ihre – gefühlt – dritte Reaktion auf die Ankündigung, dass ich meine Freundin Steffi heiraten will. (Reaktion eins: Toll! Reaktion zwei: Wir wollen Enkelkinder!) Bevor sich die Aufregung meiner Mutter zu einer langen Anti-Kirchliche-Trauung-Kampagne entwickeln konnte, beruhigten wir sie. Nichts dergleichen hatten wir geplant.

Steffi hingegen wurde mehrfach gefragt, ob wir eine „traditionell türkische Hochzeit" feiern wollen. Gemeint war so etwas wie: Schützenhalle, 500 Leute, Dönerbrater in der Ecke, Bauchtänzerin in der Mitte, leiernde Schnulzen vom Band, die Braut behangen mit Geldscheinen und Gold nach der Jahrtausende lang überlieferten Formel: Körpergewicht der Braut mal zwei geteilt durch Muskelmasse des Bräutigams. Auch Steffi erklärte, dass wir so etwas nicht vorhätten. Was für Ängste und Erwartungen die Hochzeit einer Deutschen mit einem Türken wecken können. Das war längst nicht alles. Schon die „kultursensible" Frage: „Da kommt ja bestimmt viel Verwandtschaft aus der Türkei, oder?" Man weiß ja, dass Türken nur in Großfamilien von Regimentsstärke existieren. Ich musste leider mit den Schultern zucken. „Eigentlich kommt nur die vierköpfige Familie meiner Tante." Die wiederum warf für uns Fragen auf. Nämlich, ob unser Menü am Hochzeitsabend richtig aufgestellt war. Fürs Buffet hatten wir auch einige türkische Gerichte ausgesucht. Da aber meine Verwandten (verstärkt von meinen Eltern) ziemliche Feinschmecker sind, stellte sich die beinahe olympische Frage: Kann ein türkischer Catering-Service in Deutschland höchsten Istanbuler Standards Paroli bieten? Kurz gesagt: Er kann. Und wenn es nicht so verfänglich wäre, würde ich sagen: Wir haben drei Kreuzzeichen gemacht …

Da ich nicht so auf türkische Halay-Hochzeitstänze – so eine Art Sirtaki in schnell – stehe, hatte ich entsprechende CDs gar nicht erst besorgt. Zwei türkische Freunde und meine Kusine kamen trotzdem auf ihre Kosten, zusammen mit einer deutschen Freundin, die nämlich eine Goran-Bregovic-CD auf die Party schmuggelte. Und zu balkanesischer Blasmusik haben die vier ihren Halay getanzt. Lange fünf Lieder lang, denn unser DJ – ein Farbiger aus London – sah sich das Ganze mit großen Augen an und vergaß darüber die Regler. Tja, so haben wir geheiratet. Ohne Kirche, ohne Moschee, fern von Traditionen (oder was man so dafür hält), irgendwie deutsch, irgendwie türkisch. Hauptsache schön. Das war unser einziger Wunsch. Ach ja: Zur Hochzeit hat Steffi von meiner Tante dann doch Goldschmuck bekommen. Den hat sie aber in den USA gekauft. Keine Ahnung wieso. So ist das halt im richtigen Leben.

Birand Bingül

Der Autor wurde 1974 in Wickede geboren. Seine Eltern stammen aus der Türkei. Nach dem Journalistik-Studium war er Rechercheur bei „Domian", Redakteur bei Cosmo-TV, Nachrichtenmann bei „Euronews". Er schrieb Artikel für die „taz". Heute ist Bingül Moderator beim WDR, „Funkhaus Europa", wo diese Kolumne freitags, 12.45 Uhr auf 103.3 MHz läuft.
Westdeutsche Allgemeine Zeitung vom 11.09.2004, Nr. 222, WO37.

Heiratsverhalten

Intention:

Durch Fakten, Hintergrundwissen und objektivere Sichtweisen können bestehende Vorurteile abgebaut werden. Die Untersuchungsergebnisse der Wissenschaftlerin rücken die gängigen Vorurteile der Heirat gerade.

Ziele:

Hintergrundinformation, kontextbezogene Betrachtungsweise, Auseinandersetzung mit Vorurteilen, Perspektivenwechsel.

Verlauf und Instruktionen:

1. Verteilen Sie das Arbeitsblatt „Heiratsverhalten" (S. 140). Lesen Sie den Zeitungsartikel dem Plenum vor.
2. Bitten Sie die Jugendlichen, in kleinen Gruppen die Fragen zu beantworten.
3. Die Ergebnisse werden gemeinsam im Plenum diskutiert.

Fragen:

a. Welche Vorurteile könnte es im Bezug auf das Heiratsverhalten bei MigrantInnen geben?

b. Mit welchen Argumenten widerlegt die Wissenschaftlerin die Vorurteile?

c. Was spricht nach Meinung der MigrantInnen für eine Ehe mit einem deutschen Partner?

d. Wie sind eurer Meinung nach Beziehungs- und Partnerschaftsvorstellungen von Deutschen und MigrantInnen aus der Türkei?

Material:

Arbeitsblatt „Heiratsverhalten" (S. 140).

Nachbearbeitungs- und Einsatzmöglichkeiten:

Im Anschluss können die Übung „Wer entscheidet, wen du heiratest?" (S. 136) und „Heiratsrituale" (S. 131 ff.) durchgeführt werden.

Heiratsverhalten

Liebste kommt aus der Ferne

Junge Forscherin untersuchte das Heiratsverhalten der Migranten

Wer heiratet und warum? Die junge Forscherin Gaby Straßburger untersuchte jetzt das Heiratsverhalten von Zuwanderern, die in der zweiten Generation in Deutschland leben. Sie wird für ihre Arbeit, in der sie viele Vorurteile ausräumt, mit einem Wissenschaftspreis ausgezeichnet. …

Ihre Analyse zeigt zunächst, dass ein Großteil der Ehen transnational ist, das heißt: Der eine Partner kommt aus Deutschland, der andere aus der Türkei. Dies, so die Forscherin, habe aber nichts mit einer besonders starken Verbundenheit mit dem Herkunftsland zu tun oder damit, dass man aus Solidarität jemanden nach Deutschland holen möchte. Das seien Vorurteile. „Vor allem bei den Männern scheint transnationales Heiratsverhalten oft dadurch bedingt zu sein, dass es in der türkischen Migrationsbevölkerung nur halb so viele ledige Frauen wie Männer gibt."

Die simple Folge: Die Männer erweitern ihren Heiratsmarkt auf die Türkei.

Weiter fand die Wissenschaftlerin heraus, dass die Partnerwahl sehr wohl auf gegenseitiger Sympathie beruht und nicht auf Druck aus den Familien oder Familienclans. „Das gilt heute als altmodisch." Allerdings versuchten die Migranten nach wie vor, einen Partner zu finden, der auch der Familie genehm ist.

Interethnische Ehen, also zwischen einem Deutschen und einem türkischen Partner, seien nach wie vor stark in der Minderheit. Die Gründe wurden in den Interviews aufgedeckt. Danach gibt es bei Türken durchaus den Wunsch, Kontakte und Beziehungen zu Deutschen einzugehen. Den Bereich der Ehe klammern jedoch sehr viele dabei aus. Sie begründen dies damit, dass ihnen die in der deutschen Bevölkerung üblichen Beziehungsvorstellungen zu unverbindlich und für eine dauerhafte Partnerschaft wenig geeignet erscheinen.

Westdeutsche Allgemeine Zeitung vom 30. April 2002, Nr. 100, S. WO3/03.

Gruppenübungen zu Meinungsbildern: „Familie"

Intention:

Diese Übungen eignen sich zur Herausarbeitung von Meinungsbildern in der Gruppe.

Ziele:

Auseinandersetzung mit den Themen.

Verlauf und Instruktionen:

1. Sie bereiten das „Meinungsbarometer" vor, indem Sie ein Kreppband auf den Boden kleben.
2. Zur Positionierung erklären Sie, dass die 1 für „Ja", das andere Ende mit 10 für „Nein" steht.
3. Dann fordern Sie die Jugendlichen auf, sich zu den vorgelesenen Fragen zu positionieren.

Fragen:

a. Ich möchte später mal heiraten: Ja/Nein.
b. Frage an die, die heiraten wollen: Ich möchte mit spätestens 20, 25, 30, 35 Jahren oder später verheiratet sein. Positionierung 1 bei Antwort 20, Positionierung 10 bei Antwort 35, die anderen in gleichmäßigen Abständen dazwischen.
c. Ich möchte eine Person aus meiner Ethnie heiraten: Ja/Nein (Deutsche/Deutscher, Türkin/Türke, Griechin/Grieche etc.)
d. Ich möchte mit der Großfamilie zusammenleben: Ja/Nein.
e. Ich möchte Kinder haben: Ja/Nein.
f. Ich möchte 1, 2, 3, 4, 5 oder mehr Kinder haben, Positionierung 1 bei 1, 4 oder mehr bei 10.
g. Ich möchte berufstätig sein und Kinder haben: Ja/Nein.

Material:

Ausreichender Raum, Klebeband zur Bodenmarkierung.

Alternative:
„Alle, die ... sollen aufstehen" In Großgruppen ist manchmal die Vorstellung Einzelner nicht möglich. Dafür eignet sich folgende Methode: Der Großgruppe werden Fragen, die auf sie zugeschnitten sind, gestellt. Wenn sich Personen mit der Frage angesprochen fühlen, stehen sie auf (alle müssen natürlich vorher sitzen). Die aufgestandenen Personen ergeben immer ein anderes Bild, was über die Gruppe viel aussagt. Die Fragen sollten humorvoll oder einfach unsinnig, aber auf jeden Fall auch interkulturell sein:
Sie können die oben stehenden Aussagen auch umformulieren: „Alle, die später Mal heiraten wollen, stehen auf ..."

Im Anschluss an die Übungen können die Jugendlichen mitteilen, ob sie etwas ganz Neues über sich, die Familien oder andere Jugendliche erfahren haben oder ob sie etwas überrascht oder neugierig gemacht hat.

Die Frau hat keinen Namen

Intention:

Zum Reifeprozess gehört es unter anderem auch, einen Sachverhalt und Lebensentscheidungen aus verschiedenen Blickwinkeln betrachten zu können. In dieser Übung wird die Enttäuschung über eine Heirat und die Diskrepanz zwischen der Wunschvorstellung und der Realität aufgezeigt.

Ziele:

Auseinandersetzung mit der Wunschvorstellung und der Wirklichkeit.

Verlauf und Instruktionen:

1. Verteilen Sie das Arbeitsblatt „Die Frau hat keinen Namen" (S. 143). Lesen Sie den Zeitungsartikel dem Plenum vor.
2. Bitten Sie die Jugendlichen, in kleinen Gruppen die Fragen zu beantworten.
3. Die Ergebnisse werden gemeinsam im Plenum diskutiert.

Fragen:

- **a.** Gib mit deinen Worten den Inhalt der Geschichte wieder.
- **b.** Wie sah das Brautkleid aus, warum, meint ihr, hat die Erzählerin dieses Kleid ausgesucht?
- **c.** Was erfährst du über den Bräutigam (Charakter, Einstellungen)? Hast du eine Vorstellung von ihm?
- **d.** Wie erlebt die Braut „das erste Mal" (Gefühle, Gedanken)?
- **e.** Was ist ein Brautzimmer?
- **f.** Wie würdest du dich als Ci-Ci (Bräutigam) verhalten?
- **g.** Wie würdest du dich als Braut verhalten?

Material:

Arbeitsblatt „Die Frau hat keinen Namen" (S. 143).

Nachbearbeitungs- und Einsatzmöglichkeiten:

Als Ergänzung eignet sich die Übung „Jungfernhäutchen" (S. 93).

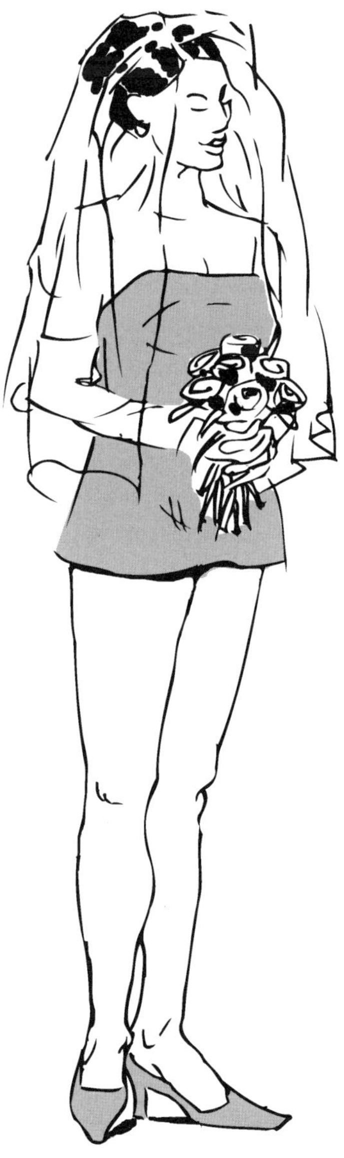

Die Frau hat keinen Namen

Von dem gesamten Aussteuergeld, das mir mein Vater gegeben hat, kaufte ich mir tolle Kleider, Schuhe, Unterwäsche. Im Schleier und weißen Brautkleid, dessen Minirock nur knapp über den Po ging, wurde ich getraut. „Wie revolutionär", spottete meine Schwester. „Du betrügst dich selbst. Wirklich revolutionär wäre es gewesen, nicht zu heiraten oder wenigstens nicht im Brautkleid, sondern in Bluejeans. Mini-Brautkleid, pah!"
Wir sind auf der Hochzeitsreise in einer fürchterlich heißen Stadt und wohnen in der Brautsuite eines Luxushotels ...
Wir gehen aufs Zimmer. Ich bin noch dabei, den Koffer auszupacken, da kommt er und umschlingt von hinten meine Hüften. Wir ziehen uns aus. Er legt mich sanft aufs Bett und sich selbst über mich. „Jetzt gehörst du mir", sagt er. Ich kann mich gar nicht auf den Vorgang konzentrieren, weil ich ständig über den Ausdruck „du gehörst mir" nachdenken muss. Irgendetwas müsste ich auch sagen, schließlich ist dies der wichtigste Augenblick meines Lebens. Soll ich sagen: „Ich habe dir bis jetzt ja auch schon gehört", oder „Los, Geliebter, dann nimm mich" oder „Ja, aber du gehörst mir nun auch" oder vielleicht „Weshalb soll ich dir eigentlich gehören, nur weil wir miteinander schlafen, Mensch?".
Alles konnte ich nicht sagen, weil ich plötzlich einen schrecklichen Schmerz verspürte, und so schrie ich bloß: „Halt, halt nicht!" Er zieht sich ein bisschen zurück und kommt wieder. „Halt, halt, es tut sehr weh", schreie ich aufs Neue. Das wiederholt sich 5-mal. In meinem Kopf ist das Chaos. Ich kann weder etwas Gescheites sagen, noch gefallen an der Sache finden. Verflucht.
Er steht endlich ärgerlich auf und sagt: „Du bist reichlich komisch, was sollen denn diese Zicken?" Ich fange an zu weinen. Wie kann er mich so schlecht behandeln, noch dazu auf der Hochzeitsreise. Was soll nun werden? Hätte ich nicht eigentlich von Sinnen sein, hätten wir nicht stöhnen und ein Körper sein sollen, nicht zusammen viele Male den Gipfel der Lust ersteigen sollen? Verflucht und zur Hölle mit allen Liebesromanen.
Er streichelt meine Haare, ich entspanne mich.
Er kommt wieder über mich. Diesmal bin ich entschlossen, nicht „Halt" zu schreien. Er stützt sich ab, er drückt, ein brennender Schmerz, ich beiße die Zähne zusammen; aber sonst spüre ich nichts, nichts ... Nach etwa drei Minuten liegt er schweißbedeckt und keuchend neben mir. „Es war sehr schön. Wahnsinn, du warst ja auch so ein süßes Stück. Es war toll, bist du auch gekommen, war es gut?" (Was für ein Kommen? Wohin soll ich gekommen sein?) Während diese Gedanken mir durch den Sinn gehen, schaue ich ihn bloß mit aufgerissenen Augen an. Wir umarmen uns und fallen in den Schlaf. Als ich erwache, sind die Laken voller Blut, als hätte man ein Huhn geschlachtet. Himmel, wenn das die Zimmermädchen sehen! Aber wenn ich das Laken wasche, wird es dann trocken? Er sagt: „Das macht nichts. Das Bett hat sowieso unter dem Laken einen undurchlässigen Schonbezug. Hier ist doch das Brautzimmer, Mädchen."
Im Brautzimmer haben die Betten Schonbezüge. Die Mädchen werden in diese Zimmer eingesperrt und zu Frauen gemacht. Ununterbrochen, ständig, wie in der Fabrik. Die Betten in den Brautzimmern sind mit Schonbezügen geschützt vor dem Blut der Jungfrauen. Wir lassen unser Blut für den geliebten Mann fließen. Ein Mädchen bewahrt ihr Hymen, und sei es ein Leben lang, für den Mann, der es nehmen wird. In den Brautzimmern, auf den Laken über den Schonbezügen, geben die Mädchen unter Schmerzen, in wenigen Minuten, ihre streng bewahrte Ehre für eine noch größere Ehre hin. Vom Geschehen überwältigt und all die Liebesromane im Kopf, fallen wir in den Armen unserer Ehemänner auf den blutigen Laken über Schonbezügen in den Schlaf.

Duygu, Asena: Die Frau hat keinen Namen. Eine Türkin entdeckt die Folgen des kleinen Unterschieds. München 1992, S. 28 f.

Lebensplanung

Intention:

Tolerante Denkweisen entwickeln durch Berücksichtigung geschichtlicher und kontextbezogener Perspektiven. Erkennen, dass es neben einer idealen Vorstellung einer Familie auch eine andere Realität geben kann. Kinder und Jugendliche entwickeln ihre Zukunftsvisionen in Anlehnung oder Ablehnung ihrer eigener Familie gegenüber.

Ziel:

Auseinandersetzung mit der Herkunftsfamilie und eigenen Vorstellungen.

Verlauf und Instruktionen:

1. Sie leiten das Thema ein, in dem Sie auf die unterschiedlichen Familientypen, die sich im Laufe der Zeit entwickelt haben, aufmerksam machen. Dabei sollten die Familientypen möglichst ohne Wertung nebeneinander stehen können.
2. Nun verteilen Sie das Arbeitsblatt „Lebensplanung – Das ist meine Familie“ (S. 145).
3. Anschließend erzählen die Jugendlichen, wer zu ihrer Familie gehört. Es wird sichtbar, dass es viele unterschiedliche Familien gibt.
4. Nun verteilen Sie das Arbeitsblatt „Lebensplanung – Meine Idealfamilie“ (S. 146). Hier sollten die Jugendlichen festhalten, welche Form von Familie sie selbst in Zukunft haben möchten.
5. Die Ergebnisse werden gemeinsam im Plenum diskutiert.

Material:

Arbeitsblatt „Lebensplanung – Das ist meine Familie“ (S. 145), Arbeitsblatt „Lebensplanung – Meine Idealfamilie“ (S. 146) und Arbeitsblatt „Lebensplanung/Positionierung“ (S. 147).

Nachbearbeitungs- und Einsatzmöglichkeiten:

Die Jugendlichen können ihre „Idealfamilien“ gestalten, in Bildern, Kollagen …

Lebensplanung

Das ist meine Familie

Mutter:

____

Vater:

____

Schwestern:

____

____

____

evtl. Foto

Brüder:

____

____

____

Großeltern:

____

Andere Verwandte:

____

Andere Personen:

____

Ich wohne zusammen mit:

____

Wie glücklich bin ich in meiner Familie (1 = sehr glücklich, 6 = sehr unglücklich)

☐ 1 ☐ 2 ☐ 3 ☐ 4 ☐ 5 ☐ 6

Lebensplanung

Meine Idealfamilie

☐ Ich werde alleine Leben.

☐ Ich werde mit meinem Partner bzw. mit meiner Partnerin leben.

☐ Ich werde heiraten.

☐ Ich werde nicht heiraten.

Ich werde mit _______ Jahren heiraten.

☐ Ich möchte Kinder haben.

☐ Ich möchte keine Kinder haben.

Ich werde _______ Kinder haben.

☐ Ich werde berufstätig sein.

☐ Ich möchte nicht arbeiten.

Wer gehört noch zu meiner Familie:

____

____

Wie glücklich bin ich in meiner zukünftigen Familie (1 = sehr glücklich, 6 = sehr unglücklich)

☐ 1 ☐ 2 ☐ 3 ☐ 4 ☐ 5 ☐ 6

Lebensplanung/Positionierung

Möchtest du später mit jemandem zusammenleben?

☐ Ja ☐ Nein

Möchtest du später heiraten?

☐ Ja ☐ Nein

Für diejenigen, die heiraten wollen: In welchem Alter?
(Altersgruppen stellen sich zusammen.)

☐ Ja ☐ Nein

Möchtest du Kinder haben?

☐ Ja ☐ Nein

Für diejenigen, die Kinder haben wollen: Wie viele Kinder?
(Stellen sich zu 1/2/3/4 oder mehr in Gruppen zusammen)

☐ Ja ☐ Nein

Möchtest du später berufstätig sein?

☐ Ja ☐ Nein

Möchtest du berufstätig sein und Kinder haben?

☐ Ja ☐ Nein

Möchtest du, dass der Mann das Geld für die Familei verdient?

☐ Ja ☐ Nein

Möchtest du, dass die Frau zu Hause bleiben und auf die Kinder aufpassen soll?

☐ Ja ☐ Nein

Lebensplanung: „Was die Lieder erzählen"

Das vielseitige Thema „Lebensplanung" eignet sich für sehr unterschiedliche Methoden. Hier finden Sie eine Methodenidee zur Arbeit mit Liedertexten.

Intention:

Kunst, Musik und künstlerischer Ausdruck sind Räume, wo verschiedene Richtungen, auch exotische, ungewöhnliche bestehen können. Dort treffen sich Menschen, die neue Antworten, Anstöße, Irritationen, Impulse suchen, die offen sind und sich weiter entwickeln wollen. Auch in der Bundesrepublik erleben wir, dass sich ein relativ gleichberechtigter Umgang miteinander im künstlerischen Bereich findet. Dabei spielt Musik unter Jugendlichen eine große Rolle. In den letzten Jahren gibt es eine rasante multikulturelle Entwicklung in der Musikszene. Musik macht den Unterricht interessanter und lockerer.

Ziele:

Lieder inhaltlich als Ausdruck betrachten, Unterricht für die Jugendlichen interessanter und lockerer gestalten.

Verlauf und Instruktionen:

1. Sie laden die Jugendlichen ein, ihre eigenen Lieblingslieder mitzubringen.
2. Die Lieder sollten in schriftlicher Form, wenn nötig übersetzt (fast alle Lieder findet man mit Übersetzung im Internet) und abspielbar für das ganze Plenum vorliegen.
3. Sie einigen sich im Plenum, welche Lieder drangenommen werden.
4. Bitten Sie die Jugendlichen, sich das Lied in Ruhe anzuhören.
5. Fragen Sie, ob jemand aus dem Plenum die Sängerin/den Sänger kennt und einiges über sie/ihn erzählen kann.
6. Stellen Sie zum Text Fragen und lassen diese die Jugendlichen in Einzelarbeit oder Kleingruppen beantworten. Beispielsweise:
   a. Lies dir den folgenden Liedertext (falls nötig die Übersetzung) gut durch, und beschreibe mit deinen Worten, wovon der Text handelt.
   b. Was sind deiner Meinung nach die drei Kernaussagen?
   c. Gibt es für dich in diesem Lied eine moralische Aussage?
   d. Was sind die kulturspezifischen Themen dieses Liedes?
7. Wenn der Text nicht auf Deutsch ist, versuchen die Jugendlichen, den Text in der Originalsprache zu lesen. Dabei können, wenn vorhanden, muttersprachige Jugendliche bei der Aussprache helfen.
8. Dann wird der Text auch auf Deutsch laut vorgelesen.
9. Anschließend können alle versuchen, das Lied mit zu singen. Es macht sicherlich Spaß.

Material:

CD-Spieler, Lieder-CDs und die mitgebrachten Liedertexte.

Nachbearbeitungs- und Einsatzmöglichkeiten:

Durch die mitgebrachten „Lieblingsliedertexte" der Jugendlichen können Sie adäquat auf aktuelle musikalische Entwicklungen reagieren.

Homosexualität und Lebensplanung

Intention:

Sexuelle Orientierung und Homosexualität zu thematisieren, sollte gut vorbereitet sein. Jugendliche mit oder ohne Migrationshintergrund, deren Identität auf wenigen Säulen steht, können sich sehr schnell persönlich angegriffen fühlen. Deshalb sollten zu Beginn gut verständliche (möglichst wissenschaftliche) Texte eingesetzt werden, die die Homosexualität als natürliche (nicht krankhafte!) sexuelle Orientierung, die in allen Gesellschaften und Schichten vorkommt, darstellen. Die Übungen sind niederschwellig ausgesucht, damit sie einen behutsamen Einstieg in die Thematik ermöglichen. Es geht in erster Linie um „Andere".

Ziele:

Auseinandersetzung mit sexueller Orientierung und Homosexualität, Erfahren von Vielschichtigkeit der Mehrheits- und Minderheitsrollen, Gemeinsamkeiten und Unterschiede feststellen, Auseinandersetzung mit der Geschichte eines türkischen Schwulen.

Verlauf und Instruktionen:

„Ich-/Ich-nicht-Spiel"

1. Bestimmen Sie eine Seite des Raumes, in die sich die Jugendlichen stellen, die die Fragen mit „Ich" beantworten und die gegenüberliegende Seite des Raumes für die Jugendlichen die „Ich nicht" antworten. Sie weisen darauf hin, dass auch geschummelt werden darf und niemand gezwungen ist, alle Fragen ehrlich zu beantworten.
2. Nun lesen Sie eine Frage aus der Liste, die Sie schon vorbereitet haben, vor.
3. Die Jugendlichen entscheiden sich und stellen sich auf die „Ich"- oder auf die gegenüberliegende „Ich nicht"-Seite. Eine Mitte zwischen den beiden Polen ist nicht vorgesehen.
4. Jetzt betrachten alle das entstandene Bild und achten darauf, wie jeder sich fühlt; möglichst nicht reden, keine Kommentare.
5. Dann stellen Sie die nächste Frage.

Fragen:

a. Wer war schon einmal verliebt?
b. Wer hat schon einmal in seinem Leben geraucht?
c. Wer war schon einmal unglücklich verliebt?
d. Wer ist schon einmal, ohne zu bezahlen, mit dem Bus gefahren?
e. Wer hat schon einmal eine Frau geküsst?
f. Wer hat schon einmal einen Mann geküsst?
g. Wer kennt persönlich eine Lesbe oder einen Schwulen?
h. Wer würde in ein Lesbencafé gehen?
i. Wer würde in eine Schwulendisco gehen?
j. Sowie weitere Fragen zu den Themen Liebe, Partnerschaft und Sexualität

6. Die letzte Frage lautet immer: „Wer hat bei mindestens einer Frage geschummelt?"
7. In der abschließenden Gesprächsrunde erzählen die Jugendlichen, wie sie sich gefühlt haben, was ihnen aufgefallen ist und was sie überrascht hat.

„V.I.P. Raten"

1. Sie erklären bei Bedarf, das V.I.P.s (Very Important Persons) Menschen sind, die auf Grund ihrer Fähigkeiten in der Öffentlichkeit stehen und bekannt sind: SchauspielerInnen, SängerInnen, PolitikerInnen etc.
2. Jetzt fordern Sie die Jugendlichen auf, V.I.P.s zu nennen, von denen sie wissen oder glauben, dass diese lesbisch, schwul oder bisexuell sind. Die Jugendlichen mit Migrationshintergrund können gerne Personen aus den Herkunftsländern nennen.

Homosexualität und Lebensplanung

Fragen:

a. Woher beziehen sie ihre Informationen?
b. Kann man den Informationen glauben?
c. Hat die Karriere der V.I.P.s gelitten, oder wurde sie gefördert, nachdem ihre sexuelle Identität öffentlich gemacht wurde?
d. War es die eigene Entscheidung der V.I.P.s, sich öffentlich zu outen?
e. Warum interessieren sich die Jugendlichen dafür?

Sie als Pädagogin bzw. Pädagoge müssen nicht wissen, ob die genannten Personen tatsächlich lesbisch oder schwul sind. Diese Übung bezieht sich mehr auf die Umstände, wie jemand von der Homosexualität erfahren hat und warum das für andere interessant ist.

„Interview mit Memduh A.“

1. Sie teilen die Arbeitsblätter mit der Geschichte so auf, dass die Kleingruppen sich mit unterschiedlichen Fragen und Antworten beschäftigen. Sie können je nach Zeit das Interview auch kürzen.
2. Die Gruppen sollen dann die Geschichte im Plenum in der 3. Person wiedergeben. „Die interviewte Person heißt Memduh. Er ist 20 Jahre alt …“
3. Im Anschluss erzählen die Jugendlichen, was sie über Memduh denken und ob es einen Unterschied macht, ob ein Deutscher oder eine Person mit Migrationshintergrund schwul (lesbisch) ist.

Hinweis:

Die Übungen „Ich-/Ich-nicht-Spiel“ und „V.I.P. Raten“ sind entstanden in Anlehnung an BZgA (Hg.): Peer Education – ein Handbuch für die Praxis. Köln 2002, S. 63 – 66.

Material:

Ausreichender Raum, Arbeitsblätter „Interview mit Memduh A.“ (S. 151 – 153).

Nachbearbeitungs- und Einsatzmöglichkeiten:

Der Film „Mambo Italiano“ könnte als Einstieg eingesetzt werden (s. S. 156).

Interview mit Memduh A.

„Ich bin Moslem, und das ist in meinem Herzen"

1. **Wie alt bist du, Memduh?**
Ich bin gerade 20 geworden.

2. **Und du machst dieses Jahr das Abi …**
Also, man hat mich zurückgestuft, als ich auf diese Schule kam, und da war ich in der elf, und dann bin ich einmal sitzen geblieben. Das hatte, glaube ich, irgendwie mehr zu tun … also … mit meinem Schwulsein zu tun, also, da wusste ich wirklich nicht, mit wem ich darüber reden soll, und da war ich wirklich sehr verklemmt und so und hatte zwar Freunde, aber das hatte viel damit zu tun, ja.

3. **Und jetzt hast du Leute, mit denen du drüber reden kannst?**
Ja, in der Schwulengruppe.

4. **Und du kommst woher?**
Aus einer Kleinstadt in der Türkei …

5. **Und seit wann bist du in Deutschland?**
Seit vier Jahren.

6. **Wie hast du eigentlich gemerkt, dass dich Männer mehr interessieren als Frauen?**
Wie ich das gemerkt hab? … (Pause) … Das war einfach so! … Ich hab einfach mehr die Männer angeguckt als Frauen … also beide Geschlechter angeguckt, aber … für Sexualität waren es mehr die Männer.

7. **Und was fasziniert dich an den Männern?**
Wie man sich so gibt, zeigt, also das Bild, das man präsentiert, auch das Outfit, also … es muss beides zusammenstimmen.

8. **Kannst du dir vorstellen, dich in ein Mädchen zu verlieben?**
Ja, hab ich sehr oft! Immer wieder, zurzeit auch noch, … also … ich bin immer so gewesen und ich glaub, ich werd' auch immer so bleiben, mich auch in Mädchen zu verlieben. Ja also bei mir auf der Schule ist ein Mädchen, und mit der versteh ich mich sehr gut, und die mag mich wirklich sehr, und letzte Woche hat sie mir irgendwas erklärt, und ich weiß nicht, ich hab irgendwas gefühlt in meinem Körper, ich dachte ich bin nicht mehr schwul, ich dachte, da ist etwas los mit mir … ja ich weiß es nicht. Das war ein bisschen zu erotisch! Also, ich sag mal, mein Schwanz hat sich bewegt, also ziemlich bewegt, ich dachte, „Stopp! Was ist denn hier los!" Das war nicht das erste Mal, aber … ja … das war etwas Neues jetzt, ja.

9. **Und würdest du auch irgendwann einmal mit einem Mädchen ins Bett gehen?**
Ähm, … Ja … (Pause) … Jein! Ich sag lieber jein!

10. **Wie alt warst du, als du gemerkt hast, dass du schwul bist?**
Ich weiß nicht, ich glaub, von klein an. Ich weiß, das widerspricht jetzt aber was ich eben gesagt habe, aber ich hab es irgendwie immer gewusst! Ja.

11. **Und deine ersten sexuellen Erfahrungen waren dann auch sehr früh?**
Ja, sehr früh … (lacht!) … Ich war immer einen Schritt voraus, meinen Klassenkameraden, meinen Freunden. Ich wusste immer über alles Bescheid und die haben immer gesagt, woher weißt du so was und wie denkt man an so was … und wie macht man das … oder, ja halt so. Ich nehme an da war ich… 13 oder so, 13 oder etwas jünger, ich weiß es nicht.

12. **Da warst du also gar nicht hier in Deutschland?**
Nee, nee.

13. **Und wie lief das?**
Versteckt, sehr versteckt … soll ich jetzt die Geschichte erzählen? Also, es war halt so eine Clique, und es gab immer so irgendeinen Boss,

Interview mit Memduh A.

der über alles Macht hatte und so, ja und irgendwann ... ist es dazu gekommen, da haben wir es halt gemacht. Und einmal hat also jemand bei meiner Schwester angerufen, also bei mir zu Hause und hat gesagt, ich glaub das war der Freund von meiner Schwester, und da hat er zu ihr gesagt, dein Bruder hat irgendwas mit einem Mann und hat den Namen genannt. Und dafür hab ich dann richtig viele Schläge bekommen, hab blaue Flecken überall gehabt und so. Und wurde kontrolliert, beobachtet, verfolgt, also von meinem Vater halt, er hat immer nachgeguckt, wo ich bin, mit wem ich was zu tun habe, durfte nicht einmal zum Kiosk eine Straße unter unserem Haus gehen oder so ... ich wurde immer kontrolliert.

14. Aber du hast deine Wege trotzdem immer gefunden?
Ja. Also, ich durfte ja lange Zeit nicht rausgehen, aber irgendwann habe ich den Kontakt dann wieder geheim aufgebaut ... so und das hat dann wieder geklappt, bis wir dann von da weggezogen sind. Und dann habe ich nichts mehr von ihm gehört. Also für mich war er halt ein Beschützer ... und dann durfte keiner an mich ran ... tja ... wir mussten die Beziehung ganz versteckt leben, das war die erste Beziehung, ganz heimlich.

15. Hast du zu Hause erzählt, dass du Männer liebst?
Meinen Eltern? Nee! Also ... ich will das meinen Eltern nicht zumuten ... die haben, glaube ich, genug im Kopf zu tun und ich ... ähm ... und ich würde, wie schon einmal, dafür geschlagen werden, wenn ich das sag.

16. Das heißt, deine Eltern könnten das überhaupt nicht verstehen?
Doch, ich glaub, die könnten es verstehen, aber, es wird halt viel passieren! Die würden es verstehen, aber die würden mir viel antun. Um mich wieder wegzukriegen ... von da.

17. Hast du Geschwister?
Mhmm, ja. Einen Bruder und zwei Schwestern. Alle verheiratet, mit Kindern.

18. Mit denen hast du auch noch nicht gesprochen?
Nein. Das weiß niemand aus meiner Familie, also ... niemand.

19. Weiß sonst jemand, dass du schwul bist?
Also, im Januar etwa, also dieses Jahr Januar, habe ich das erste Mal darüber geredet, das war in der Schwulengruppe. Da hab ich das erste Mal darüber geredet.

20. Und wie haben die reagiert?
Hmm, also die haben das direkt verstanden, aber dann, wo ich das von der Religion aus erzählt habe, da war die Reaktion etwas, hmm, also ich wusste, wie man darauf reagieren wird, die haben irgendwie nicht so viel verstanden, die haben gedacht, das kann nicht sein, und das ist Schwachsinn, ... also von der Religion aus haben die es nicht verstanden.

21. Was sagt die Religion denn?
Also, ich bin Moslem. Und die Religion sagt, es gibt Adam und Eva, und die sind füreinander geschaffen. Tja, und es darf keine schwulen Männer geben. Also, das sage ich jetzt, aber ich weiß es nicht ganz, aber soviel ich weiß von anderen, ist es schon erlaubt, sich zu verlieben, aber man darf keinen Sex haben. Also man darf sagen, also o.k., ich bin irgendwie verliebt in den, aber man darf keine sexuellen Beziehung haben. Man darf überhaupt keinen Sex haben mit einem anderen Mann.

Interview mit Memduh A.

22. Ist für dich Religion wichtig?
Ja. Also, sie spielt für mich eine sehr, sehr große Rolle.

23. Und wie kriegst du das hin, trotzdem Sex mit einem Mann zu haben, wenn du Lust auf einen Mann hast?
Ja, also, am Anfang habe ich das gar nicht verstehen können. Und irgendwann habe ich meinen eigenen Weg gefunden, ich habe gesagt, ja, anders geht's ja nicht. Ich musste das dann irgendwie für mich klar machen: Ja, o.k., ich bin Moslem, und das weiß ich genau, und das ist in meinem Herzen. Ich weiß, dass es falsch ist, ich werd' vielleicht dafür irgendwann bestraft, aber irgendwie muss ich das ja, anders geht es ja nicht! Ich mache und lasse, was ich glaube, was richtig ist. Ich hab für mich selber irgendwie meinen eigenen Weg gemacht.

24. Du glaubst, es ist wirklich falsch, Männer zu lieben und mit denen auch Sex zu haben?
Ja, von der Religion her … (Pause) … Von mir aus ist es aber gut! (lacht)

25. Hast du es in der Schule schon erzählt?
Nein. Hmm, also … ein Lehrer bei uns, der ist es, also, ich hab mal kurz mit ihm geredet, und der hat sich wirklich gewundert … (Pause) Ja, also vor Kurzem ist eine Geschichte passiert, da war ich in einer Schwulenkneipe bei uns hier, ich saß mit einem Freund von mir, also auch ein Schwuler halt, und … auf einmal ist ein Ex-Klassenkamerad von mir aufgetaucht, ist also reingekommen, hat etwas mit dem Barkeeper geredet … also, ich wollt mich dann verstecken … aber dann hab ich mir gesagt, versteck dich nicht, der hat bestimmt hier nichts zu suchen, das ist der bestimmt nicht, und auf einmal dreht der sich um und sieht mich und dann „Oh, Hallo." und „Wie geht's?", hat mir die Hand gegeben, und dann war er direkt wieder weg. Und ich war richtig schockiert … Ja, und ich hoffe, er erzählt es irgendwie nicht weiter.

26. Warum sollte er auch?
Ja, ich weiß nicht, aber vielleicht einfach, um über irgendetwas zu reden.

27. Und dein Vater hat ja, scheint es, immer noch ein sehr wachsames Auge auf dich?
(lacht) … Ja, sehr … das geht immer noch so, ja. Ich wohn' noch zu Hause, und zurzeit habe ich noch Probleme wegen der Schule und so … aber ich versuch' immer, irgendwie rauszugehen, ja. Also, in der Schwulengruppe rede ich frei darüber, die hören mir zu … ich rede einfach, wenn ich was habe … manchmal … also ich erzähl' denen … (lacht) … fast alles!

28. Hast du eine Vorstellung davon, wie du später mal leben möchtest?
Nicht ganz … nee, ich lasse es kommen (lacht). Ich warte immer, was mir die Zukunft bringt … was der nächste Tag mir bringt. Ich will schon irgendwann mal Kinder sehen, eine Familie haben … ja … aber auch die andere Seite genießen! …

Mester, Arturo: Ich bin Moslem und das ist in meinem Herzen. In: Mehr als Freunde – Arkadaştanda ileri. Eine Broschüre für Jungen. Deutsch-türkische sexualpädagogische Jungenbroschüre mit integrativem Ansatz. Hrsg. Von: KomBi – Kommunikation und Bildung/KBZ e.V. Berlin, 1996/9, S. 16–27.

www.was.wäre.wenn

Intention:

Durch einen Perspektivenwechsel können sich die Jugendlichen über ihre Standpunkte klar werden und den jeweiligen Standpunkt vertreten lernen.

Ziele:

Eine eigene Meinung vertreten und gegebenenfalls revidieren.

Verlauf und Instruktionen:

1. Bitten Sie die Jugendlichen, einen Stuhlkreis zu bilden.
2. Sie legen den vorbereiteten Stapel Karteikarten in die Mitte des Raumes.
3. Sie erklären, dass nacheinander jede/jeder eine Karte mit einer Frage zieht und zunächst still für sich durchliest. Sie/er kann dann entscheiden, ob sie/er die Frage beantworten will. Wenn nicht, wird die Karte zurückgelegt und eine neue Karte gezogen.
4. Die Frage wird wiederum zuerst im Stillen gelesen, dann aber vorgelesen und beantwortet.
5. Anschließend wird die Frage von der Gruppe diskutiert.
6. Sie unterstützen die Diskussion durch Zusatzfragen, provozierende Aussagen sowie Sachwissen und greifen moderierend ein.
7. Bitten Sie anschließend ein weiteres Gruppenmitglied, eine neue Karte zu ziehen und die Frage zu beantworten.

Material:

Ausreichender Raum, Fragekarten der Seiten 174 und 175 mit den Karteikarten.

Nachbearbeitungs- und Einsatzmöglichkeiten:

Achten Sie darauf, dass Nachfragen nicht zu lebhaft gestellt und persönliche Grenzen respektiert werden.

Was wäre, wenn ...

... du erfahren würdest, dass deine beste Freundin, obwohl sie vorher immer das Gegenteil behauptet hat, keine Jungfrau mehr ist?

Was wäre, wenn ...

... deine Schwester erzählen würde, dass sie vom Onkel sexuell bedrängt wird?

Was wäre, wenn ...

... deine Familie sehr großen Druck auf dich ausüben würde, damit du dein/en Cousin/Cousine heiratest?

Filme zu Sexualität und Lebensplanung

Intention:

Eine sehr effektive Methode, Jugendliche thematisch zu erreichen, ist die Arbeit mit Filmen. Es gibt immer mehr Filme, die die Themen Migration, Zusammenleben, Identität, sich für neue Wege entscheiden etc., behandeln. Filme geben die Möglichkeit, die Themen mit einem gefühlsmäßigen Abstand („Das Leben der Anderen") zu betrachten.

Ziele:

Perspektivenwechsel, Auseinandersetzung mit den Themen Migration, Identität und sexuelle Orientierung unter Zuhilfenahme von Filmen.

Verlauf und Instruktionen:

1. Die Jugendlichen schauen sich den Film, den Sie thematisch ausgesucht haben, an.
2. Es ist hilfsreich, vor dem Film Arbeitsblätter mit Fragen zu dem Film zu verteilen. Dadurch wird die notwendige Aufmerksamkeit auf die Themen, die Sie für wichtig erachten, gelenkt.
3. Die Auswertung hängt von der Methode ab. Wenn z.B. der Arbeitsauftrag darin bestand, dass die Jugendlichen sich den Film aus der Perspektive eines Hauptdarstellers anschauen, wäre die Auswertung, dass jede/r aus der gewählten Perspektive die Filminhalte wiedergibt.

Material:

Einige Filmvorschläge:

- **„Gegen die Wand"** von Fatih Akin. Deutschland 2004. Der mit dem goldenen Bären ausgezeichnete Film erzählt von einem ungleichen Paar, das sich mit Fragen zu Familie, Identität, Normen und Lebensperspektiven beschäftigt. Da er relativ nüchtern das Leben des Paares im grenzsuchenden Bereich (z.B. Sexualität, Gewalt usw.) zeigt, ist der Film für ältere Jugendliche geeignet.
- **„Kebab Connection"** von Anno Saul. Deutschland 2005. Der junge Türke Ibo will einen Kung-Fu-Film drehen. Seine Freundin wird schwanger, wovon seine Eltern nicht begeistert sind. Er kommt mit der ungewollten Vaterschaft nur schwer zurecht, weshalb sich seine Freundin enttäuscht von ihm entfernt. Viele weitere humorvolle Geschichten mit einem Happyend.
- **„Sabah"** von Arsinee Khanjian. Kanada 2004. Die kluge und attraktive Muslimin hat ein Problem. Sie hat sich das erste Mal in ihrem Leben verliebt, Hals über Kopf. Doch ihre Familie würde den Kanadier Stephen niemals akzeptieren. Humor, Zartgefühl, Lebensfreude und Romantik sind Zutaten dieser Komödie über eine Liebe zwischen unterschiedlichen Kulturen.
- **„Kick it like Beckham"** von Gurinder Chadha. England 2002. Eine junge Frau indischer Abstammung, die mit ihrer Familie in London lebt, möchte ein Fußballstar werden, wie ihr großes Vorbild Beckham. Die Mutter hat mit ihr andere Pläne: Sie soll sich gut benehmen und kochen lernen, wie ein gutes indisches Mädchen. Der Film ist sehr humorvoll und zeigt unterschiedliche Perspektiven.
- **„My big fat greek wedding"** von Joel Zwick. USA 2003. Die junge Griechin Toula Portakalos ist 30 Jahre alt und immer noch nicht verheiratet. Sie lernt einen Amerikaner im Restaurant ihres Vaters kennen. Wie soll sie als „Aschenputtel" mit dem attraktiven Lehrer zusammenkommen und ihren Eltern klarmachen, dass sie einen Amerikaner heiraten will. Sehr humorvoll, mit vielen kulturellen „Fettnäpfchen".

Filme zu Sexualität und Lebensplanung

- **„Mambo Italiano"** von Emile Gaudreaault. USA 2003. Ein junger schwuler Italiener, in dessen Familie und Umwelt Schwulsein nicht existiert, zieht mit seinem Freund zusammen. Die Familien können es schwer ertragen. Ein sehr humorvoller Film, der sich mit dem Thema „schwul und Migrant sein" beschäftigt. Gerade für heterosexuelle Jugendliche sehr geeignet.
- **„East is east"** von Damien O'Donnell. 1999. Eine Migrantenfamilie aus Pakistan lebt in England. Der Vater möchte seine Söhne gerne verheiratet wissen, sie aber haben andere Pläne, humorvolle Tragikomödie
- **„Billy Elliot I will dance"** von Stephen Daldry. England 2001. Die Geschichte des 11-jährigen Billy Elliot, der statt zu boxen, was die meisten Kinder im seinem Alter in einem Londoner Arbeitervorort machen, lieber Ballett tanzen möchte. Sein bester Freund ist auch noch schwul. Eine bewegende Geschichte, humorvoll.
- **„Whale Rider"** von Niki Caro. Neuseeland 2002. Die Bewohner eines kleinen neuseeländischen Küstenorts führen ihre Herkunft auf den Walreiter zurück. Diesen Titel darf nur ein männlicher Nachfahre tragen. Was ist, wenn der Nachkomme ein Mädchen ist? Bewegend, Mädchen stärkend.

Nachbearbeitungs- und Einsatzmöglichkeiten:

Die Jugendlichen können auch ihre „Lieblingsfilme" zu diesen Themen mitbringen. So tragen Sie den besonderen Vorlieben Rechnung.

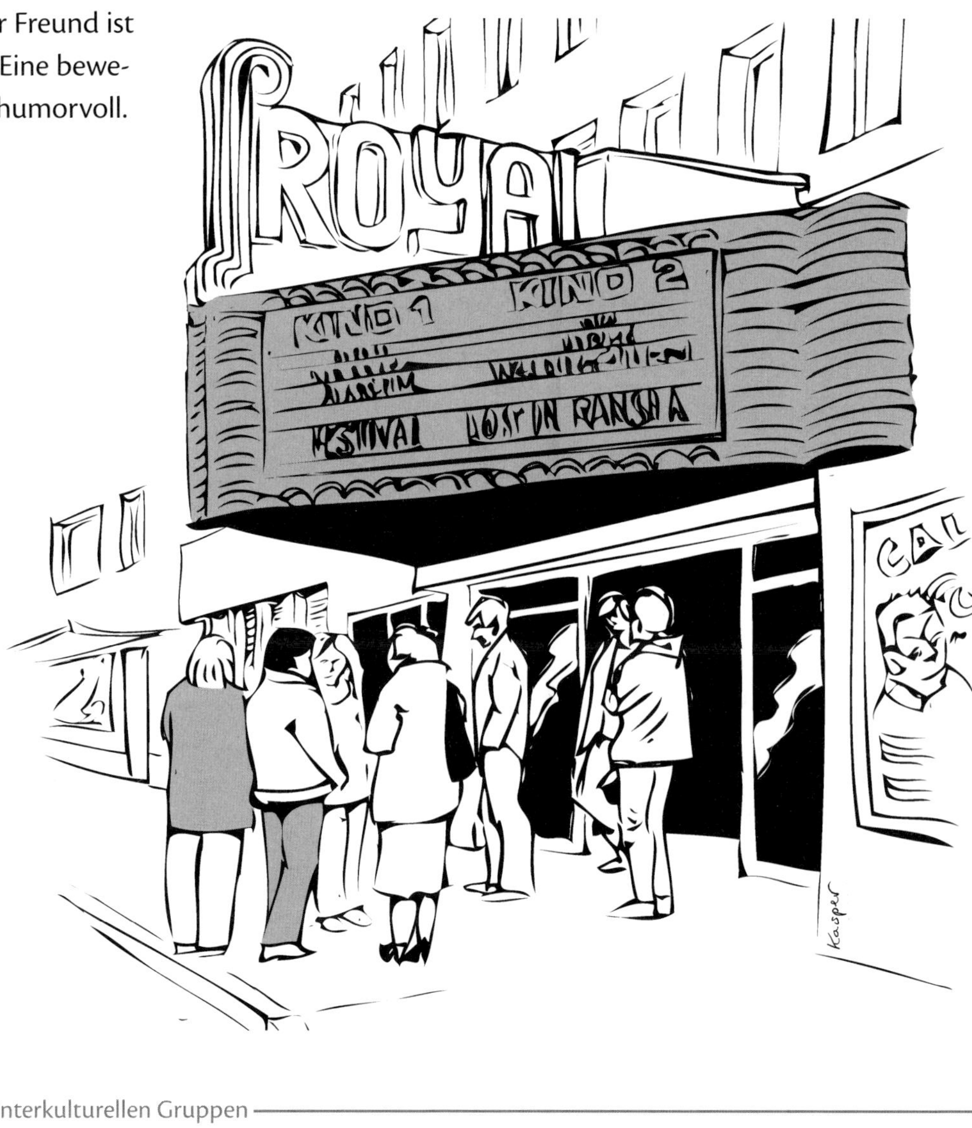

Das kleine Wissensquiz

Intention:

Informations- und Wissensvermittlung durch Quiz-Fragen macht Spaß und weckt Neugier auf lockere und spielerische Art und Weise.

Ziele:

Neugierde wecken und Informationen im interkulturellen Bereich bekommen.

Verlauf und Instruktionen:

1. Verteilen Sie das Arbeitsblatt „Das kleine Wissensquiz“ (S. 158).
2. Bitten Sie die Jugendlichen, einzeln oder zu zweit das Quiz zu lösen.
3. Die Lösungen werden im Plenum besprochen.

Material:

Arbeitsblatt „Das kleine Wissensquiz“ (S. 158).

Nachbearbeitungs- und Einsatzmöglichkeiten:

Lösung auf S. 195.
Die Jugendlichen können selbst Quiz-Fragen formulieren.

Alternative:
Die Jugendlichen teilen sich in gleich große Gruppen und lösen die Quizfragen als Gruppe nacheinander unter bestimmten Zeitangaben.

Praxistipp für Lehrende:

Sie können auch „Das Sex-Quiz für Mädchen“ (S. 118 f.) und „Das Sex-Quiz für Jungen“ (S. 120 f.) dazunehmen.

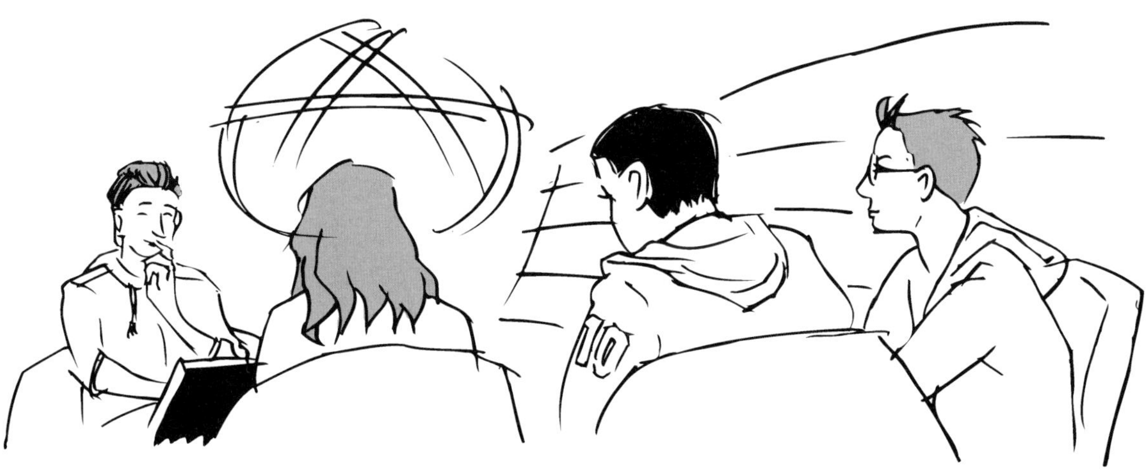

Das kleine Wissensquiz

… für Mädchen und Jungen, die etwas über Verhütung und Schwangerschaft wissen möchten.

(Bedenke: Mehrere Antworten möglich!)

1. Welches Verhütungsmittel geht von Fett und Öl kaputt?

- [A] Die Pille, wenn man zu viel zunimmt, wirkt sie nicht mehr
- [B] Keines, wenn man ausrutscht, hat man sowieso keine Lust mehr
- [C] Das Kondom, da kleine Risse entstehen können
- [D] Nix verstanden, Frage wiederholen

2. Was ist ein Lusttropfen?

- [A] Flüssigkeit, die, wenn der Penis steif wird, heraustritt und Samen enthält
- [B] Tropfen, die zur Luststeigerung genommen werden
- [C] Tropische Pflanze, die zur Erheiterung und Auflockerung führt
- [D] Alkoholisches Getränk, das tropfenweise eingeschenkt wird

3. In welchen Abständen sollten Frauen schwanger werden?

- [A] Am besten sofort hintereinander, man spart die Babykleidung
- [B] Zwei Jahre Abstand braucht der Körper zur Erholung
- [C] Alle 10 Jahre, dann hat sie genügend Zeit für jedes Kind
- [D] Wenn sie genügend Abstand zu ihrer Jugend gewonnen hat

4. Welches Verhütungsmittel ist für junge Frauen am besten geeignet?

- [A] Kondom, da hat der Mann die Verantwortung
- [B] Am besten gar keine, Hormone machen dick
- [C] Die Pille, die gibt es mit niedrigen Hormonen
- [D] Weiß nicht, muss nachfragen

5. In welchen Ländern dürfen Frauen einen Schwangerschaftsabbruch bis zur 12. Schwangerschaftswoche straffrei durchführen?

- [A] Irak, Ägypten, Irland, Polen
- [B] Libyen, Sudan, Iran
- [C] Türkei, Tunesien, Deutschland, Niederlande, Russland, Schweden
- [D] Algerien, Marokko, Saudi-Arabien

Anhang

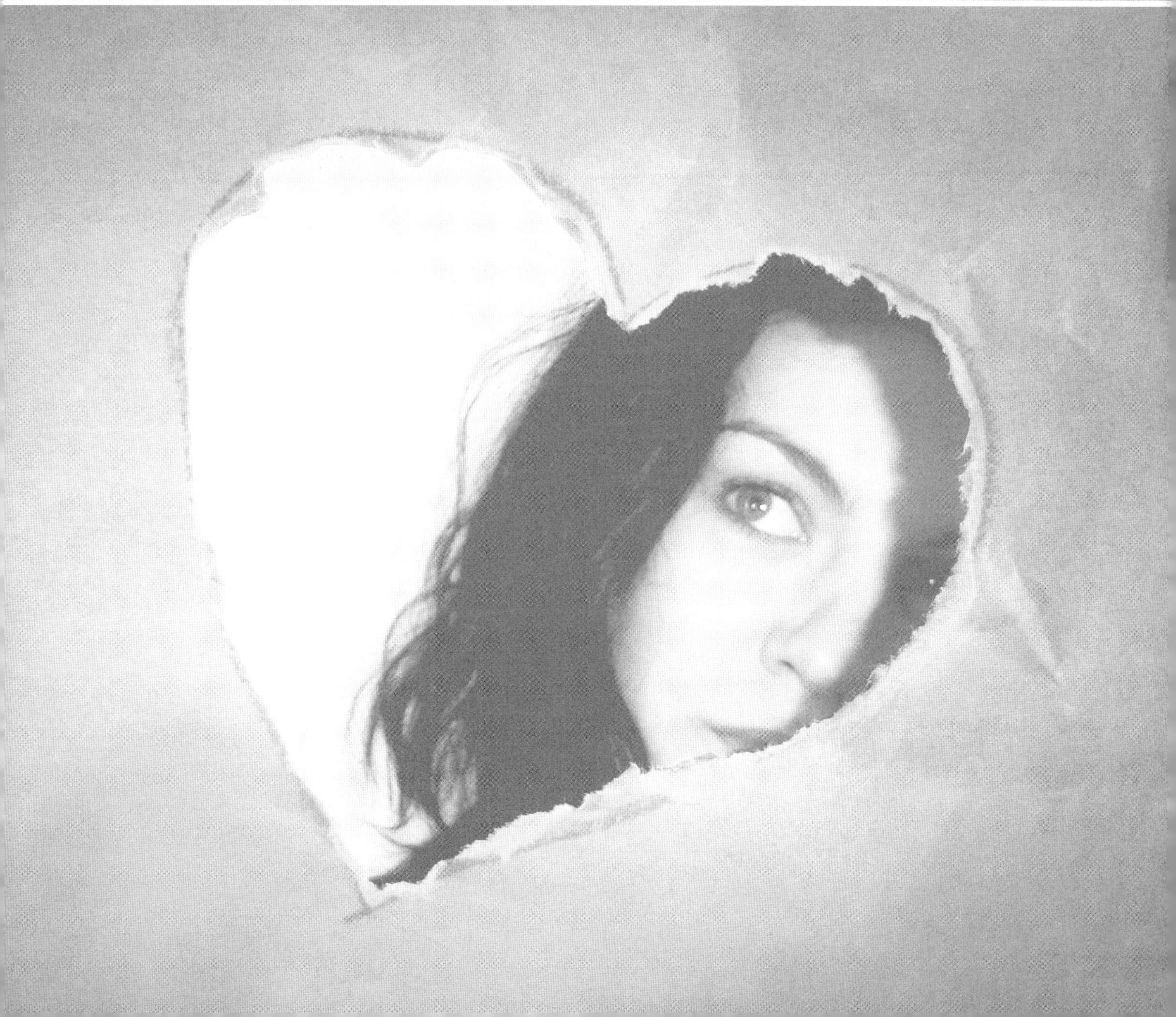

„Tamam“

(Gruppenübungen zum Kennenlernen, S. 22 f.)

Finde so schnell wie möglich jemanden, der dir die Frage positiv beantworten kann. Lass dir das durch die Unterschrift bestätigen! Wenn du alle Unterschriften zusammen hast, rufe laut „Tamam“.

Finde jemanden, der ...

1. ... schon einmal Urlaub außerhalb Europas gemacht hat.

Unterschrift: ______________________________

2. ... zwei Sprachen fließend sprechen kann.

Unterschrift: ______________________________

3. ... ein Lied in einer anderen Sprache außer Deutsch und Englisch singen könnte.

Unterschrift: ______________________________

4. ... bereit ist, der ganzen Gruppe einen Witz zu erzählen.

Unterschrift: ______________________________

5. ... eine andere Religionszugehörigkeit hat als du.

Unterschrift: ______________________________

6. ... lieber in einem anderen Land leben würde oder gelebt hat.

Unterschrift: ______________________________

7. ... dessen Name mit dem Buchstaben A, E oder Y anfängt.

Unterschrift: ______________________________

8. ... mindestens 2 Geschwister hat.

Unterschrift: ______________________________

Begriffskarten

(Begriffe raten oder erklären, S. 28)

Hochzeitsnacht	**Gesäß**
arrangierte Ehe	**Liebe machen**
Masturbation	**Schmetterlinge im Bauch**
einen Steifen kriegen	**Analverkehr**
Vaginalverkehr	**Schwiegereltern**

© Verlag an der Ruhr | Postfach 10 22 51 | 45422 Mülheim an der Ruhr | www.verlagruhr.de | ISBN 978-3-8346-0335-7

Begriffskarten

Orgasmus	**transsexuell**
Lecken	**Kinderwunsch**
Liebesgeflüster	**Mitgift**
Muttermund	**Telefonsex**
Zungenkuss	**Vertrauen**

Begriffskarten

Schwangerschaft	**bisexuell**
HIV	**Geschlechtsverkehr**
Vorspiel	**Jungfernhäutchen**
Traumhochzeit	**Samenerguss**
Hoden	**Liebeskummer**

Körpersprache

(Körperhaltung und Gefühle, S. 34)

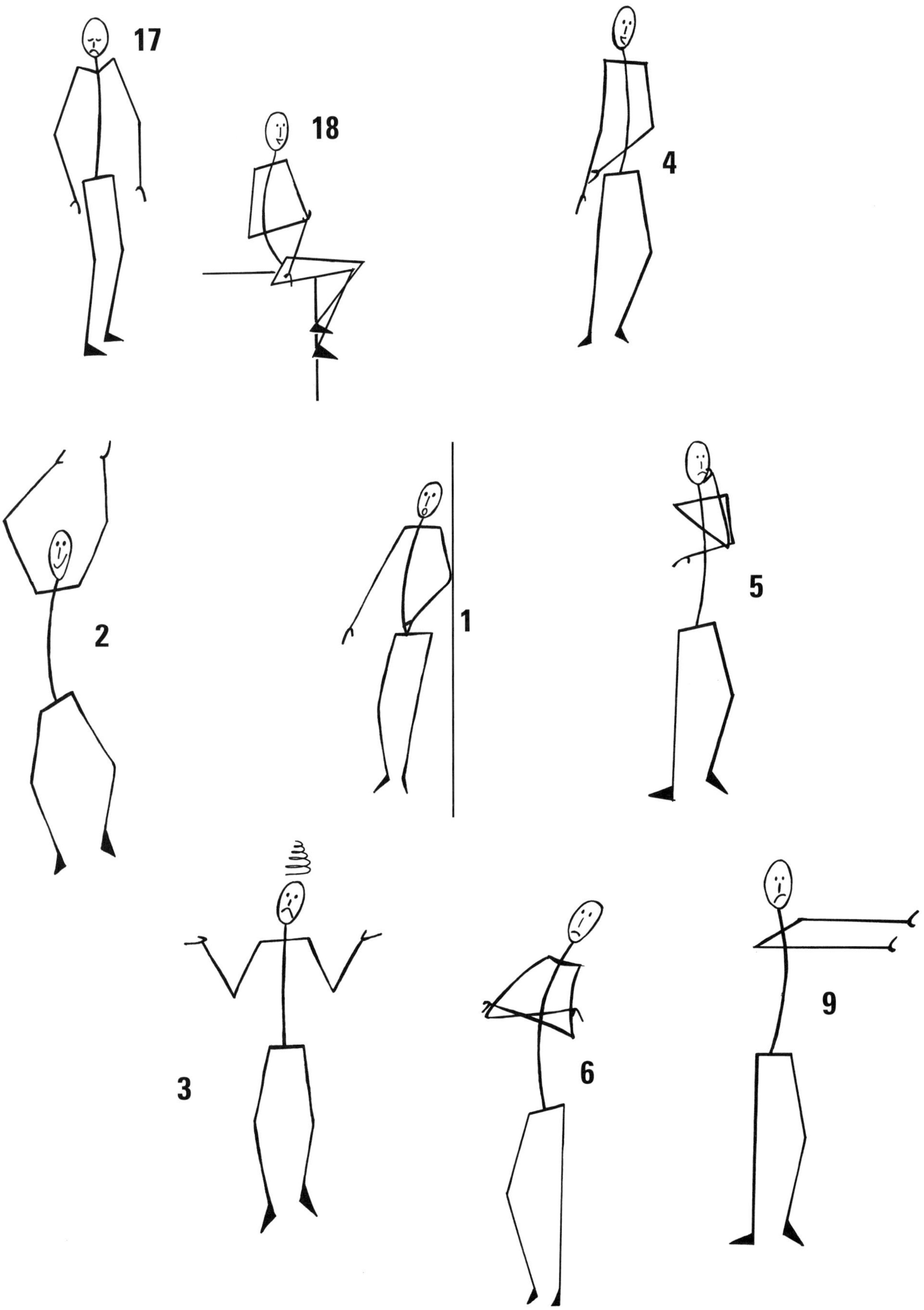

Körpersprache

7

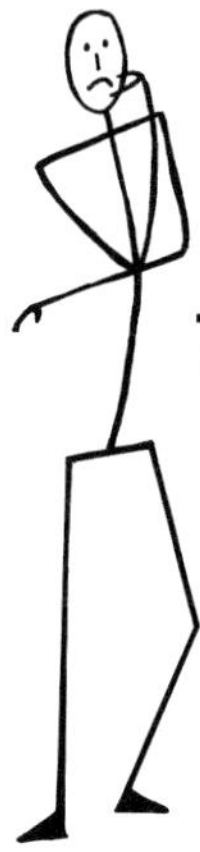

8

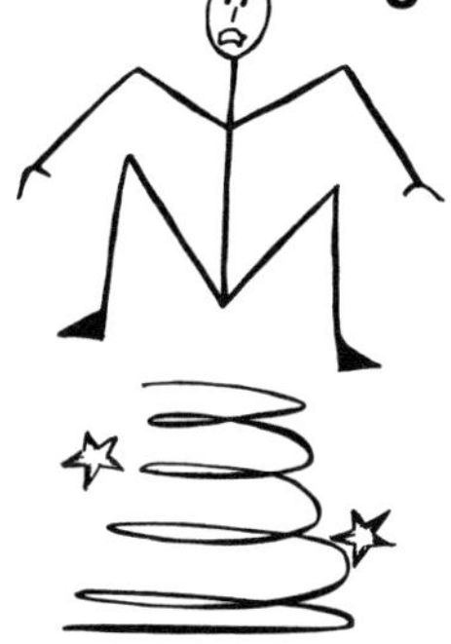

10

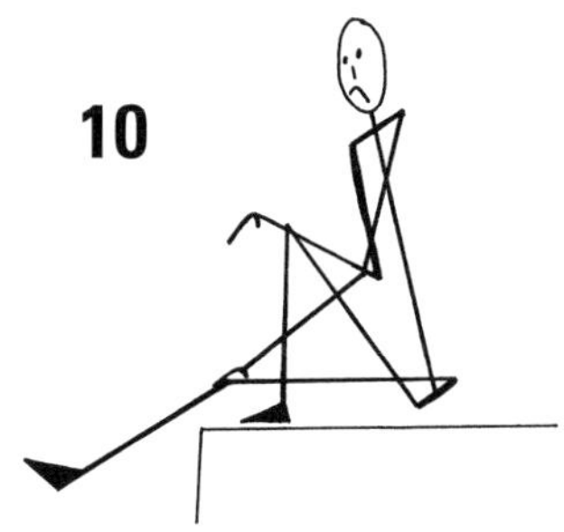

11

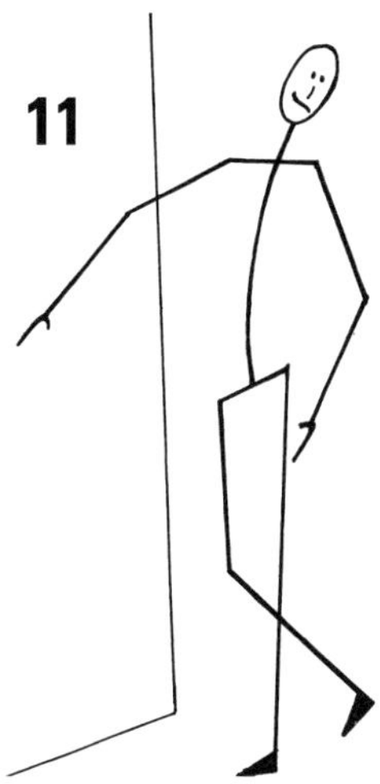

12

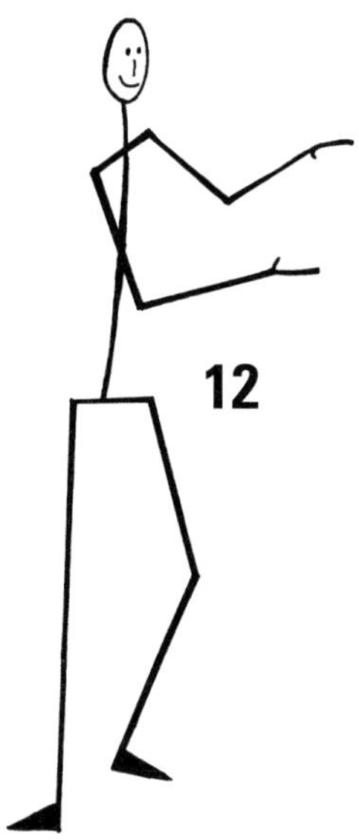

15

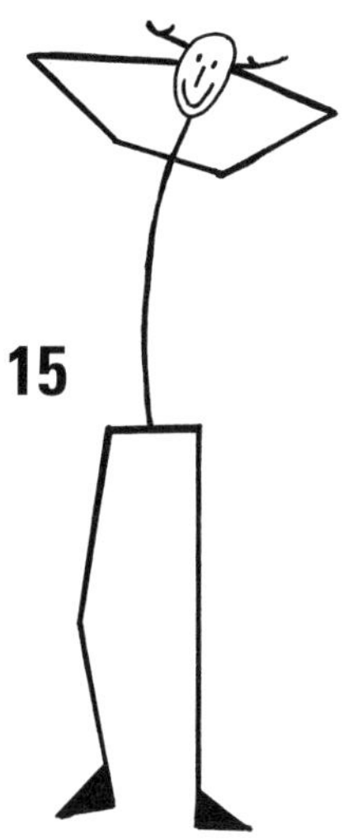

14

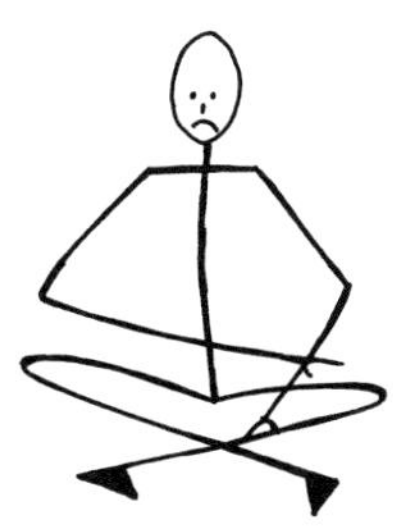

13

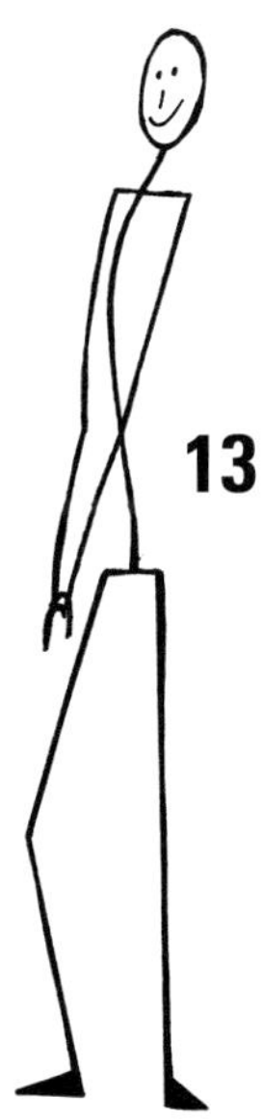

16

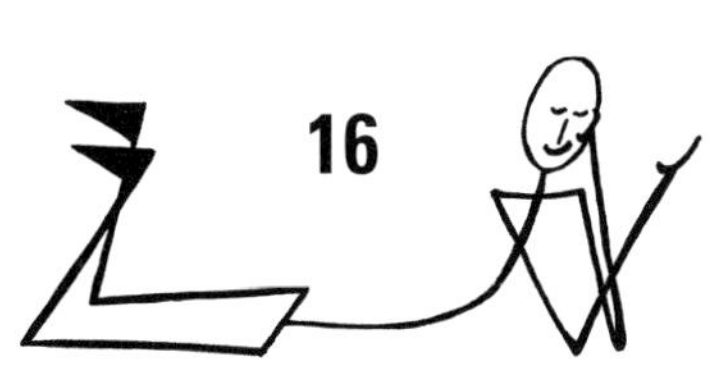

Gefühlskarten

(Körperhaltung und Gefühle, S. 34)

ängstlich	**begeistert**
jubelnd	**entspannt**
abgespannt	**ratlos**
abweisend	**interessiert**
einladend	**müde**

Gefühlskarten

freundlich	**ermattet**
erwartungsvoll	**kritisierend**
gelassen	**schüchtern**
überheblich	**unterlegen**
imponierend	**zugewandt**

Gefühlskarten

niedergeschlagen	**gehemmt**
arrogant	**wütend**
nachdenklich	**triumphierend**
gespannt	**begeistert**
abwartend	**neugierig**

Gefühlskarten

abschätzend	**verkrampft**
selbstgefällig	**hochnäsig**
steif	**hilflos**
unsicher	**furchtsam**
unentschieden	**offen**

Personenraten

(„Wer bin ich?“, S. 49)

FATIH AKIN (Regisseur)	**JUSTIN TIMBERLAKE** (Sänger)
SIBEL EKILI (Schauspielerin)	**TARKAN** (Sänger)
MR. BEAN (Kultfigur)	**HEIDI KLUM** (Model)
KHALED (Sänger)	**JACKIE CHAN** (Schauspieler)
RONALDO (Fußballer)	**LEONARDO DI CAPRIO** (Schauspieler)

Personenraten

KAYA YANAR (Schauspieler, Komiker)	**BRAD PITT** (Schauspieler)
ASSI EL HELLANI (Sänger)	**SARAH CONNOR** (Schauspielerin)
ROBBIE WILLIAMS (Sänger)	**STEFAN RAAB** (Entertainer)
NAOMI CAMPBELL (Model)	**MICHAEL BALLACK** (Fußballer)
DETLEF D. SOOST (Tänzer)	**FRANKA POTENTE** (Schauspielerin)

Personenraten

SHAKIRA (Sängerin)	**NIL** (Sängerin)
DAVID BECKHAM (Fußballer)	**ANGELINA JOLIE** (Schauspielerin)
MICHAEL SCHUMACHER (Rennfahrer)	**USHER** (Sänger)
BRITNEY SPEARS (Sängerin)	**TIL SCHWEIGER** (Schauspieler)
BUSHIDO (Rapper)	**GEORGE CLOONEY** (Schauspieler)

Personenraten

MUHAMMET (Sänger)	**CHRISTINA AGUILERA** (Sängerin)
SEAN CONNERY (Schauspieler)	**JONNY DEPP** (Schauspieler)
FELICITAS WOLL (Schauspielerin in „Berlin, Berlin“)	**EMINEM** (Rapper)
MADONNA (Sängerin)	**GÜLCAN** (Viva-Moderatorin)
HARRY POTTER (Kultfigur)	**JENNIFER LOPEZ** (Sängerin)

Fragekarten „Was wäre, wenn ...?"

(www.was.wäre.wenn, S. 154)

Was wäre, wenn ...

... du dich in ein deutsches Mädchen/einen deutschen Jungen verlieben würdest?

Was wäre, wenn ...

... du dich verliebt hättest, deine Familie aber dagegen wäre?

Was wäre, wenn ...

... eine/r deiner Freund/innen über deine Heimat herziehen würde?

Was wäre, wenn ...

... du herausbekommen würdest, dass dein Freund/deine Freundin dich betrügt?

Was wäre, wenn ...

... deine Schwester erzählen würde, dass sie vom Onkel sexuell bedrängt wird?

Was wäre, wenn ...

... du erfahren würdest, dass deine beste Freundin, obwohl sie vorher immer das Gegenteil behauptet hat, keine Jungfrau mehr ist?

Was wäre, wenn ...

... deine kleine Schwester (dein kleiner Bruder) von dir wissen wollte, wo die Babys herkommen?

Was wäre, wenn ...

... deine Familie sehr großen Druck auf dich ausüben würde, damit du dein/en Cousin/Cousine heiratest?

Was wäre, wenn ...

... du mitbekommen würdest, dass ein Mann die eigene Frau schlägt?

Was wäre, wenn ...

... du feststellen würdest, dass dich sehr viele attraktiv finden? Wie gingst du damit um?

Was wäre, wenn ...

... dich jemand zum Tanzen auffordern würde, den/die du nicht magst?

Was wäre, wenn ...

... du ein Verhütungsmittel bräuchtest? Wen würdest du fragen, und woher würdest du es bekommen?

Fragekarten „Was wäre, wenn …?"

Was wäre, wenn …

… eine Freundin dir sagen würde, dass sie ungewollt schwanger geworden ist?

Was wäre, wenn …

… deine Freundin/dein Freund dir erzählen würde, dass sie sich von Frauen/er sich von Männern angezogen fühlt?

Was wäre, wenn …

… jemand in der Disco deine Freundin/deinen Freund voll anbaggern würde?

Was wäre, wenn …

… dein Partner/deine Partnerin unbedingt mit dir schlafen möchte und drohen würde, dich zu verlassen, wenn du es nicht willst?

Was wäre, wenn …

… eine Freundin erzählen würde, dass sie ihren Freund nicht verlassen kann, weil er ihr droht, sofort zu ihrer Familie zu gehen, und erzählen will, dass sie Sex hatten?

Was wäre, wenn …

… du bei einer Person aus deinem Bekanntenkreis eine HIV-Infektion vermuten würdest?

Was wäre, wenn …

… du deiner Freundin/deinem Freund ein Geheimnis anvertraut hättest und sie/er es in der Klasse weitererzählt?

Was wäre, wenn …

… deine beste Freundin erzählen würde, dass sie ab jetzt ein Kopftuch tragen möchte und nicht mehr mit zum Tanzen kommt?

Was wäre, wenn …

… deine Klasse einen Ausflug machen würde und deine Eltern dir nicht erlauben würden, mitzugehen?

Was wäre, wenn …

… du in einer vollbesetzten U-Bahn stehen würdest, und der/die Mann/Frau neben dir dich berühren würde?

Was wäre, wenn …

… dein bester Freund/deine beste Freundin sich ausgerechnet deinen Schwarm angeln würde?

Was wäre, wenn …

… du dich in einen Jungen/ein Mädchen total verliebst hättest und ihn/sie ansprechen möchtest?

Lösungen

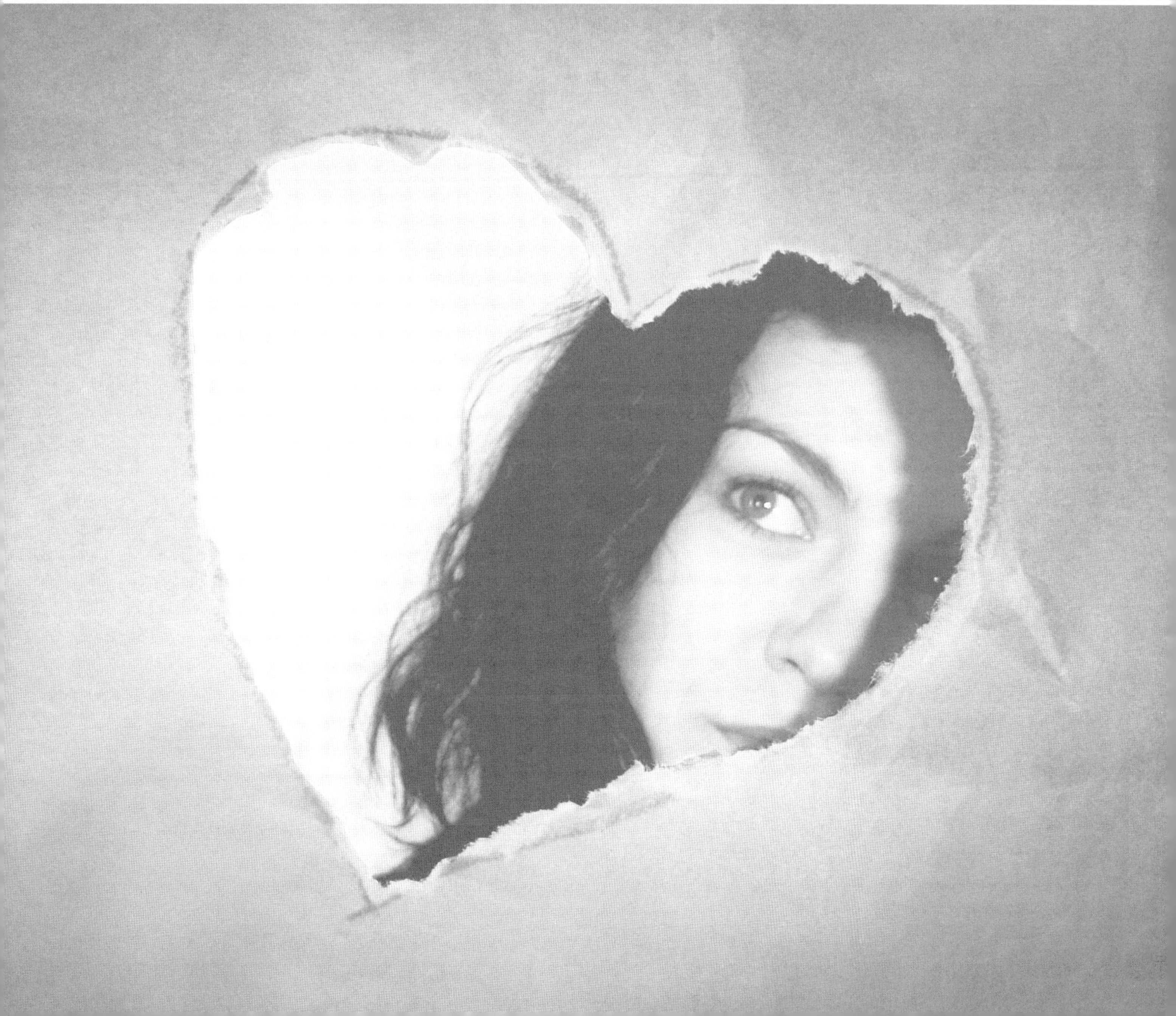

„Rate mal, was wozu gehört!" (S. 30)

Begriffskarten mit Übersetzungen

grudi *Brüste (Russisch)*	**polovje snoschenija** *Geschlechtsverkehr (Russisch)*	**jaitschko** *Hoden (Russisch)*	**polowoj tschlen** *Penis (Russisch)*	**seksualni odnos** *Geschlechtsverkehr (Serbokroatisch)*
göğüs *Brüste (Türkisch)*	**rahim yolu** *Scheide (Türkisch)*	**coito** *Geschlechtsverkehr (Spanisch)*	**vajan** *Scheide (Persisch)*	**cinsel birleşme** *Geschlechtsverkehr (Türkisch)*
pechos *Brüste (Spanisch)*	**pochwa** *Scheide (Polnisch)*	**woreczki mosznowe** *Hoden (Polnisch)*	**członek** *Penis (Polnisch)*	**stosunek płciowy** *Geschlechtsverkehr (Polnisch)*
penis *Penis (Türkisch)*	**vagina** *Scheide (Serbokroatisch)*	**moschnice** *Hoden (Serbokroatisch)*	**członek** *Penis (Serbokroatisch)*	**piersi** *Brüste (Polnisch)*
breast *Brüste (Englisch)*	**nezdiki** *Geschlechtsverkehr (Persisch)*	**testicle** *Hoden (Englisch)*	**penis** *Penis (Englisch)*	**sexual intercourse** *Geschlechtsverkehr (Englisch)*
nuhud *Brüste (Arabisch)*	**farj** *Scheide (Arabisch)*	**khissya** *Hoden (Arabisch)*	**beyze** *Hoden (Persisch)*	**itissal jinssie** *Geschlechtsverkehr (Arabisch)*
dakar *Penis (Arabisch)*	**vagina** *Scheide (Spanisch)*	**testiculos** *Hoden (Spanisch)*	**vagina** *Scheide (Englisch)*	**dojke** *Brüste (Serbokroatisch)*
sine *Brüste (Persisch)*	**pene** *Penis (Spanisch)*	**er bezi** *Hoden (Türkisch)*	**aladi tenasoli** *Penis (Persisch)*	**vlaga-lischtsche** *Scheide (Russisch)*

„Rate mal, was wozu gehört!" (S. 31)

Begriffskarten in verschiedenen Sprachen

Brüste	Scheide	Hoden	Penis	Geschlechts-verkehr	**Deutsch**
grudi	vlagalischtsche	jaitschko	polowoj tschlen	polovje snoschenija	**Russisch**
göğüs	rahim yolu	er bezi	penis	cinsel birleşme	**Türkisch**
piersi	pochwa	woreczki mosznowe	członek	stosunek płiciowy	**Polnisch**
dojke	vagina	moschnice	członek	seksualni odnos	**Serbo-kroatisch**
breast	vagina	testicle	penis	sexual intercourse	**Englisch**
nuhud	farj	khissya	dakar	itissal jinssie	**Arabisch**
pechos	vagina	testiculos	pene	coito	**Spanisch**
sine	vajan	beyze	aladi tenasoli	nezdiki	**Persisch**

© Verlag an der Ruhr | Postfach 10 22 51 | 45422 Mülheim an der Ruhr | www.verlagruhr.de | ISBN 978-3-8346-0335-7

Sprichwörter (S. 36)

Türkisch	Schön ist, was man liebt. Wer die Rose liebt, erträgt ihren Dorn. Keine Schönheit ist vollkommen. Die Liebe beginnt mit den Augen. Lässt man seine Tochter machen, was sie will, heiratet sie einen Trommler oder einen Oboisten. Das Vogelnest wird vom Weibchen gebaut. Wer seine Tochter nicht schlägt, schlägt seine Knie. *(Gemeint ist: macht sich Vorwürfe)* Das Gift der Schlange ist immer noch besser als die Eifersucht der Frau. Der Himmel ist zu Füßen der Mutter.
Deutsch	Schönheit vergeht, Tugend besteht. Ein Kuss ohne Bart ist wie eine Suppe ohne Salz. *(Gemeint ist: Der Mann sollte nicht zu jung sein)* Was sich liebt, das neckt sich.
Persisch	Wer kein Kind hat, hat kein Licht in seinen Augen. Eine Frau, ein Gewehr und ein Pferd darf man nicht ausleihen. Zwei Herzen, die eins sind, reißen ein Gebirge nieder. Der Himmel ist zu Füßen der Mutter.
Russisch	Um alleine zu schlafen, ist keine Decke warm genug. Die Liebe beginnt mit den Augen. Die Liebe ist ein Ring, und ein Ring hat kein Ende. Lieber Brot mit Wasser essen als mit einer bösen Frau leben.
Arabisch	Hast du viele Sorgen, so frage eine Frau um Rat, die das Alter deiner Mutter hat. Die Frau, die keine Kerle auf die Welt bringt, ihr soll der Bauch zugelötet werden.

Das Sprachen-Quiz (S. 41)

... für Jugendliche, die etwas über andere Sprachen wissen möchten.

(Bedenke: Mehrere Antworten sind möglich!)

1. Wie viele Sprachen gibt es weltweit?

A 300 – 500
B 3.000 – 5.000
C 1.500 – 2.000
D 11.000 – 12.000

2. Welche Sprachen gehören zu den Turksprachen?

A Türkisch
B Tatarisch
C Ujgurisch
D Kasachisch
E Usbekisch

3. In welchem Land ist die Amtssprache Farsi?

A Irak
B Flandern
C Iran
D Pakistan

4. Wie wird Arabisch geschrieben?

A Von rechts nach links
B Von unten nach oben
C Von links nach rechts
D Von oben nach unten

5. Wie heißt die Plansprache, die auf romanischen und germanischen Grundlagen basiert und leicht zu lernen ist?

A Epoche
B Esperanto
C Exil
D Esperanza

6. Welche Hirnhälfte ist für das Schreiben zuständig?

A Beide
B Kommt darauf an, ob man Rechts- oder Linkshänder ist
C Die rechte Hirnhälfte
D Die linke Hirnhälfte

„Lass Herzen sprechen“ (S. 71)

aşk (türkisch)

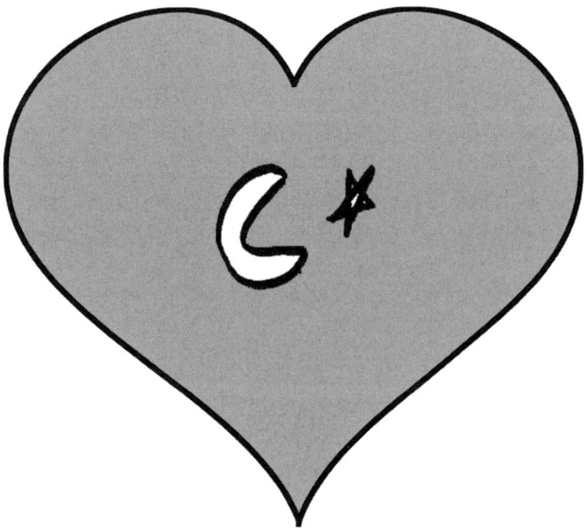

Seni seviyorum

amor (spanisch)

Te quiero

love (englisch)

I love you

عشق (persisch)

(Man dustet derem)

„Lass Herzen sprechen" (S. 72)

amore (italienisch)

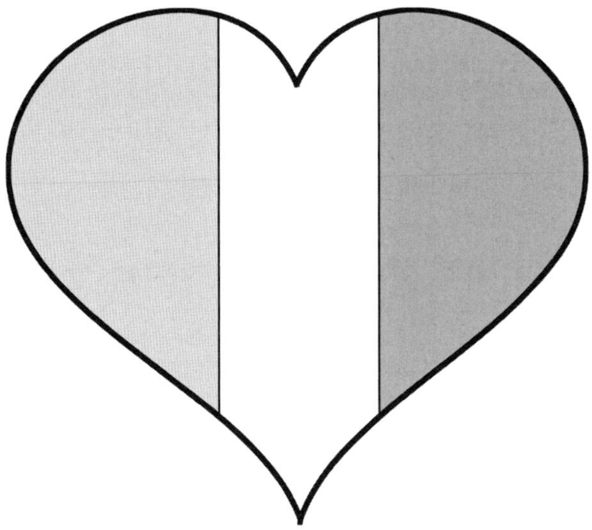

Ti amo

miłość (polnisch)

Ja kocham Cię

Любовь (russisch)

Я люблю тебя

l'amour (französisch)

Je t'aime

Das kleine interkulturelle Sex-Quiz (S. 75)

… für Jugendliche, die etwas über andere Kulturen wissen oder erfahren möchten.

(Bedenke: Bei einigen Fragen sind mehrere Antworten möglich!)

1. Was ist ein Pariser?

- **A Ein Einwohner aus Paris**
- **B Ein anderes Wort für Kondom**
- C Ein Tourist auf dem Eiffelturm
- D Ein Perser auf Reise

2. Was ist ein Harem?

- A Alle Verehrerinnen eines begehrten Mannes
- **B Der Frauentrakt des Palastes, unzugänglich für alle Männer außer Padischah oder Sultan**
- **C Ein Stadtteil in Istanbul**
- D Die rötliche Haarfarbe, die für Erotik steht

3. Wie heißt ein in der Türkei beliebtes Essen?

- A Eros Pastas (Eroskuchen)
- B 31 Salatas (31 Salate)
- **C Kadın Budu Köfte** (Frikadellen, wörtlich übersetzt Frauenschenkel)
- D Tavuk budu (Hähnchenschenkel)

4. Was sind siamesische Zwillinge?

- A Zwillinge, die in Siam, heute Thailand geboren sind
- B Menschen, die sich sehr ähneln
- **C Eineiige Zwillinge, die sich in der Embryonalphase nicht vollständig getrennt haben**
- D Zwillinge, die asiatisch aussehen

5. Was ist Polygamie?

- A Liebesritual der Polarvölker
- B Ein beliebtes Partnersuchespiel in Polen
- **C „Vielehe", die Ehe mit mehreren PartnerInnen**
- D ein berühmter Hafen am Mittelmeer

6. Was ist Salsa?

- **A Eine mexikanische Soße, die aus Tomaten und Chili besteht**
- **B Eine lateinamerikanische tanzbare Musikrichtung**
- **C Ein moderner Gesellschaftstanz aus Lateinamerika, der paarweise oder in der Gruppe getanzt wird**
- D Eine wichtige Stadt in Spanien, wo Salz gewonnen wird

7. Was ist ein „Aphrodisiakum"?

- **A Ein Mittel, das zur Steigerung und Belebung sexueller Begierde dient**
- B Die Geburtsstadt der griechischen Liebesgöttin Aphrodite
- C Gewürze der Hexenküche, die Männer gefügig machen
- D Ein Fest, das zur Partnersuche organisiert wird

Das kleine interkulturelle Sex-Quiz (S. 76)

8. Wer ist Casanova?

A Casa (Haus), nova (neu) – ein Haus für geheime Liebschaften

B Ein Mann, der unter Eroberungssucht Frauen gegenüber leidet

C Ein virtueller Raum im Internet, wo man Tipps über Flirten und Baggern bekommt

D Ein berühmter italienischer Schriftsteller, der über seine Verführungskünste und sexuellen Abenteuer geschrieben hat.

9. Wann haben Muslime keinen Sex?

A Wenn sie kein Kind haben möchten

B Im Ramadan, vor dem Fastenbrechen

C Tagsüber, weil es zu hell ist und der Koran Sexualität dann verbietet

D Wenn sie sich nicht gewaschen haben

10. Was ist eine „arrangierte Ehe"

A Eine Zwangsehe

B Wenn Eheleute sich gegenseitig aussuchen

C Wenn der Mann sich eine Ehefrau aussucht

D Wenn die Familie oder Verwandte das Paar zur Ehe zusammenführen

11. Was ist 1001 Nacht?

A Ein orientalisches Wohndesign, das ein farbenfrohes Ambiente schafft

B Eine Seekarte vom Roten Meer, die durch Beobachtungen von 1001 Nächten entstand

C Eine Bauchtanzart, die vor allem nachts getanzt wird

D Eine Sammlung orientalischer Erzählungen, die 1001 Geschichten umfasst

12. Was ist eine Hochzeitsnacht?

A Die erste Nacht nach der Hochzeit, wenn Vollmond ist

B In der Türkei findet sie nach der Hochzeitsfeier statt

C In Ägypten findet sie nach der religiösen Eheschließung statt

D Eine durchtanzte Nacht nach der Eheschließung

13. Was ist Lesbos?

A Ein Ferienort, der touristisches Ziel lesbischer Touristinnen ist

B Ein lästiger Liebhaber, den man nicht wieder los wird

C Eine Insel in der Nordägäis

D St. Lesbos, Schutzheilige der lesbischen Frauen

Weibliche Geschlechtsorgane (S. 82)

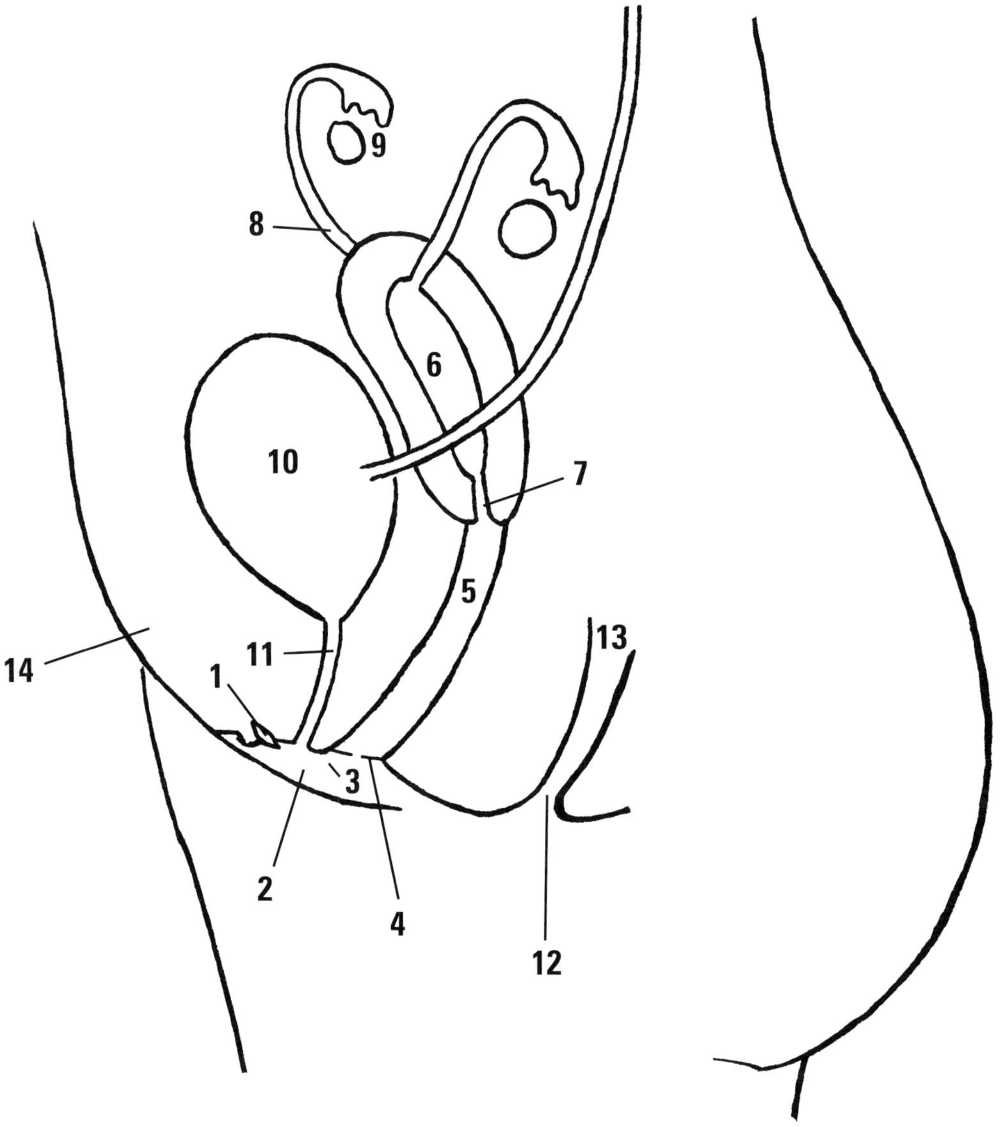

1. Klitoris, Kitzler
2. äußere Schamlippen/große Venuslippen
3. innere Schamlippen/kleine Venuslippen
4. Jungfernhäutchen, Hymen
5. Scheide, Vagina
6. Gebärmutter
7. Muttermund
8. Eileiter
9. Eierstock
10. Harnblase
11. Harnröhre
12. After, Darmausgang
13. Enddarm
14. Venushügel

Männliche Geschlechtsorgane (S. 83)

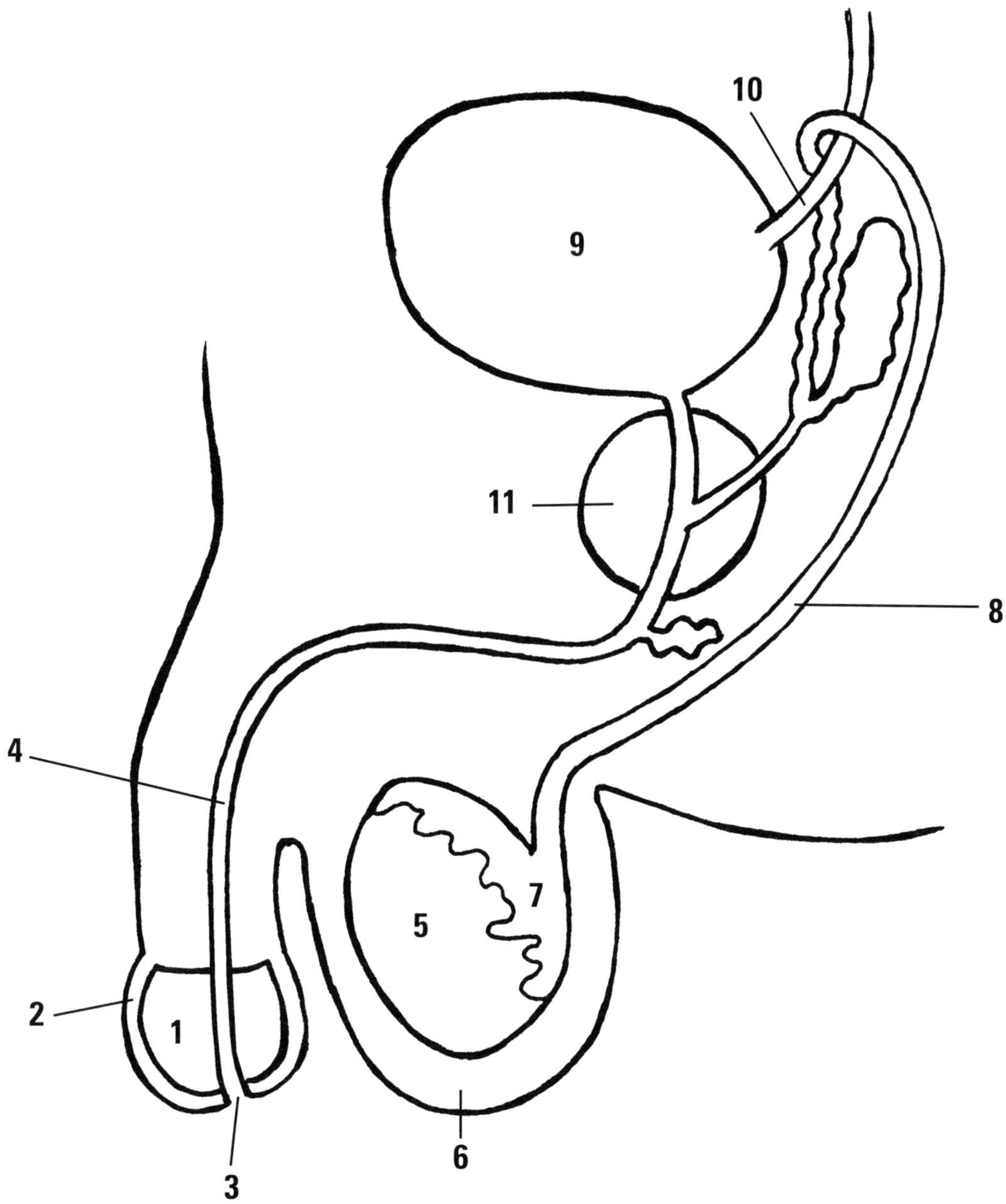

1. *Eichel*
2. *Vorhaut*
3. *Öffnung der Harnröhre*
4. *Harnröhre*
5. *Hoden*
6. *Hodensack*
7. *Nebenhoden*
8. *Samenleiter*
9. *Harnblase*
10. *Harnröhre*
11. *Prostata*

HIV, AIDS (S. 113)

Fragen zu HIV/AIDS	Antworten
Was ist der Unterschied zwischen HIV und AIDS?	HIV ist der Virus und AIDS die Folge-Krankheit
Was zerstört der HI-Virus im Körper des Menschen?	Das Immunsystem
Schätze! Wie viele Menschen haben in Deutschland HIV und AIDS? Mehr Männer oder Frauen?	Ca. 56.000 Mehr Männer
Stimmt das: Sex gleich AIDS: ja oder nein? Warum?	Nein Wenn ein Partner infiziert ist und das Paar Safer Sex praktiziert, ist keine Ansteckung möglich.
Nenne mind. drei Übertragungswege oder Situationen, in denen HIV übertragen werden kann.	Fixen mit Nadeltausch Analverkehr Vaginalverkehr
Was schützt sicher vor einer Ansteckung mit dem HI-Virus?	Ein Kondom oder Femidom (Frauenkondom) richtig benutzen.
In welchen Körperflüssigkeiten ist bei Infizierten der HI-Virus in großer Menge enthalten?	Blut Samenflüssigkeit Scheidenflüssigkeit
Welchen Zeitraum deckt ein Test auf HIV/AIDS ab?	Die Zeit vor den letzten 3 Monaten vor einer Infektion mit dem HI-Virus.
Ist Küssen gefährlich? Ja oder nein?	Nein

Sexuell übertragbare Krankheiten (S. 114)

Fragen	Antworten
Welche sexuell übertragbaren Krankheiten kennst du?	Gonorrhö (Tripper), Chlamydieninfektion, Syphilis (Lues), Ulcus Molle (weicher Schanker), Aminkolpitis, Hepatitis A/B, Herpes, Kondylome (Feigwarzen), AIDS etc.
Was sind die wichtigsten Warnsignale für eine Ansteckung mit einer Geschlechtskrankheit?	Brennen beim Wasserlassen/veränderter, auffälliger Ausfluss von Penis oder Scheide/Juckreiz/Hautveränderungen am Glied, an der Scheide oder am After/geschwollene Lymphknoten in der Leistengegend/Schmerzen im Genitalbereich oder Unterbauch etc.
Welche Beschwerden treten bei einer Ansteckung mit Chlamydien auf?	Brennen der Harnröhre beim Wasserlassen, Blutungsstörungen, Ausfluss an der Eichel.
Was können Chlamydien verursachen?	bei Frauen: Entzündung der inneren Geschlechtsorgane, Unfruchtbarkeit bei Männern: Entzündungen der Blase und Harnwege
Wie werden Chlamydien und Gonorrhoe übertragen?	durch Bakterien und fast ausschließlich durch Geschlechtsverkehr
Wie kann man sich vor sexuell übertragbaren Krankheiten schützen?	Kondome schützen vor einer Ansteckung bei den meisten Geschlechtskrankheiten, bei Syphilis zusätzlich durch Hygienemaßnahmen wie Händewaschen, saubere Handtücher benutzen etc., Desinfektionsmaßnahmen bei der Verwendung von Rasierapparaten, Injektionsspritzen, Instrumenten zur Tätowierung, Piercing etc.
Wie werden sie behandelt?	Chlamydien- und Gonorrhoeinfektion, Syphilis, Ulcus Molle mit Antibiotika

Das Sex-Quiz für Mädchen (S. 118)

... und alle, die etwas über Mädchen wissen wollen.

(Bedenke: Mehrere Antworten möglich!)

1. Woran merke ich, dass ich verliebt bin?

- **A Wenn ich die Person sehe, werde ich rot, und mein Herz schlägt schneller**
- B Ich sehe alles in einem rosa Licht
- C Die Person, in die ich mich verliebt habe, merkt es sofort und schickt mir Blumen am Valentinstag
- D Meine Mutter oder meine beste Freundin sagt mir, wenn ich verliebt bin

2. In welchen Situationen kann das Jungfernhäutchen reißen?

- A Beim Fahrradfahren
- **B Beim Geschlechtsverkehr**
- C Beim Sportunterricht
- **D Wenn das Mädchen einen Gegenstand (z.B. Tampon) in die Scheide einführt**

3. Was ist ein Orgasmus?

- A Ein Organ, das die sexuellen Gefühle steuert
- B Sexueller Höhepunkt, den nur Jungen und Männer erreichen
- C Ein Liebesgott in der griechischen Mythologie
- **D Der Höhepunkt sexueller Erregung für Mädchen und Jungen**

4. Wen sollte ein Mädchen heiraten?

- A Einen Jungen, der aussieht wie Brad Pitt und singen kann wie Tarkan, er wird bestimmt mal berühmt
- **B Einen Jungen, der es ernst mit ihr meint und klare Vorstellungen von seinem Leben hat (Familie/Beruf)**
- C Einen Jungen, den die Familie ausgesucht hat, denn sie weiß, was gut für sie ist
- D Einen Jungen, der das gleiche Sternzeichen wie sie hat. Das ist Voraussetzung für eine gute Beziehung

5. Was ist ein Mutterkuchen?

- A Mein Lieblingskuchen, den mir meine Mutter immer zu meinem Geburtstag backt
- B Ein Kuchen, den Frauen in der Schwangerschaft zur Stärkung essen sollten
- **C Entsteht in der Schwangerschaft in der Gebärmutter und ernährt das Kind**
- D In der ländlichen Sprache ein Wort für Gebärmutter

6. Was ist die Klitoris, auch Kitzler genannt?

- A Ein Mädchen, das sehr kitzlig ist
- **B Eine kleine Eichel, die sich zwischen beiden Scheidenlippen befindet und Mädchen und Frauen zum Orgasmus bringt**
- C Sehr empfindliches weibliches Organ, das sich tief in der Scheide befindet
- D Eine ägyptische Liebes- und Fruchtbarkeitsgöttin

Das Sex-Quiz für Mädchen (S. 119)

7. Wie groß ist die Gebärmutter?

A So groß wie ein Fußball

B Bei Asiatinnen sehr klein, bei Europäerinnen normal groß

C Etwa so groß wie die Faust des Mädchens/der Frau

D So groß wie eine Wassermelone, darin muss ja ein Kind wachsen

8. Wo befindet sich der Venushügel?

A Auf der Krim-Insel am Schwarzen Meer

B Eine durch Fettgewebe bedingte leichte Erhebung oberhalb der weiblichen Schamlippen, die das Schambein bedeckt

C Der höchste Hügel auf dem Planeten Venus

D In Italien, wo sich auch die Grabstätte von Venus, der römischen Göttin der Liebe, des erotischen Verlangens befindet

9. Was ist ein Femidom?

A Ein Bauwerk in Istanbul zu Ehren der Mütter

B Ein Dom im Vatikan für Frauen

C Ein Kondom für Männer, das feminine Farben wie rosa, rot etc. hat

D Ein Kondom für Frauen

10. Warum haben Mädchen ein Jungfernhäutchen?

A Damit sie rein sind, so werden Gebete besonders wirksam

B Damit die inneren Geschlechtsorgane im Mutterbauch bis zur Geburt geschützt sind

C Damit Mädchen Angst vor dem Geschlechtsverkehr haben und nicht vor der Ehe sexuell aktiv werden

D Damit Mädchen ihre Keuschheit beweisen können

11. Wozu haben Mädchen eine Periode?

A Sie zeigt, dass ein Mädchen geschlechtsreif ist

B Damit das schmutzige Blut aus dem Körper herausbefördert wird

C Damit das reife, unbefruchtete Ei aus dem Körper herausbefördert wird

D Damit die Mädchen jeden Monat schmerzlich daran erinnert werden, dass sie kein Kind mehr sind und keinen Blödsinn machen

12. Wie viele Eizellen hat ein Mädchen bei der Geburt?

A Gar keine, die werden erst mit der Pubertät produziert

B Etwa 400.000

C Etwa 40.000

D Etwa 4.000

Das Sex-Quiz für Jungen (S. 120)

… und alle, die etwas über Jungen wissen oder erfahren möchten

(Bedenke: Mehrere Antworten möglich!)

1. Woran erkenne ich eine gute Partnerin?

A Ich überlasse die Entscheidung meiner Mutter, die kennt sich mit Mädchen besser aus

B Sie sollte aussehen wie Lara Croft und singen wie Shakira, so habe ich ausgesorgt

C Ich führe mit ihr den Test „Passt sie zu mir?" durch

D Sie liebt und achtet mich, man kann mit ihr „Pferde stehlen"

2. Wodurch wird das Geschlecht eines Kindes bestimmt?

A Beim Vollmond wird es immer ein Mädchen

B Abwechselnd mal Eizelle, mal Samenzelle

C Hängt davon ab, ob der Mann beim Sex oben oder unten ist

D Durch die Samenzelle

3. Was ist eine Vaterschaftsverhütung?

A Ist für Jungen uninteressant, Verhütung ist Frauensache

B Wenn ich mich (wenn ich Unsinn gemacht habe) vor meinem Vater hüten muss

C Ein Talisman, der vor Unfruchtbarkeit schützt

D Wenn ich kein Kind haben will, beim Sex Kondom benutzen

4. Warum werden Jungen beschnitten?

A Wenn die Vorhaut zu eng ist und sich nicht vollständig hinter die Eichel zurückziehen lässt

B Aus hygienischen Gründen, um Entzündungen zu vermeiden

C Aus religiösen und teilweise aus hygienischen Gründen bei Juden und Muslimen

D Um damit die Fruchtbarkeit und die Lust bei Jungen zu fördern

5. Was ist ein Orgasmus?

A Ein Organ, das sexuelle Gefühle steuert

B Sexueller Höhepunkt, den nur Jungen und Männer erreichen

C Ein Liebesgott in der griechischen Mythologie

D Der Höhepunkt sexueller Erregung für Mädchen und Jungen

6. Wie lange ist die weibliche Eizelle nach dem Eisprung befruchtungsfähig?

A Kommt auf die Stellung an, wenn die Frau länger liegen bleibt

B Bei jungen Frauen 3 Tage, bei älteren 2 Tage

C 12 – 24 Stunden

D Etwa 1 Woche

Das Sex-Quiz für Jungen (S. 121)

7. Wie viele Spermien werden bei einem Samenerguss freigesetzt?

A Im Sommer mehr als im Winter

B 1 Million

C 20 – 40 Millionen

D 40 Tausend

8. Wie groß ist der durchschnittliche Penis?

A Bei Asiaten kleiner, bei Afrikanern größer

B Etwa 13,9 – 14,5 cm lang

C 19,5 – 21 cm lang

D 21 – 22 cm lang

9. Was ist ein Coitus Interruptus?

A Beim Geschlechtsverkehr zieht der Mann seinen Penis aus der Scheide, bevor er kommt

B Der Mann unterbricht den Geschlechtsverkehr, da seine Lust plötzlich wegbleibt

C Ein Mittel, das „zu früh kommen" verhindert

D Früchte des Coitus-Tals in Rumänien, die die Potenz steigern

10. Wie lange sind die Samenzellen im Körper der Frau befruchtungsfähig?

A 3 – 5 Stunden

B Bis zum nächsten Geschlechtsverkehr

C 3 – 7 Tage

D Bis zur nächsten Periode

11. Was ist eine Morgenlatte?

A Latten, die morgens auf die Baustelle gebracht werden

B Latte macchiato, der morgens vor dem Aufstehen getrunken wird

C Unwillkürliche Erektion am Morgen

D Eine Sportart zum Muskelbau, die nur morgens durchgeführt werden sollte

12. Welche dieser Aussagen trifft zu?

A Je kleiner der Penis, desto größer ist vergleichsweise die Erektion.

B Bei der Stimulation kommt es besonders auf die Reibung in den ersten 2 – 4 cm der Scheide (bzw. die Stimulierung der Klitoris) an

C Die Scheide passt sich an jede Penisgröße an

D Ein dicker Penis ist besser als ein langer

© Verlag an der Ruhr | Postfach 10 22 51 | 45422 Mülheim an der Ruhr | www.verlagruhr.de | ISBN 978-3-8346-0335-7

Das Sex-Quiz für Mädchen und Jungen (S. 122)

…, die sich über HIV und AIDS informieren wollen.

(Bedenke: Mehrere Antworten möglich!)

1. Wie kann man sich mit HIV anstecken?

A Wenn man von einem HIV-Infizierten angehustet wird

B Bei der Geburt, wenn die Mutter infiziert ist

C Über Blut, Sperma und Scheidenflüssigkeit

D Durch den Biss eines infizierten Hundes

2. Was schützt sicher vor einer Ansteckung mit dem HI-Virus?

A Sex mit viel Gefühl und Liebe schützt vor AIDS

B Sich vor und nach dem Geschlechtsverkehr gut waschen

C Ein Kondom, Femidom (Frauenkondom) richtig benutzen

D Einige Heilungsgebete und Rituale vor dem Geschlechtsverkehr praktizieren

3. Wie kann man feststellen, ob man sich mit dem Virus angesteckt hat?

A Es gibt einen neuen Test, den man selbst zu Hause durchführen kann

B Bei den Gesundheitsämtern kann man einen kostenlosen und anonymen Test durchführen lassen

C Der Arzt kann über einen Bluttest feststellen, ob man sich angesteckt hat

D Wenn man keine Anzeichen wie Husten, Fieber und Schmerzen hat, braucht man keinen Test

4. Was ist „Safer Sex"?

A Eine Stellung im Sex, wobei das Paar arabische Rituale vollzieht

B Sexuelle Praktiken, bei denen Blut, Sperma oder Scheidenflüssigkeit nicht in die Blutbahn des Partners/der Partnerin gelangen kann, z.B. durch Benutzung eines Kondoms oder Femidoms

C Sexualverkehr unter Aufsicht eines Geistlichen

D Sex nur mit dem Partner/Partnerin, der/die sehr treu ist

5. Was ist bei Analverkehr zu beachten?

A Mindestens ein Partner sollte Unterwäsche anhaben

B Beide sollten damit einverstanden sein

C Nur homosexuelle Männer sollten Analverkehr durchführen

D Man sollte speziell für Analverkehr geeignete Kondome verwenden, um sich vor einer HIV-Infektion und sexuell übertragbaren Krankheiten zu schützen

Das kleine Wissensquiz (S. 158)

… für Mädchen und Jungen, die etwas über Verhütung und Schwangerschaft wissen möchten.

(Bedenke: Mehrere Antworten möglich!)

1. Welches Verhütungsmittel geht von Fett und Öl kaputt?

A Die Pille, wenn man zu viel zunimmt, wirkt sie nicht mehr

B Keines, wenn man ausrutscht, hat man sowieso keine Lust mehr

C Das Kondom, da kleine Risse entstehen können

D Nix verstanden, Frage wiederholen

2. Was ist ein Lusttropfen?

A Flüssigkeit, die, wenn der Penis steif wird, heraustritt und Samen enthält

B Tropfen, die zur Luststeigerung genommen werden

C Tropische Pflanze, die zur Erheiterung und Auflockerung führt

D Alkoholisches Getränk, das tropfenweise eingeschenkt wird

3. In welchen Abständen sollten Frauen schwanger werden?

A Am besten sofort hintereinander, man spart die Babykleidung

B Zwei Jahre Abstand braucht der Körper zur Erholung

C Alle 10 Jahre, dann hat sie genügend Zeit für jedes Kind

D Wenn sie genügend Abstand zu ihrer Jugend gewonnen hat

4. Welches Verhütungsmittel ist für junge Frauen am besten geeignet?

A Kondom, da hat der Mann die Verantwortung

B Am besten gar keine, Hormone machen dick

C Die Pille, die gibt es mit niedrigen Hormonen

D Weiß nicht, muss nachfragen

5. In welchen Ländern dürfen Frauen einen Schwangerschaftsabbruch bis zur 12. Schwangerschaftswoche straffrei durchführen?

A Irak, Ägypten, Irland, Polen

B Libyen, Sudan, Iran

C Türkei, Tunesien, Deutschland, Niederlande, Russland, Schweden

D Algerien, Marokko, Saudi-Arabien

Literaturliste

Aktaş, Nurşen:
Let's talk about sex: Erfahrungen und Eindrücke aus einer sexualpädagogischen Beratungsstelle.
In: Attia, Iman/Marburger, Helga (Hg.): Alltag und Lebenswelten von Migrantenjugendlichen. Frankfurt am Main 2000, S. 157 – 171.

Attia, Iman u.a.:
Multikulturelle Gesellschaft – Monokulturelle Psychologie?
Antisemitismus und Rassismus in der psychosozialen Arbeit. Deutsche Gesellschaft für Verhaltenstherapie, Tübingen 1995.

Auernheimer, Georg:
Kulturwissen ist zu wenig.
Plädoyer für ein erweitertes Verständnis von interkultureller Kompetenz. Inter- und transkulturelle Studien. In: Antor, Heinz (Hrsg.): Universitätsverlag Winter, Heidelberg 2006, S. 145 – 158.

Bentzin, Anke:
Die soziale und religiöse Bedeutung der Eheschließung für türkische Frauen der zweiten Generation in der Bundesrepublik Deutschland.
Wissenschaftliche Arbeit zur Erlangung des Grades einer Magister Artium im Fach Islamwissenschaft an der Philosophischen Fakultät III der Humboldt-Universität zu Berlin, 30. März 1998.

Boos-Nünning, Ursula/Karakaşoğlu, Yasemin:
Viele Welten leben.
Lebenslage von Mädchen und jungen Frauen mit griechischem, italienischem, jugoslawischem, türkischem und Aussiedlerhintergrund. Hg. vom Bundesministerium für Familie, Senioren, Frauen und Jugend. Berlin 2000.

Boos-Nünning, Ursula/Karakaşoğlu, Yasemin:
Körperbewusstsein und Sexualität bei Mädchen und jungen Frauen mit Migrationshintergrund.
In: *Merkens, Hans/Zinnecker, Jürgen (Hg.):* Jahrbuch Jugendforschung, 4. Ausgabe 2004, S. 50 – 78.

Bundeszentrale für gesundheitliche Aufklärung (BZgA):
Aufregende Jahre.
Jules Tagebuch. Köln 2004, S. 24 – 28.

Bundeszentrale für gesundheitliche Aufklärung (BZgA):
Band 04/2006. Richtlinien und Lehrpläne zur Sexualerziehung, Köln 2006.

Bundeszentrale für gesundheitliche Aufklärung (BZgA):
Jugendsexualität: Wiederholungsbefragung von 14- bis 17-jährigen und ihren Eltern:
Ergebnisse der Repräsentativbefragung. Köln 2001.

Bundeszentrale für gesundheitliche Aufklärung (BZgA):
Peer Education – ein Handbuch für die Praxis.
Köln 2002.

Bundeszentrale für gesundheitliche Aufklärung (BZgA):
Wie geht's – wie steht's? Wissenwertes für Jungen und Männer. Köln 2002.

Campbell, Andrew:
In den Schlagzeilen: HIV und AIDS.
Fakten und Hintergründe.
Verlag an der Ruhr, Mülheim 2006.

Deutscher Bundestag (Hg.) :
Sechster Familienbericht.
Familien ausländischer Herkunft in Deutschland, Drucksache 14/4357, 20.10.2000.

Dixon, Malcolm/Smith, Karen:
Ich … und mein Körper.
Verlag an der Ruhr, Mülheim 1998.

Literaturliste

Duygu, Asena:
Die Frau hat keinen Namen. Eine Türkin entdeckt die Folgen des kleinen Unterschieds.
München 1992.

Groterath, Angelika:
An der Sprache liegt es nicht. Interkulturelle Erfahrungen in der Therapie. Mainz 1994.

Hook, George:
FAQ! Sexualität & Fortpflanzung.
Arbeitsblätter und Folienvorlagen für den Biologieunterricht.
Verlag an der Ruhr, Mülheim 2007.

Ilkilic, Ilhan:
Das muslimische Gesundheits- und Krankheitsverständnis und die medizinische Praxis.
In: Zeitschrift der Arbeitsgemeinschaft MigrantInnen und Flüchtlinge in Niedersachsen (AMFN) Nr. 25/2004.

Landesinstitut Schleswig-Holstein für Praxis und Theorie der Schule IPTS (Hg.):
Sexualpädagogik/AIDS-Prävention, mit Methoden des lebendigen Lernens.
Arbeitspapiere zur Unterrichtsfachberatung 1994.

Lehmann, Nicole:
In den Schlagzeilen: HIV und AIDS. Arbeitsmaterialien.
Verlag an der Ruhr, Mülheim 2006.

Mernissi, Fatema:
Die vergessene Macht. Frauen im Wandel der islamischen Welt. Orlando Frauenverlag, Berlin 1993.

Mester, Arturo:
Ich bin Moslem und das ist in meinem Herzen.
In: Mehr als Freunde – Arkadaştanda ileri. Eine Broschüre für Jungen. Deutsch-türkische sexualpädagogische Jungenbroschüre mit integrativem Ansatz. Hrsg. Von: KomBi – Kommunikation und Bildung/KBZ e.V. Berlin, 1996/97.

Ministerium für Schule, Wissenschaft und Forschung des Landes Nordrhein-Westfalen (Hg.):
Richtlinien für die Sexualerziehung in Nordrhein-Westfalen.
Übergreifende Richtlinien 2001.

Moeller, Michael Lukas:
Die Wahrheit beginnt zu zweit – Das Paar im Gespräch.
Rowohlt Taschenbuch Verlag, Reinbek bei Hamburg 1999.

Moorcroft, Christine/Roberts, Chris:
Ich ... werde erwachsen.
Arbeitsblätter Sexualerziehung.
Verlag an der Ruhr, Mülheim 1998.

Morgenthau, Lena:
FAQ! Fragen zur Sexualität.
Die individuelle Lernkartei für 12- bis 16-Jährige.
Verlag an der Ruhr, Mülheim 2007.

Özcan, Celal/Seuß, Rita:
Türk Atasözleri. Türkische Sprichwörter.
Deutscher Taschenbuch Verlag, München 1996.

Peseschkian, Nossrat:
Der Kaufmann und der Papagei.
Geist und Psyche. Fischer Taschenbuch Verlag, Frankfurt am Main 1979, S. 102

Renz, Meral:
Befriedigt die Sexualpädagogik auch Bedürfnisse nicht-deutscher Mädchen?
In: Bundeszentrale für gesundheitliche Aufklärung (Hg.): Dokumentation der Fachtagung zur Sexualpädagogischen Mädchenarbeit.
Köln 2000, S. 179 –183.

Literaturliste

Renz, Meral:
Interkulturelle Aspekte des Schwangerschaftsabbruches:
Keine Frau entscheidet sich leichtfertig.
In: Pflegezeitschrift 01/2004, Artikel 11, Kohlhammer Verlag 2004.

Renz, Meral
Sexualität und Sprache bei türkischen Migrantinnen. ProFamilia Magazin 02/2001, S. 24–25.

Renz, Meral
Zwischen allen Stühlen, Sexualität ausländischer Kinder und Jugendlicher in Deutschland.
In: ProFamilia Magazin 02/2002.

Ribbert, Bärbel:
Von Liebe, Lust und Last.
Frauen aus aller Welt schreiben über Sexualität. Hamburg 1997.

Salman, Ramazan/Renz, Meral:
Sexualpädagogische Arbeit mit ausländischen Jungen.
In: Jungenlust, Jungenfrust. Dokumentation der Fachtagung Sexualpädagogische Jungenarbeit, JA Wuppertal 1998, S. 65 – 84.

Schmalz-Jacobsen, Cornelia/Hansen, Georg (Hg.):
Ethnische Minderheiten in der Bundesrepublik Deutschland. München 1995.

Staeck, Lothar (Hg.):
Die Fundgrube der Sexualerziehung.
Cornelsen Verlag, Berlin 2002.

Statistisches Bundesamt:
Deutschland 2006, www.destatis.de

Ulrich, Susanne:
Achtung und Toleranz.
Wege demokratischer Konfliktregelung.
Verlag Bertelsmann Stiftung, Gütersloh 2006.

von Schlippe, Arist u.a.:
Multikulturelle systemische Praxis.
Ein Reiseführer für Beratung, Therapie und Supervision. Carl-Auer-Systeme Verlag, Heidelberg 2003.

Wagemann, Gertrud:
Verständnis fördert Heilung.
Der religiöse Hintergrund von Patienten aus unterschiedlichen Kulturen. Forum Migration Gesundheit Integration, Band 3.
Verlag für Wissenschaft und Bildung 2005.

Pschyrembel. Wörterbuch Sexualität.
Walter de Gruyter, Berlin, New York 2003, S. 225 f.

Schülerduden Sexualität. Ein Sachlexikon für Schule, Ausbildung und Beruf
(Meyers Lexikon)
Mannheim 1997, S. 240 – 243.

Internetadressen

www.aidshilfe.de
Beratungsstellen zur AIDS-Aufklärung

www.bzga.de
Bundeszentrale für gesundheitliche Aufklärung
Materialien zur Sexualaufklärung

www.dksb.de
Deutscher Kinderschutzbund

www.donnavita.de
Materialien zum sexuellen Missbrauch

www.gib-aids-keine-chance.de
Präventionsmappe zu sexuell übertragbaren Krankheiten STD

www.liebe-lore.de
Aufklärungshomepage für Jugendliche vom Lore-Agnes-Haus, Beratungszentrum der Arbeiterwohlfahrt in Essen für Sexualität, Schwangerschaft

www.lizzynet.de
Angebot für Mädchen und junge Frauen von Schulen ans Netz e.V. und dem Bundesministerium für Bildung und Forschung zu Schule und Beruf, Politik, Kultur und interessanten News zu Gesundheit, Liebe und Sexualität

www.loveline.de
Die Jugendhomepage der BZgA über Liebe, Sexualität und Verhütung

www.mww.de/sexualtaet_fortpflanzung
Medicine-Worldwide

www.netdoktor.de
Leitlinie der Deutschen Gesellschaft für Urologie

www.profamilia.de
Beratung und Materialien zur Sexualität

www.sextra.de
Aufklärungshomepage für Jugendliche von Pro Familia

www.sexundo.de
E-Mail-Beratung Pro Familia

www.verband-binationaler.de
Verband binationaler Familien und Partnerschaften iaf e.V.

www.wildwasser.de
Beratung bei sexuellem Missbrauch

Internetadressen Migration:

www.aktioncourage.de

www.fluechtlingsfrauen.de

www.forum-interkultur.net

www.infodienst.BZgA.de

www.integrationsbeauftragte.de

www.judentum-christentum.de

www.kultur-gesundheit.de

www.lehrer-info.net

www.migration-religion.net

www.netzwerk.nrw.de

www.weltwunder.de

www.verlagruhr.de
Die in diesem Werk angegebenen Internetadressen haben wir geprüft (November 2007). Da sich Internetadressen und deren Inhalte schnell verändern können, ist nicht auszuschließen, dass unter einer Adresse inzwischen ein ganz anderer Inhalt angeboten wird. Wir können daher für die angegebenen Internetseiten keine Verantwortung übernehmen.

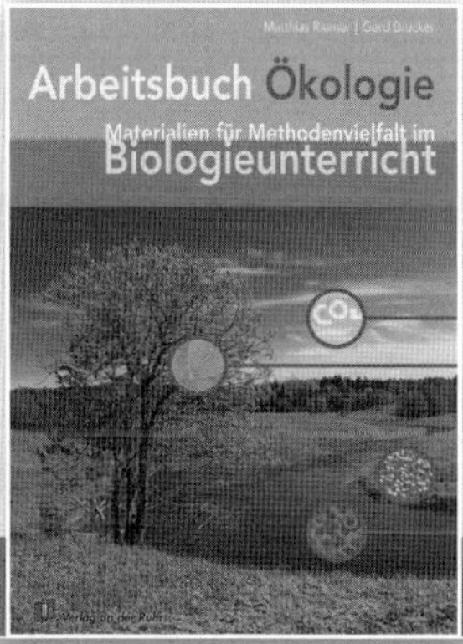

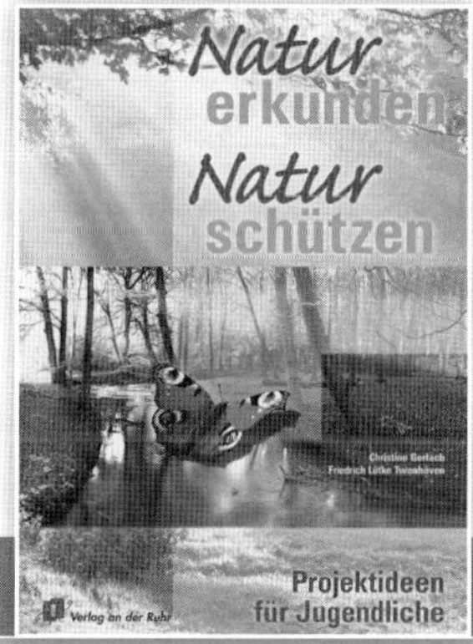

Verlag an der Ruhr

Alexanderstraße 54
45472 Mülheim an der Ruhr

Telefon 05 21 / 97 19 330
Fax 05 21 / 97 19 137

bestellung@cvk.de
www.verlagruhr.de

Es gelten die Preise auf unserer Internetseite.

■ Arbeitsbuch Ökologie

Materialien für Methodenvielfalt
im Biologieunterricht
Gerd Brucker, Matthias Riemer
Kl. 7–10, 199 S., A4, Paperback
ISBN 978-3-8346-0589-4
Best.-Nr. 60589
22,50 € (D)/23,15 € (A)/39,40 CHF

■ Natur erkunden – Natur schützen

Projektideen für Jugendliche
Christine Gerlach, Friedrich Lütke Twenhöven
10–16 J., 120 S., A4, Paperback
ISBN 978-3-8346-0584-9
Best.-Nr. 60584
20,50 € (D)/21,10 € (A)/35,90 CHF

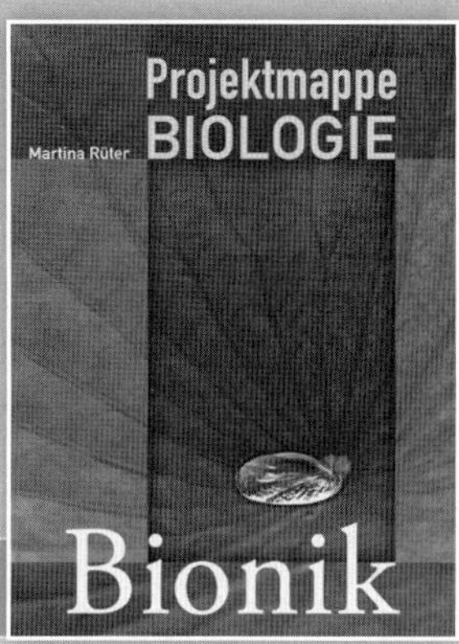

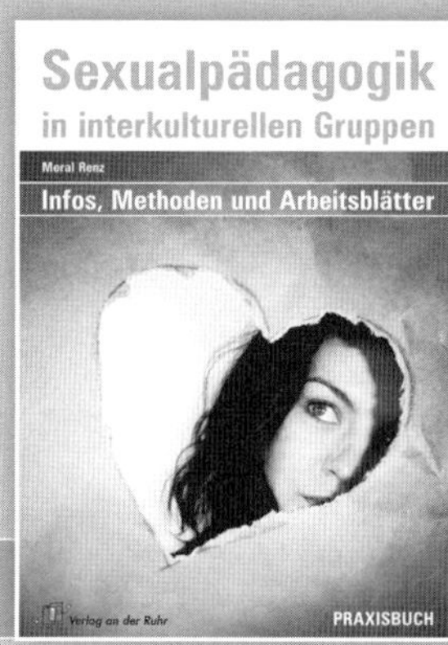

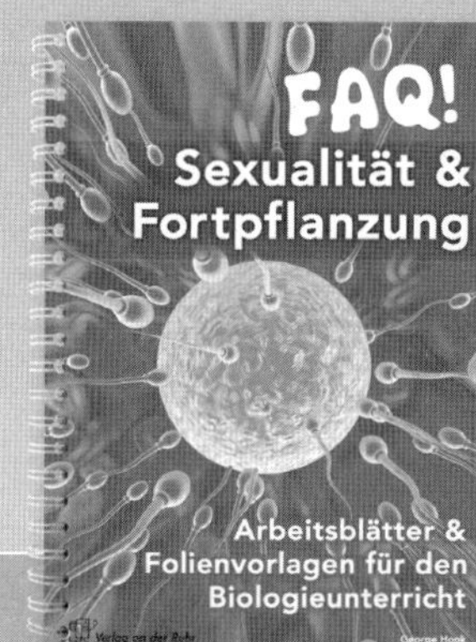

Projektmappe Biologie

■ Bionik

Martina Rüter
Kl. 7–10, 74 S., A4, Papphefter
ISBN 978-3-8346-0567-2
Best.-Nr. 60567
19,50 € (D)/20,– € (A)/34,20 CHF

■ Sexualpädagogik in interkulturellen Gruppen

Infos, Methoden und Arbeitsblätter
Meral Renz
12–18 J., 199 S., A4, Paperback
ISBN 978-3-8346-0335-7
Best.-Nr. 60335
22,– € (D)/22,60 € (A)/38,50 CHF

■ FAQ! Sexualität & Fortpflanzung

Arbeitsblätter und Folienvorlagen für den
Biologieunterricht
George Hook
Kl. 5–10, 124 S., A4, Spiralbindung
ISBN 978-3-8346-0333-3
Best.-Nr. 60333
22,– € (D)/22,60 € (A)/38,50 CHF

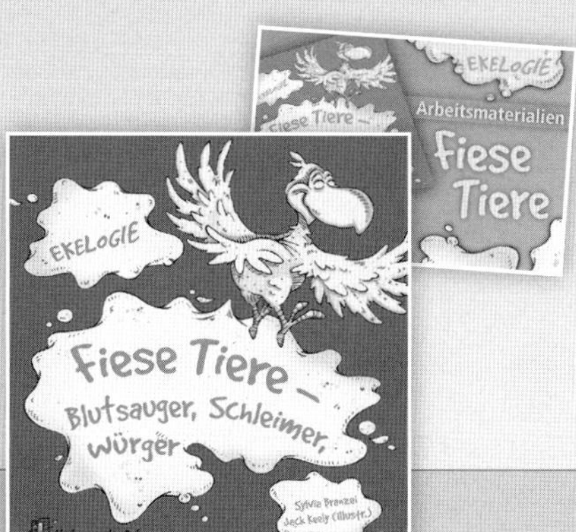

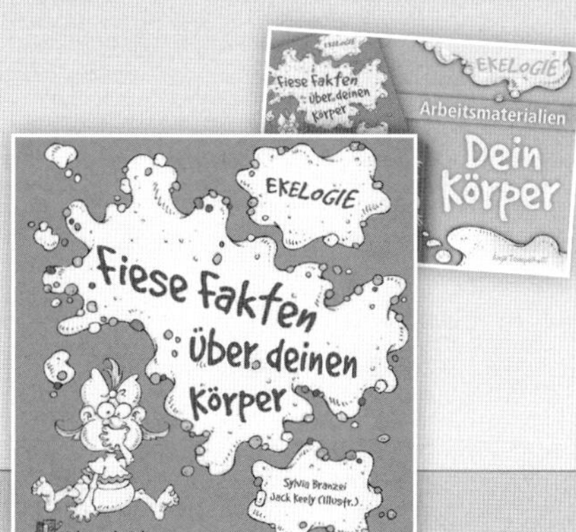

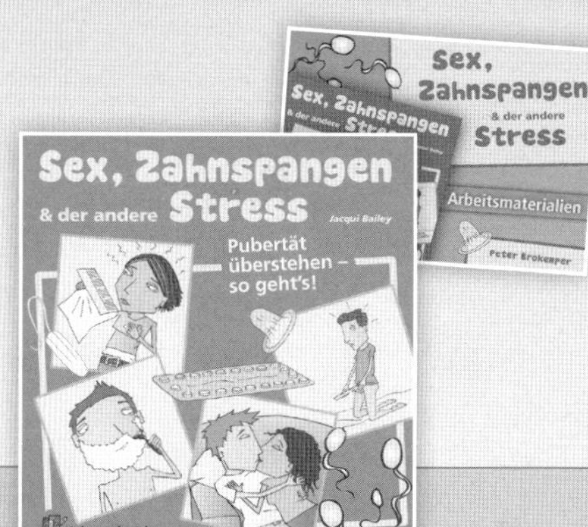

Ekelogie

■ Fiese Tiere – Blutsauger, Schleimer, Würger

Sylvia Branzei
10–16 J., 81 S., 21 x 22 cm, Paperback, farbig
ISBN 978-3-8346-0394-4
Best.-Nr. 60394
15,50 € (D)/15,95 € (A)/27,40 CHF
(Passende Arbeitsmaterialien 60395)

Ekelogie

■ Fiese Fakten über deinen Körper

Sylvia Branzei
10–16 J., 79 S., 21 x 22 cm, Paperback, farbig
ISBN 978-3-8346-0390-6
Best.-Nr. 60390
15,50 € (D)/15,95 € (A)/27,40 CHF
(Passende Arbeitsmaterialien 60391)

■ Sex, Zahnspangen und der andere Stress

Pubertät überstehen – so geht's!
Jacqui Bailey
10–17 J., 112 S., 21 x 22 cm, Paperback, farbig
ISBN 978-3-8346-0442-2
Best.-Nr. 60442
19,50 € (D)/20,– € (A)/34,20 CHF
(Passende Arbeitsmaterialien 60443)

Ich und meine Umwelt